メンタルにいいこと超大全

自律神経の整え方&ストレスフリーのコツが1時間でサクッとわかる!

トキオ・ナレッジ

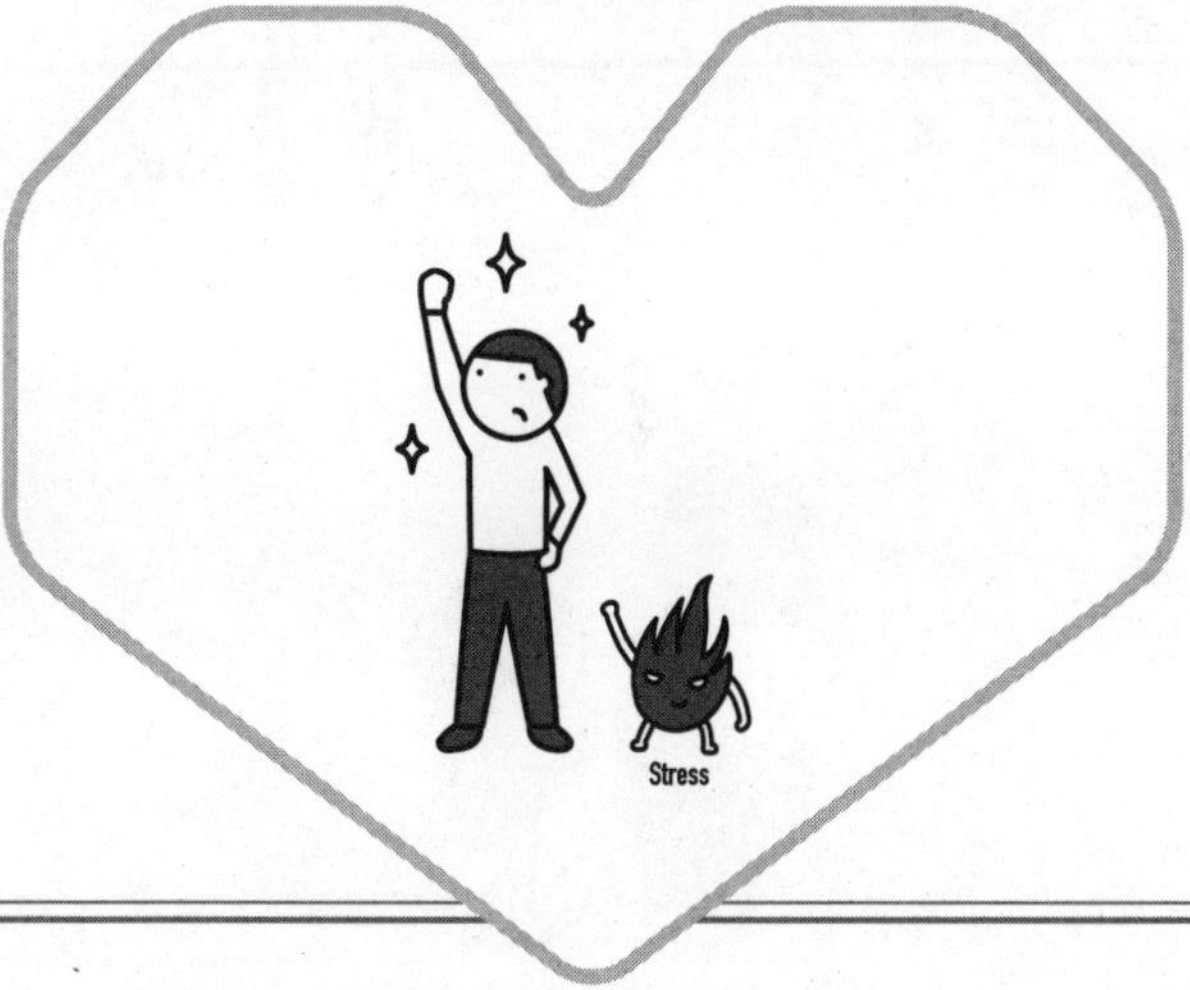

宝島社

はじめに

世界中でも累計感染者数は３３１７万人以上、死者数は１００万人を上回り（２０２０年９月末現在）、現在進行形で猛威をふるっている「新型コロナウイルス」。

この未曾有のウイルスの蔓延により、我々の生活様式は一変した。

日常生活のありとあらゆる場所でマスクの着用やアルコール消毒を行う、友人や会社の同僚との会食はおろか、遠方で暮らす家族や親戚と会えないなど、コロナ禍前には当たり前に行っ

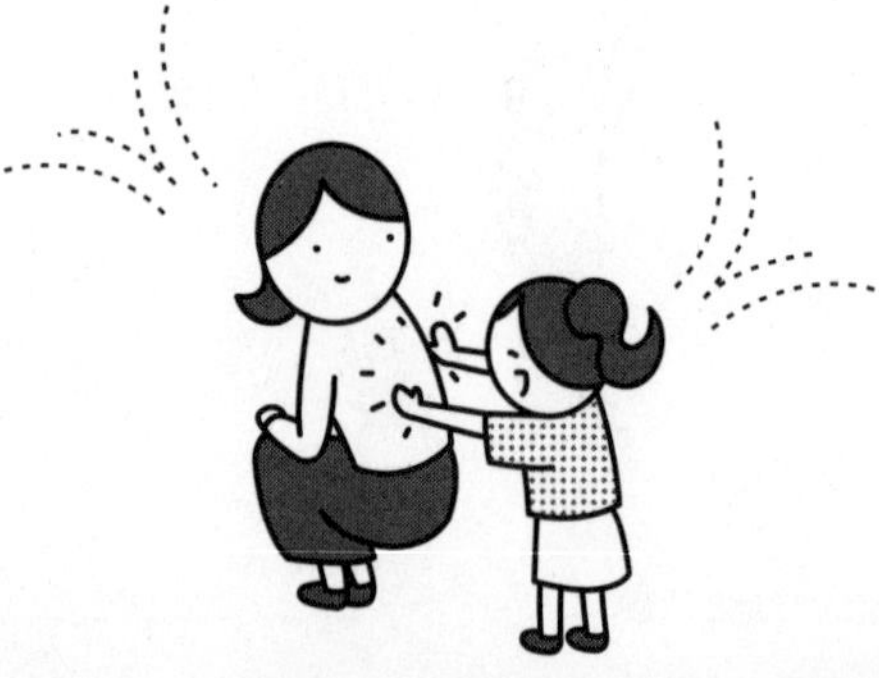

ていた行動がかなり制限されている。

災害対策の専門家によると、新型コロナウイルスにかぎらず、未知のウイルスが蔓延すると、大きく分けて３つのメンタルヘルスの問題が生じるという。

１つ目は感染リスクおよび感染そのものが引き起こす心理的反応。感染することへの恐怖と不安、感染した場合は自分が他人に感染させたのではないかという自責の念、感染したことが知られて差別されるのではという不安など、さまざまな心理的問題が起こる。

２つ目は環境の変化が引き起こす問題。隔離や行動制限がもたらすストレス反応、経済的打撃から生じうるうつ病や自殺の増加、家族の密集性が高まった影響で生じる暴力や虐待の増加、休校による学業の遅れやネット依存の問題などが危惧される。

３つ目は情報が引き起こす問題。専門家がテレビで話す内容は、情報をあおったり逆に楽観的であったりして受け手に混乱を招く。さらにネットやＳＮＳ上には、感染した人の個人情報と誹謗中傷、生活用品の不足をあおるデマなどが実際あふれた。

新型コロナウイルスの感染拡大は、私たちの生活や働き方に大きな影響をもたらしていると聞くと〝悪い変化〟ばかりを考えるかもしれないが、「会議の効率化をはかることができた」、「テレワークなどの多様な働き方を実践できた」、「家族との時間が増えた」など、実際は〝いい変化〟

も身近に感じているはず。

今までの常識やライフスタイルが大きく様変わりする中、変化のいい面・悪い面、両方とも見えてくると、ストレスとのつき合い方も変わってくるだろう。

本書ではストレスの正体だけでなく、自律神経の整え方、人間関係の対処法、ストレスとうまくつき合っていく方法、心身のメンテナンスの仕方など、さまざまな方向からメンタルヘルスを取りあげている。

読んでみて自分に当てはまるかもしれない症状を誰かに相談してみる、気になった改善法を試してみる。その一歩が、明日のあなたを救うかもしれない。

２０２０年10月吉日　トキオ・ナレッジ

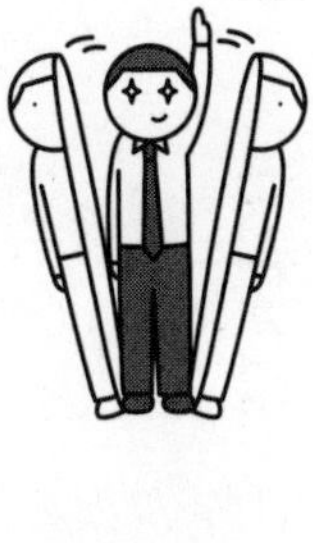

メンタルにいいこと超《ちょう》大《たい》全《ぜん》

CONTENTS

第２章

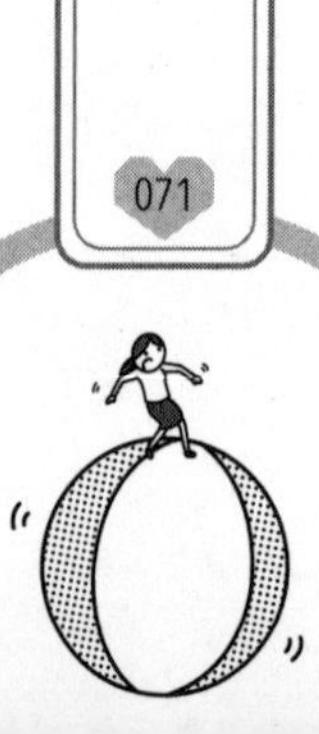

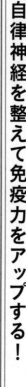

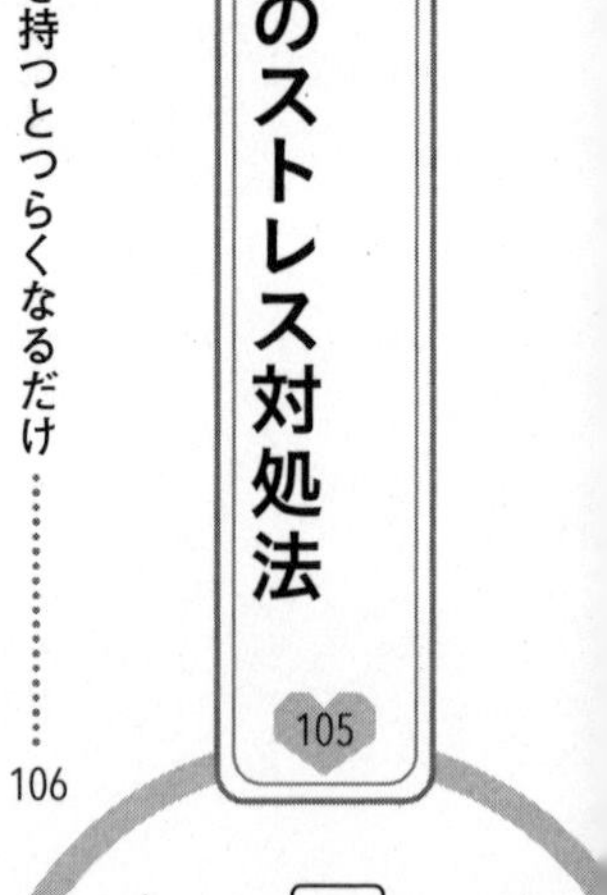

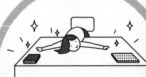

第4章 悪しき習慣がストレス源だった！ ストレスをコントロールする生活習慣

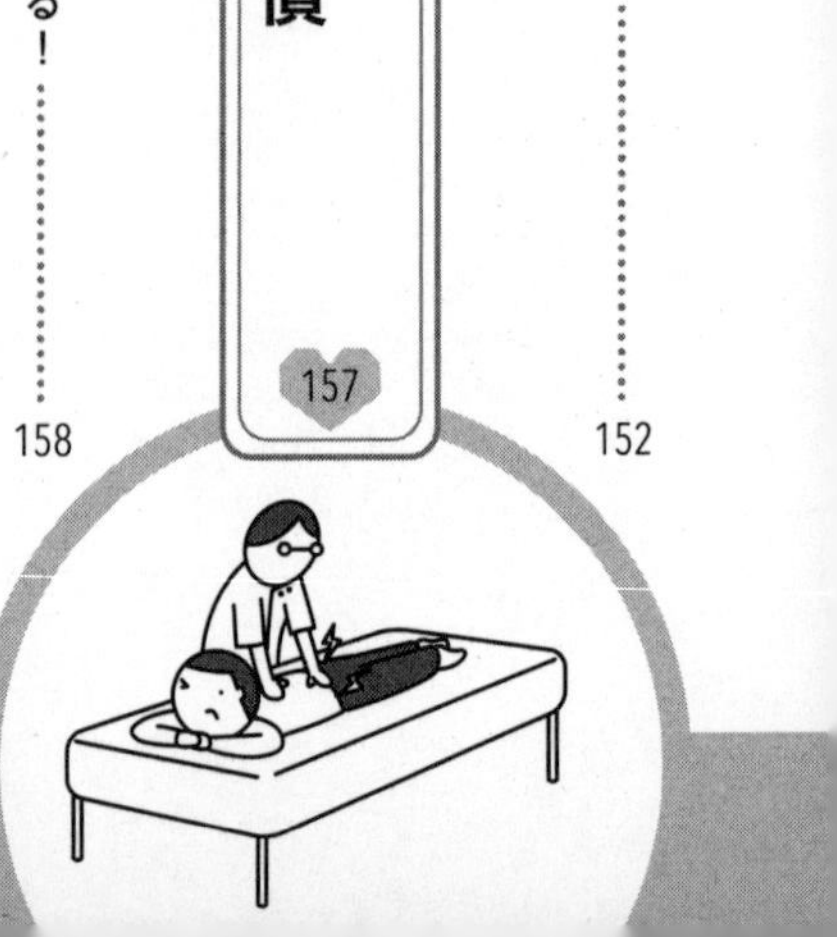

第５章

時間管理のキモとなる！ その日のストレスをリセットする睡眠術

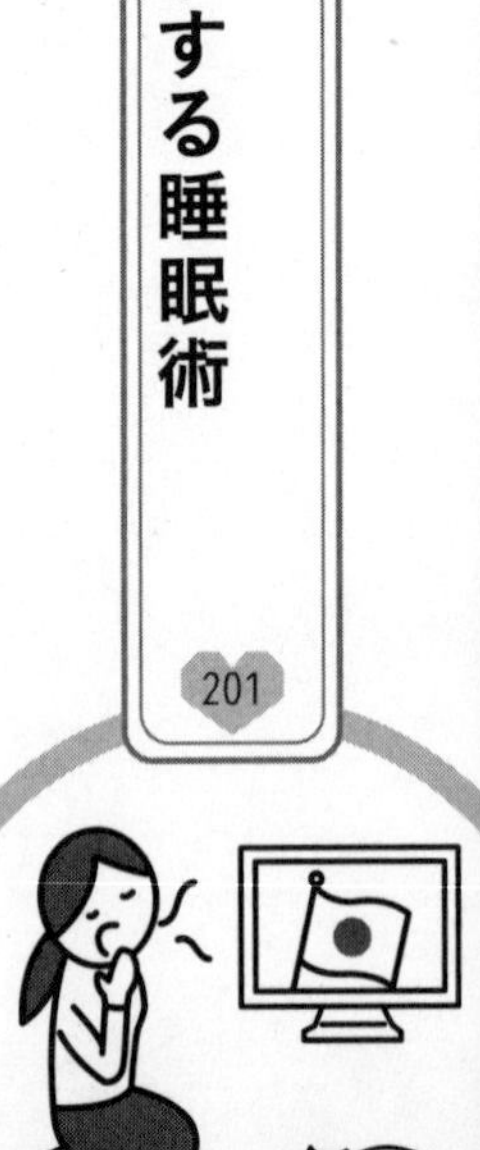

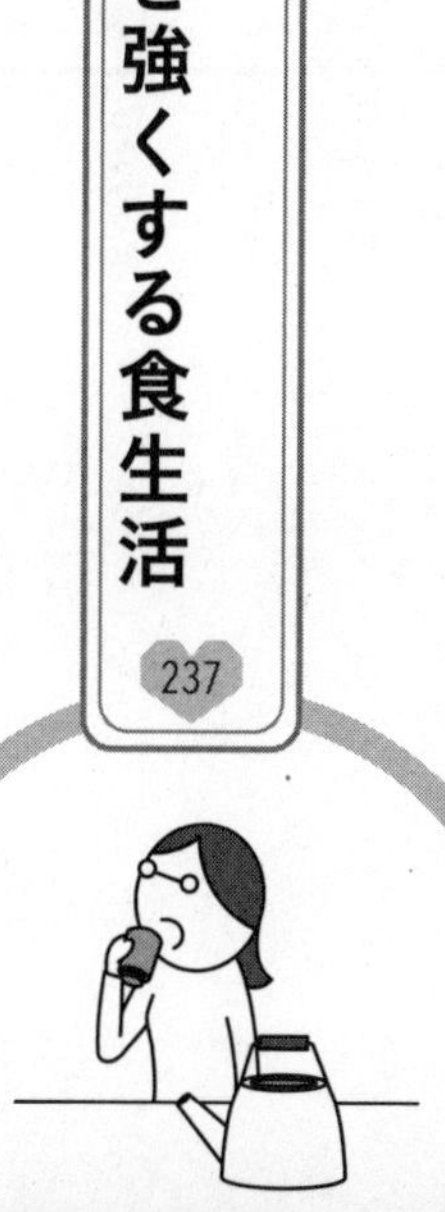

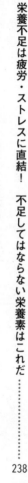

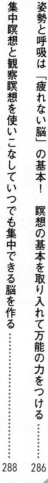

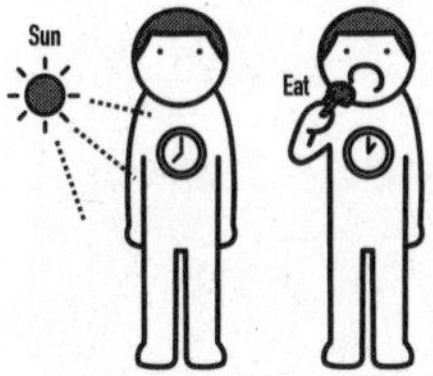

Sun
Eat

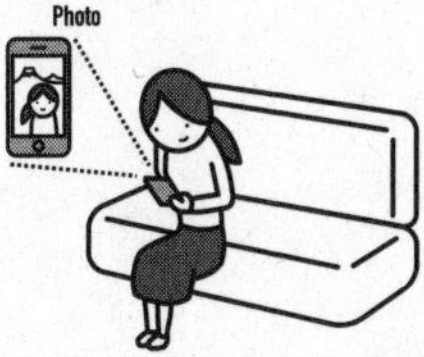

Photo

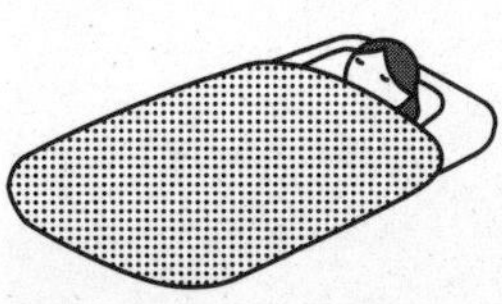

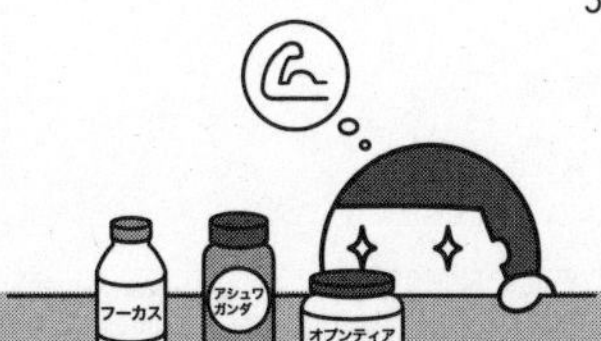

フーカス
アシュワガンダ
オプンティア

メンタルヘルスの名言

悩みは先延ばしするの
ではなく、
逃げるのでもなく、
進んで解決のために動く。
これが悩みを
「いいストレス」として
成長の糧に変える唯一の方法。

医師、脳科学者

柿木隆介

第１章

身近な問題なのに明確な定義なし！

有害？ 必要!? ストレスの正体とは？

「ストレスとは何か？」と問われたとき
的確に答えられる人は、実はあまりいないものである。
実体がわかりづらい、ストレスの正体をとらえる！

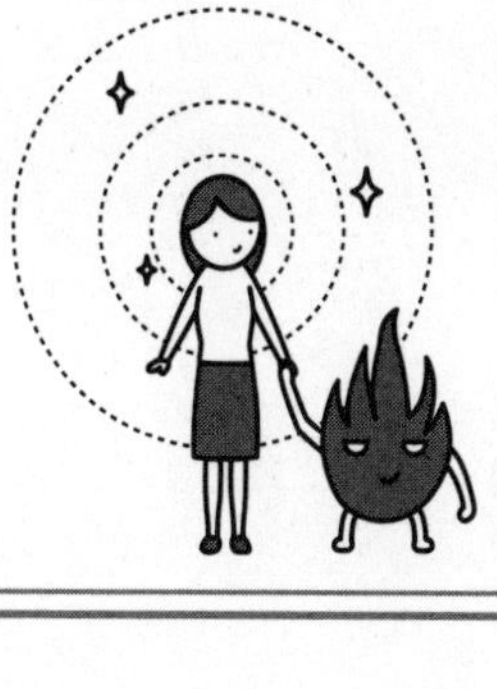

よく使う言葉なのに意外とわかっていない 一体全体、「ストレス」ってそもそも何？

キーワード
ストレス

実態がない「ストレス」を どうやって理解するか

「仕事のストレスが耐えられない」「課長の顔を見るだけでストレスがたまる」などと日常会話でもよく使われる「ストレス」という言葉。しかしその実態がなんであるかと考えると、うまく言葉にできない人も多いのではないだろうか。ストレスは目には見えない。人が共通して持っている体験を取り巻く物事を説明するための構成概念なのである。

　ストレスについて行われたさまざまな研究の結果、ストレスは下記の3つに分類されるようになった。

①ストレッサー…外から心に加わる力や刺激
②ストレス…それによって心が受ける影響
③ストレス反応…心がもとに戻ろうとする働き

　三者の関係はよくゴムボールのたとえで説明される。心身をボールと考えたとき、ボールに外部から加えられる力がストレッサー、

ストレスの構成要素

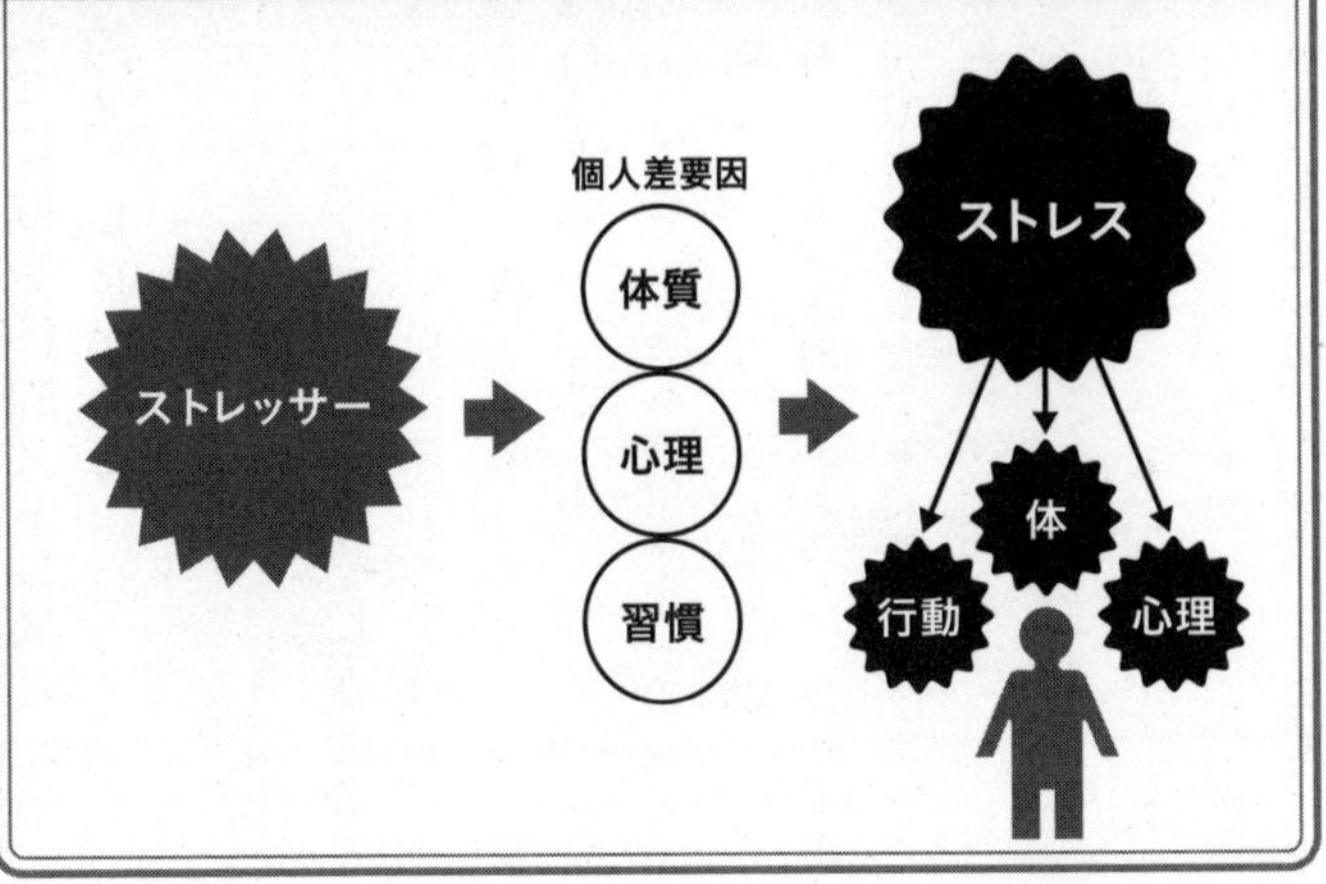

それによってボールがへこむのがストレスだ。そのままでは破裂してしまうので、ボールはもとに戻ろうとするが、その作用がストレス反応である。

　ストレッサーは同じでもその感じ方には個人差があり、体質や心理、生活習慣などが大きく影響する。

メンタルヘルスMEMO

ストレスが「たまる」という感覚は誰でも知っている

ストレスという言葉が浸透したのはここ20年ほどのこと。イライラしたり落ち込んだり、不安になったりと「ストレスがたまる」という状態は誰もが経験的に知っている感覚として理解できる状態と言えるだろう。

ストレスには身体的ストレスと心理的ストレスがある

ストレスの原因は「身体的ストレス」と「心理的ストレス」という2種類に大別することができる。どちらも脳がストレスを感じ、体に影響を及ぼすこととなる。

「身体的ストレス」とは、体に直接負担をかけるものである。ケガや病気をはじめ、暑さ・寒さ、暗さ・明るさ、食品添加物や酒、タバコ、花粉なども身体的ストレスだ。通勤電車や早朝出勤もこのジャンルだが「まさに」とひざを打った人も多いはずだ。

「心理的ストレス」とは、心への刺激がもたらすストレスである。一般的に「ストレス」という言葉から連想するものに近いだろう。たとえば肉親や配偶者など身近な人の死や大きなケガや病気、会社をクビになるといったことに影響される。こうしたライフイベント（日常で起こる単発の出来事）が起こると新たな環境に適応するまでに、心理的なストレスが生じるのだ。

こうしたライフイベントを詳しく取りあげて研究したのが心理学者のホームズとレイだ。配偶者の死を１００としてほかのライフイベントを得点化し、それぞれの体験の負荷を調べた。それによると離婚は73、解雇は47となっている。興味深いのが、結婚や妊娠、優れた業績をあげるといったことも心理的ストレスに数えられていることだ。

世間一般では「いい」とされることであっても、人の心は変化に適応するまでに時間がかかる。ストレスを理解するためには、この点が非常に重要である。

ストレスの伝わる道のり

前
視床下部
身体的ストレス
心理的ストレス
❶
視床下部が
脳下垂体を
刺激する
ホルモンを出す。
脳下垂体
❷
脳下垂体が
副腎皮質刺激
ホルモンを出す。
副腎皮質刺激ホルモン
副腎皮質
❸
副腎皮質が
ストレスである
コルチゾールを
分泌する。
コルチゾール
分泌
高血圧や糖尿病などの

❶
視床下部が
脳幹の縫線核へ
働きかける。
縫線核
❷
縫線核にある「セロトニン神経」の
働きが抑制され、脳内物質
「セロトニン」の分泌量が減る。
セロトニン
減少
強い心理的ストレスを

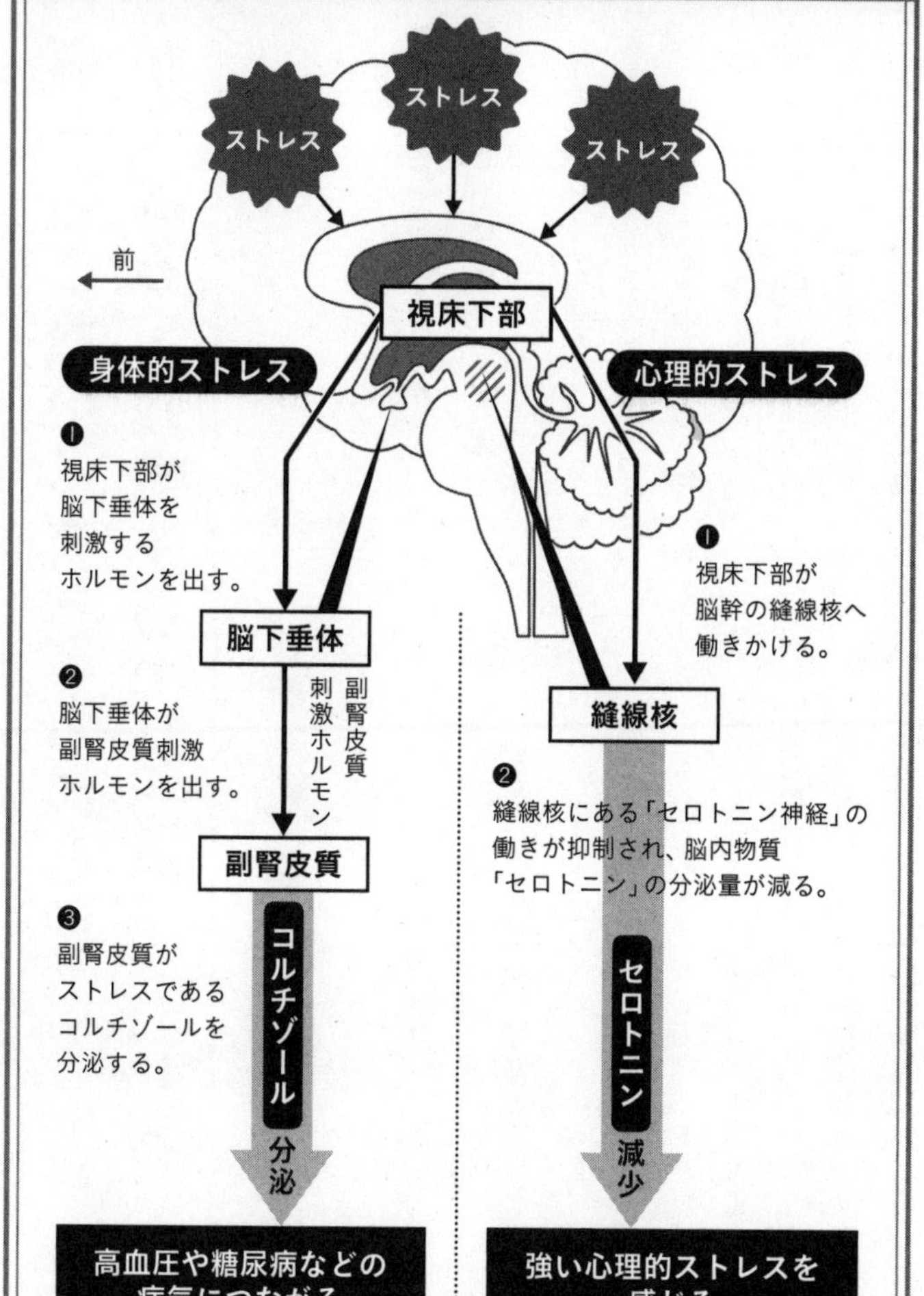
病気につながる
感じる

落ち込まないストレスもある!?
がんばる・我慢するの2つのストレス

キーワード　2種類あるストレス

ストレスにどう対処するかで影響の度合いが変わってくる

ストレスに「どう立ち向かうか」という視点から考えると、ストレスは「がんばる系ストレス」と「我慢する系ストレス」に大別することもできる。

がんばる系ストレスは、ストレスから逃れるために積極的な対処をする必要があるものだ。たとえば夏休みの宿題とか、営業ノルマといったものである。

一方、我慢する系ストレスは、ひたすら耐えるという回避的な対処を取らなければならないストレスである。お局《つぼね》様のイジメ、隣家の騒音などが好例だろう。

どちらのストレスもストレス反応は起こるのだが、がんばる系ストレスで積極的に対処した場合、交感神経が賦《ふ》活《かつ》されて血圧があがるなどの心臓血管系身体的ストレス反応が強くなり、心理的ストレスはあまり強くは出な

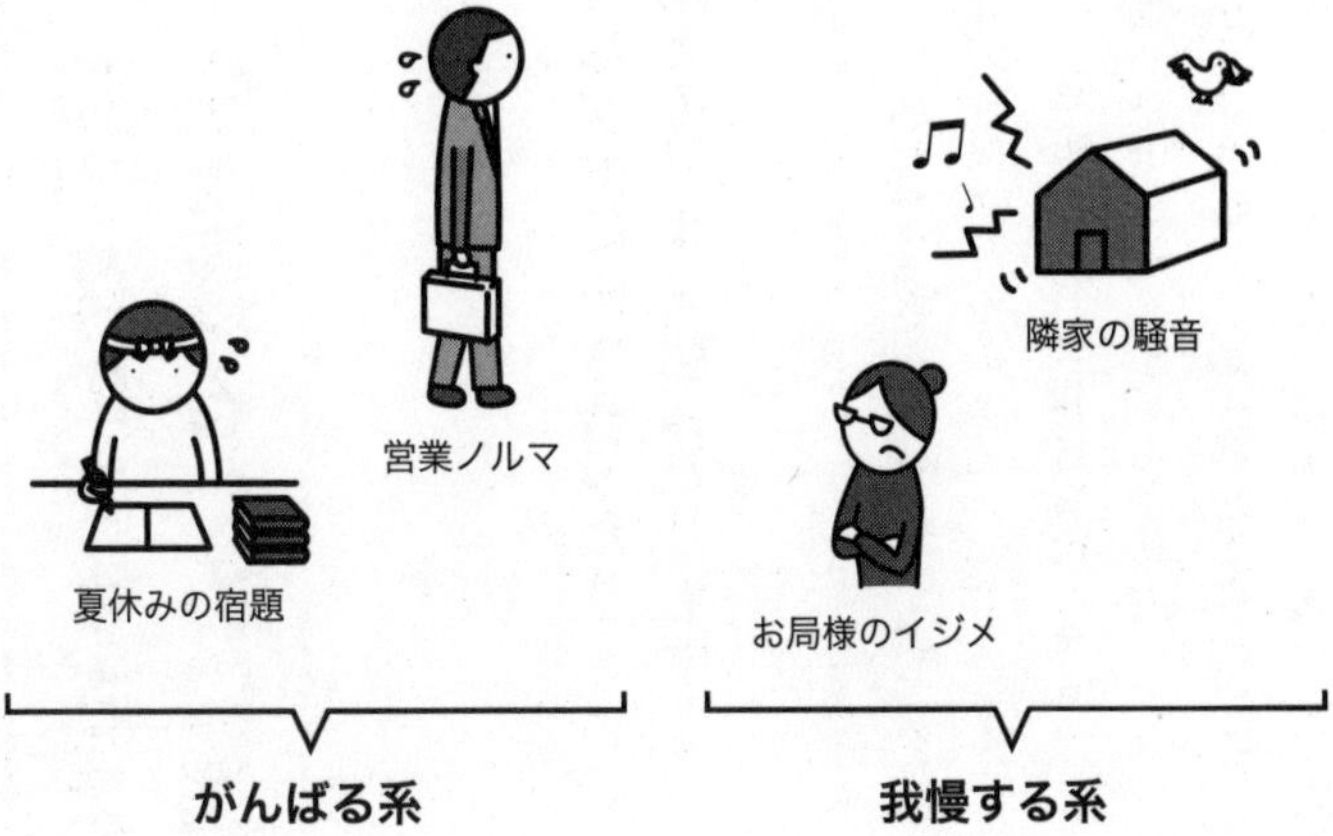

い。我慢する系ストレスの場合は不安や落ち込みなど、心理的ストレス反応が強くなる。

これらを振り返って考えると、ストレスに対して肯定的な解釈をすれば、心理的ストレス反応が起こりにくく、責任転嫁をするなど回避的な対処をすれば、どんどんストレスが高まるということになる。

メンタルヘルスMEMO

欲・怒り・迷い　仏教の「三毒」は　ストレスの代表選手

タイなどで盛んなテーラワーダ仏教では、ストレスは心が「貪瞋《とんじん》痴《ち》」の三毒でいっぱいになっている状態だという。貪は欲、瞋は怒り、痴は迷い。これを整理することで自分を理解し、ストレスにも立ち向かいやすくなるだろう。

脳や体のさまざまなシステムを活性化！生き残るために進化した「ストレス反応」

キーワード　ストレス反応

困難な状態に向き合ったり仲間との結束を強めたりもする

ストレスを受けたとき、心や体がもとに戻ろうと反応して起きる症状を「ストレス反応」という。生理学者のキャノンは1915年に「闘争・逃走反応」を報告した。それによると動物が身の危険を感じると体内でアドレナリンが分泌され、交感神経が活性化する。心拍数があがって筋肉が緊張し、素早く行動が取れるようになる。一方で、消化機能などそのとき必要ない機能は低下もしくは停止する。こうしてエネルギーを効率よく使えるように体が戦闘態勢を整えるのがストレス反応であり、すべての動物はこの能力があったからこそ生き残っていると言えるだろう。

ストレス反応は長い時間をかけて、人間の生活に適応するように進化してきた。ストレス反応が起こると、脳や体のさまざまなシステムが活性化する。心血管変化やホルモン分

人類存続のために進化した「ストレス反応」

危険にさらされたときに対応できるように体の各機能を活性化させるのがストレス反応。

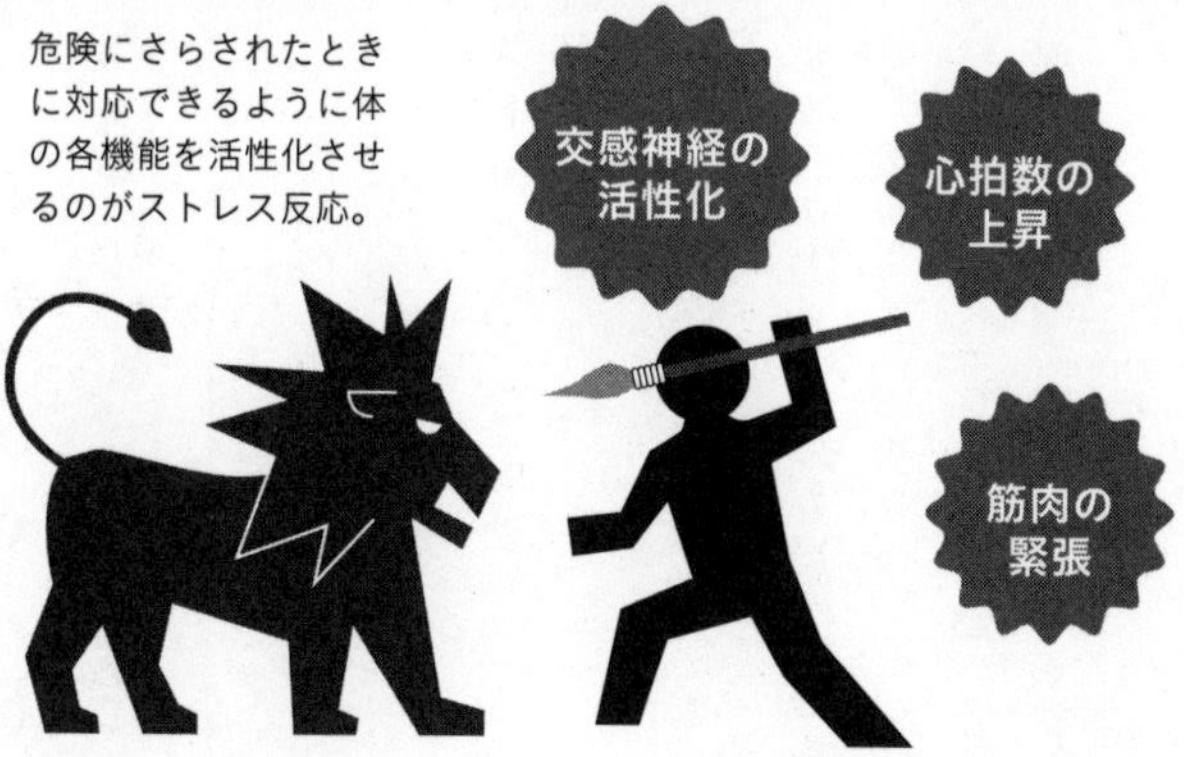

泌の割合は状況によって変わり、体に表れる変化も変わる。それによって心理的・社会的に異なる反応が出るのだ。つまり、闘争や逃走だけでなく、積極的に行動を起こし経験から学ぼうとする「チャレンジ反応」や、進んで人のために尽くし関係強化をはかる「思いやり・絆反応」が起こるというわけである。

メンタルヘルスMEMO

パフォーマンスを最高に発揮する「チャレンジ反応」

ストレス下でも危険でない場合は「チャレンジ反応」という状態になる。アドレナリンは急増し、集中力や自信がつく一方で恐怖は感じない。自分のしていることに完全に没頭する「フロー状態」の人はこれに当てはまる。

うっかりすると死ぬ可能性も!? 人をむしばむ〝殺人鬼ストレス〟とは？

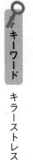

キーワード　キラーストレス

複数のストレスが重なると細胞レベルで体が病む

ストレス社会といわれる現代社会。老若男女の誰しも多かれ少なかれストレスを抱えているが、悪くすると体を細胞レベルでむしばみ、死を招くようなストレスもあることをご存じだろうか？　その名も「キラーストレス」である。

キラーストレスといっても、特定の因子があるわけではない。一つひとつはそれほど重いストレスではなくとも、複数が集まることで体がその苦痛に耐えられなくなり、重篤な状態を引き起こすことを意味する総称である。

たとえばストレスを感じると、副腎皮質からストレスホルモンが分泌されて心拍数が増える。自律神経の働きにより血圧が上昇する。さらには血液も固まりやすくなり、血管から出血が起こる。これが大動脈や脳で起こったら、下手をすれば死を招きかねない。

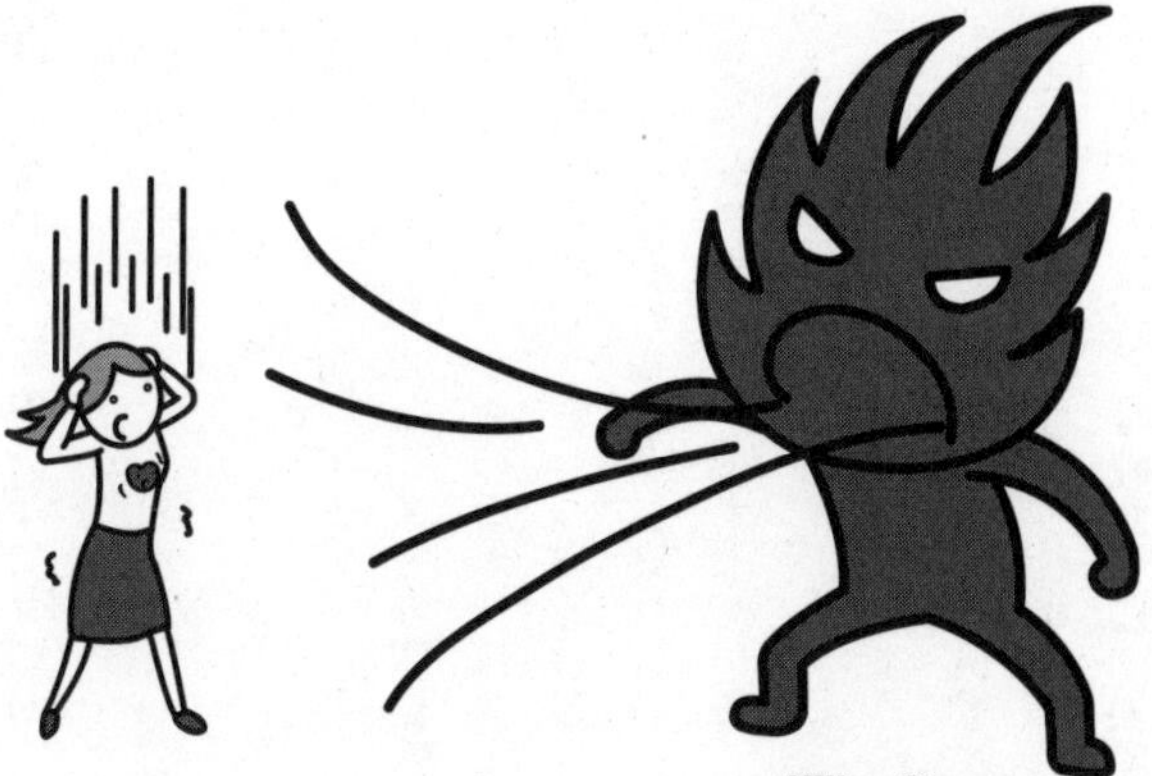

Killer Stress

ストレスを感じたときに分泌される物質としては、副腎皮質で分泌されるコルチゾールがある。普段は脳で吸収されるが、一定量を超えると脳の海馬を破壊しはじめる。マウスを使った実験では、海馬を構成する神経細胞の突起が減少していくという。海馬は記憶と感情に関わる場所であり、うつ病にかかると海馬が縮小することがよく知られている。

仕事で過剰なノルマにさらされ、顧客に理不尽な怒りをぶつけられてイライラ、満員電車でもまれて疲れ果て、帰宅すれば家族にグチを言われる。こうした状況では常にストレスホルモンのコルチゾールも出っぱなしになっているかもしれない。こうした複数のストレスが重なり、さらに肉親の死や不当な左遷など大きなライフイベントが重なれば、誰でも突然死に至る可能性があるのだ。

ストレスは悪いものばかりではないが、それも程度によりけり

日本人の三大死因は第1位ががん（悪性新生物）、第2位が心臓発作（心疾患）、第3位が脳卒中（脳血管疾患）である。これらの死因はどれも、キラーストレスとの関係性が取り沙汰されている。がんのなかにはストレスとの因果関係が解明されつつある種類もある。さらに、日本でその多さが目立つ自殺についても、ストレスが大きく関わっていることは明白だろう。

といっても、前ページで述べたように、重くないストレスがそのまま病気に直結するようなケースはほとんどない。仕事であれば異動による環境の変化、長時間労働、過酷な業務内容、さらには離婚といった複数の要因が重なるとキラーストレスになる可能性はグッと高まる。ストレスによる自殺の例では、平均3・9個の危機要因を抱えていたという話もある。

人生において仕事での失敗や離婚など自分にとって不本意なライフイベント、また結婚や転職など、いいことのように思えても大きな環境の変化をともなうライフイベントが起きた際は、それ以上のライフイベントはできるかぎり後回しにするなど、自分を守ることをぜひ意識しておきたいものだ。そういった意識を持っておかないと、いくつも危機要因が重なった結果、うっかり死んでしまってからではもう遅いのである。

ちなみに、キラーストレスはストレス経験が非常に高く、人生満足度が低い状態でもっとも危険性が増す。その一方で、ストレスを

死にも至らしめる「キラーストレス」

一つひとつのストレスは大きくないが、
積み重なって体に障害を及ぼす。

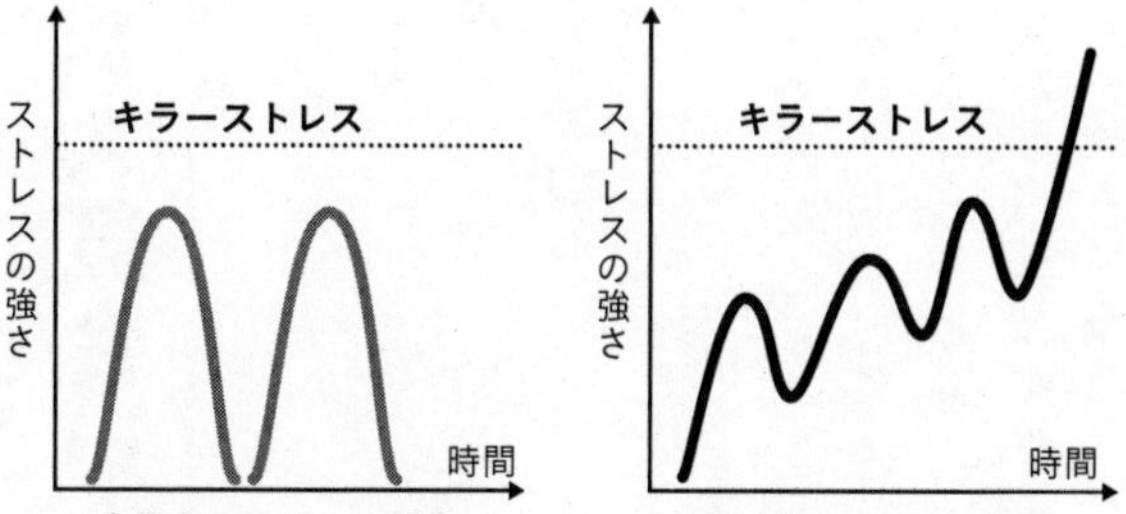

古代人のストレス反応　　現代人のストレス反応

経験しなさすぎても不健康で人生満足度が低いこともわかっている。さまざまな病気の原因となるストレスをゼロにすることはまず不可能なのだが、もしできたとしても幸せばかりとは言いにくいのだ。死なないほどのストレスとうまくつき合っていくことで、成長や発展が期待できるのである。

メンタルヘルスMEMO

体をむしばみ がんを招く キラーストレス

かつてNHKスペシャルで取りあげられて話題となったキラーストレス。いかにストレスとうまくつき合っていくかが語られがちだが、突然死ぬ可能性があるのでは、そんなことも言っていられない。もはやストレス解消は義務教育レベル!?

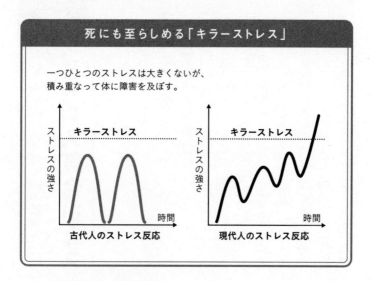

人によって大違い！個人差がある ストレス度合いとストレス反応

キーワード　ストレスへの対応能力

環境だけでなく性格によっても変わる

ストレスの大きな環境にいたとしても、人によってストレスの感じ方には差がある。これは、ストレスというものが環境だけではなく、物事の受け止め方やとらえ方、つまり性格や対処能力が人によって大きく異なるからである。ストレスの強さは「環境」と「性格傾向・対処能力」が掛け合わさったものなのだ。10人いたら10とおりの受け止め方があるので、ストレスの度合いも多様になる。

ちなみに、ストレスを感じたときの反応は4種類に分類される。たとえば上司が理不尽にキレたときの感情別に紹介しよう。

①「ヤバイ……もうダメだ」→情動的反応タイプ。不安感や焦燥感がつのり、抑うつ状態になりやすい。

②「集中できない……」→認知的反応タイプ。集中力低下、記憶障害、知覚障害を引き起こ

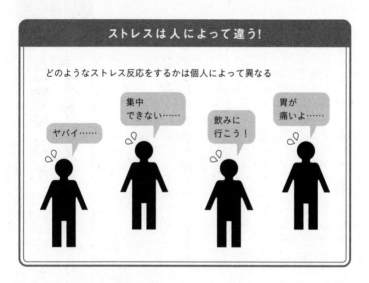

ストレスは人によって違う!

どのようなストレス反応をするかは個人によって異なる

しやすい。

③「飲んでウサ晴らしだ！」→行動的反応タイプ。飲酒や喫煙に逃げたり、遅刻や欠勤が多くなる。

④「うう……胃が痛い……」→頭痛や肩こり、循環器や消化器、自律神経の不調が起こりやすい。

メンタルヘルスMEMO

メンタルがタフな人は自分なりの工夫を持っている！

熾烈《しれつ》な競争にさらされているなど過酷な環境でも成果をあげている人というのは、メンタルを健康に保つための工夫を自分なりに持ち、実践していることが多い。物事をポジティブにとらえるのはマネをしやすい方法だ。

仕事を辞めれば幸せか？「ストレスフリー」＝いいことではない

キーワード　ストレスを味方につける

ストレスからは逃げられないが　あるからこそ生活が潤うこともある

誰しも、日常生活から少しでもストレスを取り除きたいと思っていることだろう。しかし、本当にストレスがなくなる、もしくは極めて少ない状況に置かれると、毎日が無味乾燥でつまらなく思えたという人も多い。たとえば定年後のサラリーマン。仕事から解放され、さぞかし悠々自適の老後を……と思いきや、退屈で何をしていいのかわからなくなってしまった。日々のストレスが生活の潤いになっていた、ということは意外に多いのだ。

ストレスが高まるとどうしても「仕事さえ辞めれば」「離婚さえできれば」などと思ってしまうこともあるかもしれないが、ノルアドレナリンもドーパミンも適度ならいい刺激になり、やるべきことの効率をあげて毎日を充実させることにつながる。メリットも知って上手につき合うのが人生を豊かにするのだ。

ストレスを活かせる人・活かせない人

ストレスを活かせる人

- 集中力が高まり、仕事や勉強の効率があがる
- スポーツで最高のパフォーマンスを発揮できる
- やる気が引き出され、目標達成の原動力になる
- 目標達成で快感を得ると、
  さらなる意欲につながる
- 冷たい水での洗顔など、
  短時間の身体ストレスがリフレッシュになる
- 火事や事故など、
  危険を感じたときに注意して身を守れる
- 刺激が新たな興味を引き起こし、
  生きる楽しみにつながる

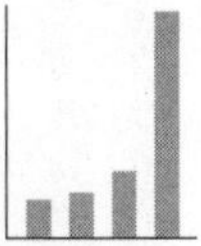

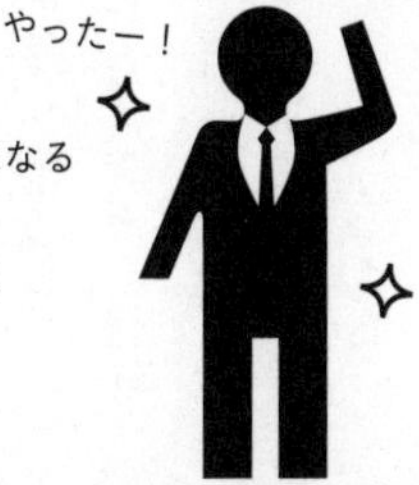

ストレスを活かせない人

- 疲れやすくなる
- 眠れなくなり、常に眠気を感じる
- 姿勢が悪くなる
- 緊張状態が続き、本来の能力を発揮できない
- 無気力になり、仕事や勉強に支障をきたす
- 快楽を必要以上に求め、
  買い物・アルコール・タバコなどの
  依存症になる
- 免疫力が低下し、
  胃潰瘍・高血圧・糖尿病などの
  病気にかかりやすくなる
- うつ病などの心の病気になる

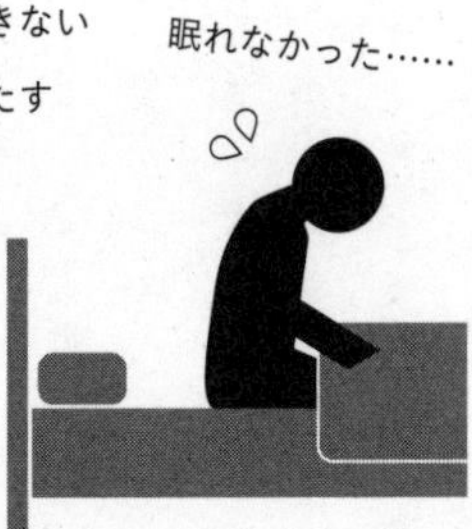

「ストレスは役に立つ」と思い込めば みるみるうちに現実が変わる!?

キーワード
マインドセット

物事についての考え方で それから受ける影響が変わる

『スタンフォードの自分を変える教室』『スタンフォードのストレスを力に変える教科書』などの著書で知られる健康心理学者、ケリー・マクゴニガルはその著書の中で、心理学者のアリア・クラムの研究テーマでもある概念を紹介している。それは「物事についてどう考えるかによって、その物事から受ける影響は変化する」というものだ。

クラムの研究テーマは「マインドセット（その人の現実を形作る考え方）」、つまり現実が私たちの主観によって大きく変わるということ。簡単な実験に参加して考え方を変えてみるだけで健康状態がよくなり、幸福感がアップするということが現実にあるのだという。

マインドセットという言葉になじみのない人でも「プラセボ効果」や「自己成就予言」は聞いたことがあるのではないだろうか。前

「マインドセット」を整えることで能力アップ

物事のとらえ方であるマインドセットを整えることで、その上にある基礎能力・応用能力も自然とアップする。

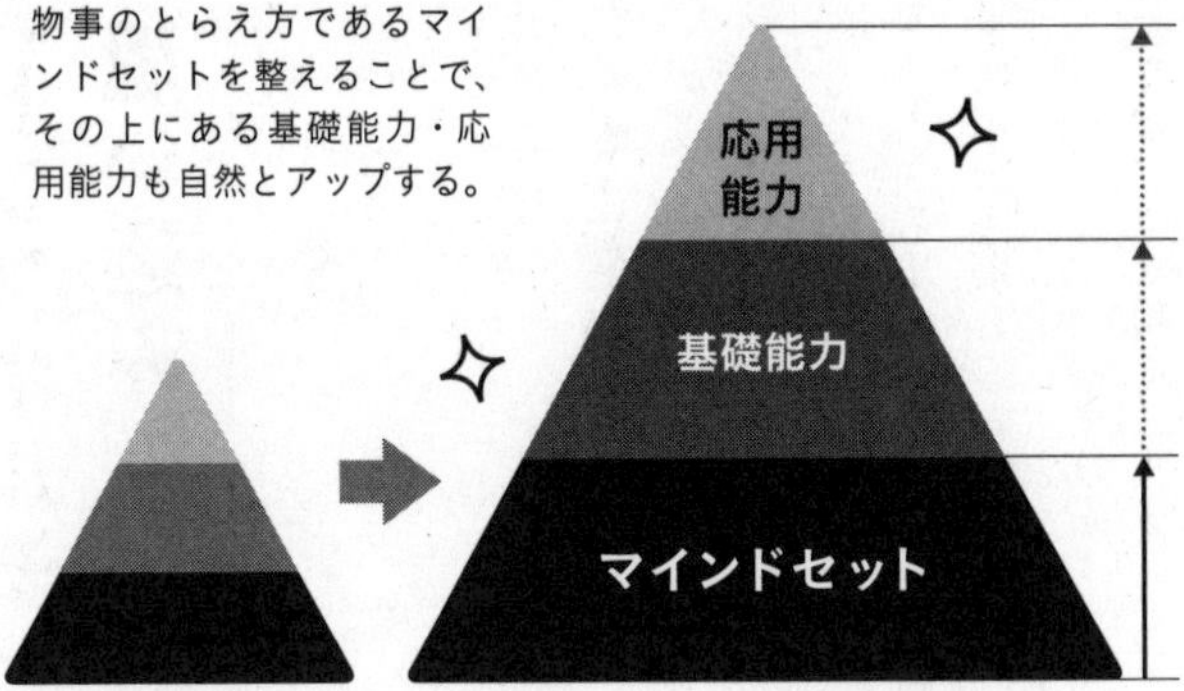

者は薬理作用のない偽薬を「よく効く薬です」と与えたら本当に症状が改善したこと、後者は思い込んだことが現実になることを指し、どちらも心理学でおなじみのテーマである。
つまり、ストレスについても考え方次第。「役に立つ」と思い込めば、役に立つというのがケリー・マクゴニガルの主張だ。

メンタルヘルスMEMO

考え方ひとつで痩せられた!? 驚異のダイエット実験

ホテルの客室係を対象にしたクラムの実験で、体重が重く血圧も高い人たちがいた。そこで仕事の消費カロリーを貼り出し、仕事が運動になることを周知した結果、「運動している」と認識しただけでこれらの人たちが痩せたという。

ストレスホルモンの分泌にも影響！「思い込み」のすごいチカラ

キーワード
思い込みとストレスホルモンの関係

どう考えるかで体内はこんなに変わる！

ケリー・マクゴニガルは、実際にクラムが行った研究を自分でも体験している。それは「考え方でストレスホルモン分泌が変わる」ことを非常に顕著に示していた。

被験者は2つのグループに分けられ、ストレスに関するビデオを観る。Aグループには「ストレスはパフォーマンス向上に役立ち、健康を増進し、成長を促す」という内容が、Bグループには「ストレスは健康に悪く、幸福感を失わせ、仕事のパフォーマンスを低下させる」という内容がそれぞれ与えられた。その後、被験者たちは模擬面接を受けるが、すべてを否定され、ケチをつけられ、模擬といってもストレスをともなうものだった。

実験終了後、唾液中のストレスホルモンを調べると、コルチゾールとDHEAという2種類のストレスホルモンが検出された。どち

考え方によってストレスホルモンの分泌も違う

「ストレスは体にいい」と思い込んだ人より、「ストレスは体に悪い」と思い込んだ人のほうが、ストレスホルモンのコルチゾールの数値が高い。

らも体に必須の物質だが、コルチゾールの割合が高ければ免疫機能低下やうつ病を招きやすくなる。逆にＤＨＥＡが高くなるとストレス関連の病気リスクが低下する。つまり、ストレスに負けずにがんばれるということだ。ＤＨＥＡの数値が高いのは「ストレスは体にいい」と思い込んだ人である。

メンタルヘルスMEMO

ダイエットの敵！コルチゾールが放出されると脂肪に!?

厳しい食事制限をするとストレスがたまり、脳は常にコルチゾールを分泌するようになる。そのストレスを和らげようと脳はブドウ糖を欲するが、余った分は脂肪細胞に蓄積される。結果、内臓脂肪がどんどん増えていくのだ。

考え方ひとつで人生が楽しくなる!? 「マインドセット効果」のすごさ

キーワード
マインドセット効果

経験したストレスの強さとストレス観は関係がない

マインドセットとは、その人の現実を形作る考え方のことである。ポジティブに考えることで、人の目標や行動が変わってくることを「マインドセット効果」という。ケリー・マクゴニガルは、ストレスについてのマインドセットは健康や幸福、成功に影響を及ぼすと主張している。つまり、考え方次第でストレスを受けたときの気分や対処の仕方を、どうにでも変えられるということだ。

なんでも「ストレスには役に立つ面もある」と思っている人の場合、強いストレスを受けると左記のような行動を取るそうだ。

・事実を受け止め、現実として認識する
・ストレスの原因に対処する方法を考え、克服するか取り除くか対策を講じる
・情報、サポート、アドバイスを求める
・成長の機会ととらえる

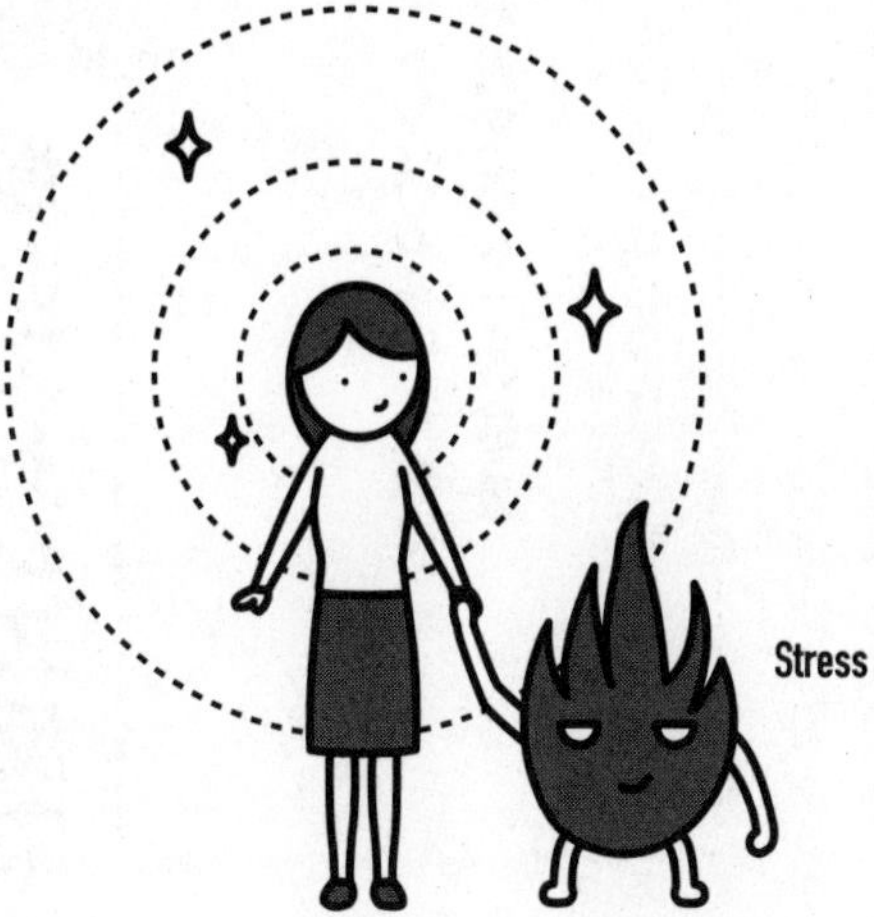

ストレスを受ける状況から逃げずに正面から向き合うことで対処する能力や自信がつき、仲間もできるというわけだ。そしてうつになりにくく、人生への満足感も高くなるという。
ちなみにストレスに対してポジティブな考えを持っているかどうかは、つらい経験の有無とは関連がなかった。

メンタルヘルスMEMO

ストレスが害になると考えていると前向きな行動をしない

ストレス＝害だというマインドセットの人は、ストレスを感じた途端に逃げたり避けたりする。「考えないようにしよう」「お酒でも飲もう」などと考える努力をしない。結果として何も解決しないという事態を招きがちだ。

mental ni
iikoto
chou taizen

ＰＴＳＤ治療にストレスホルモンを投与!? 強いストレス反応は回復のサイン

キーワード　ストレス反応と心身の回復の関係性

ストレスの多い状態に対処する2つの成分

大きな交通事故など非常に強いストレスを感じるような出来事に遭遇すると、私たちの体内ではコルチゾールとアドレナリンが分泌される。これがストレス反応と呼ばれるものだ。ストレス反応というと「問題がある」「取り除かなければ」と思う人もいるかもしれないが、実はこのストレス反応こそが、ストレスの多い状況に対処するために役立つのだ。敵どころか、むしろ強い味方とも言える。

オハイオ州アクロンの病院で行われたさまざまな実験によれば、トラウマになるような激しい体験をしたあと、体に強いストレス反応が起こった人のほうが、長期的な回復につながりやすかったという。

実際に、現在もっともＰＴＳＤの予防・治療につながると期待視されている治療はストレスホルモンの投与だという。テロ攻撃に遭

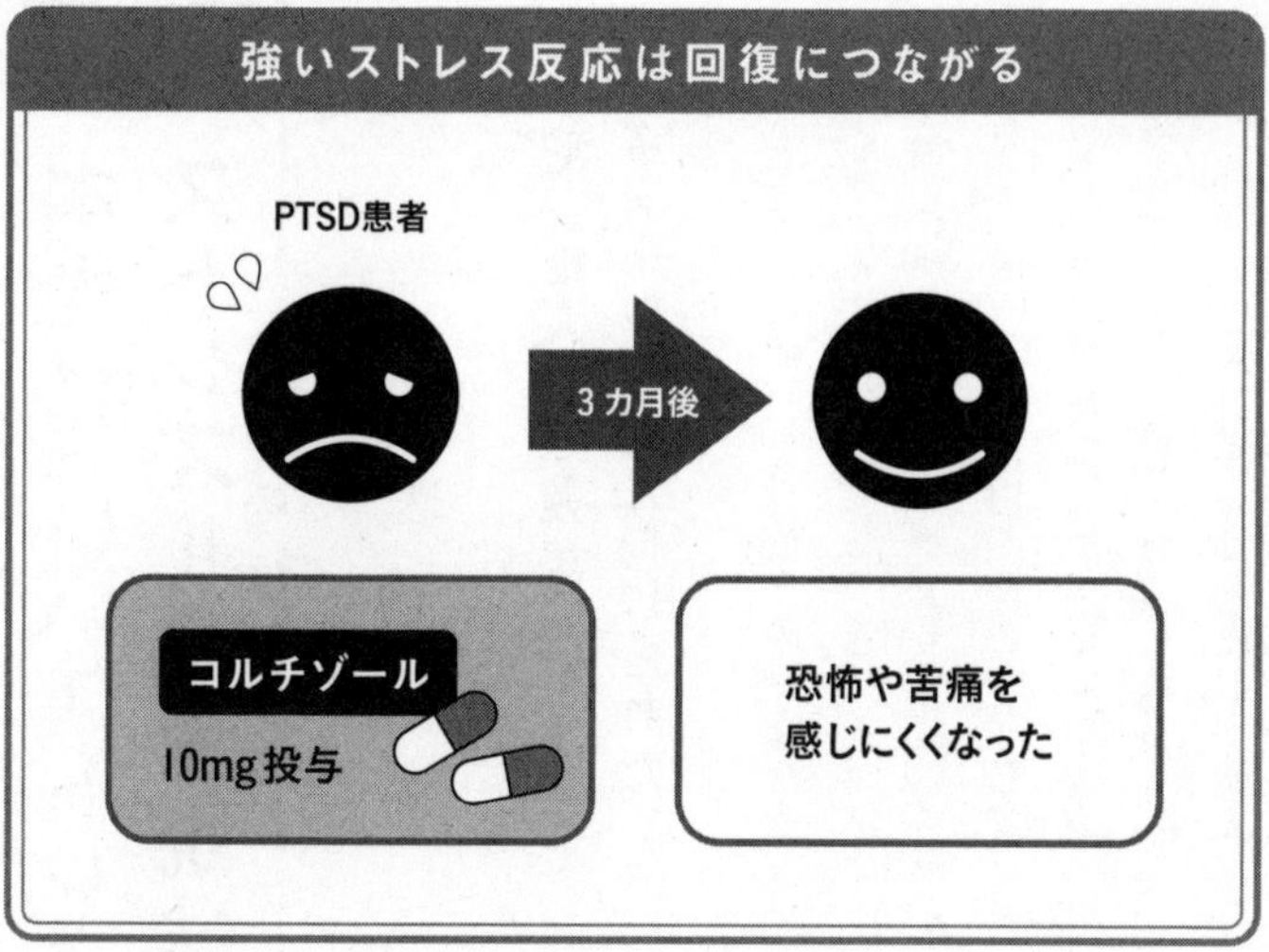

週後、ＰＴＳＤを発症した50歳男性の場合、1日10㎎のコルチゾールを3カ月間投与したところ、恐怖や苦痛を感じにくくなったという結果も出ている。心理療法でも、カウンセリング前にストレスホルモンを投与することで治療効果が高まるということだ。強いストレス反応は回復の立役者なのである。

メンタルヘルスMEMO

ストレス反応を悪者にせずうまく利用しよう

ストレスを感じて胃が痛んだり、心臓がドキドキしたりするストレス反応は「断ち切らねば」と思われがちだ。ただ、ストレス反応にはよい部分もある。むやみに恐れず、うまく利用することで心の回復力を高められる。

本当は「いいストレス」もあるのに……ストレス＝悪者説はどこからきたのか？

キーワード
ハンス・セリエの定義

切り拓いた人の定義が広すぎて悪いイメージが植えつけられた

ストレスには成長や仲間との結束を促すいい効果もあるのに、なぜこうまでも「ストレス＝悪」というイメージが広く浸透しているのだろうか？　その理由のひとつとして、ストレスという言葉をはじめて用いた生理学者ハンス・セリエの定義があげられる。

セリエはマウスに異なる動物のホルモンを注射したり、さまざまな苦痛を与えたりして観察を行い「ストレスは外部からの刺激に対する体の反応である」と定義した。そうなると、毒物を注射されたり傷をつけられたりといった過酷な体験だけでなく、日常のありとあらゆる体験までもストレスに含まれてしまう。定義が広すぎて「日常生活における体の反応」と同じ意味になってしまうのだ。だからこそ「試験のことを考えていると胃に穴が開きそう」「仕事のストレスで死にそう」な

適度なストレスは生産性を高める

ストレス＝悪、ではない。いいパフォーマンスを発揮するためには、理想的なストレスレベルを維持することが重要。

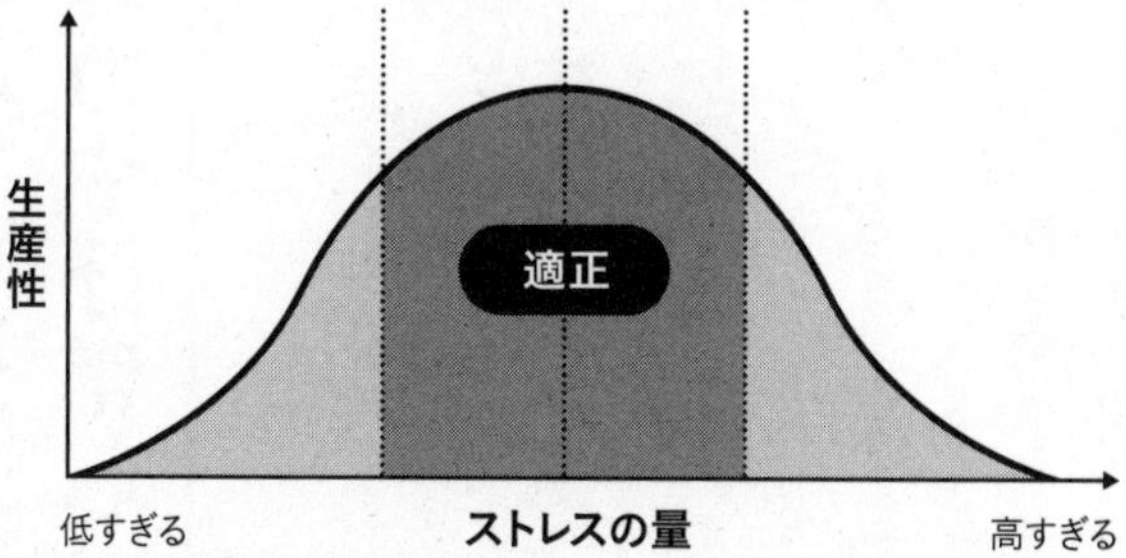

どというセリフが出てくるのだ。

セリエも後年、ストレスを感じる出来事がすべて体に悪い影響を及ぼすわけではないと認め、１９７０年代には「役に立つよう、うまく利用することが大事」と述べたりもしているが、一度定着したイメージはなかなか抜けないのが現実である。

メンタルヘルスMEMO

妊娠中のストレスは胎児にとっては効果的なことも！

妊娠中に住む場所を失ったり、テロ事件に遭ったりと過酷な体験をすると早産などのリスクが高まる。しかし日常的なストレスは関係なく、むしろ母体がある程度のストレスを受けた赤ちゃんのほうが脳や心臓の発達が優れているという。

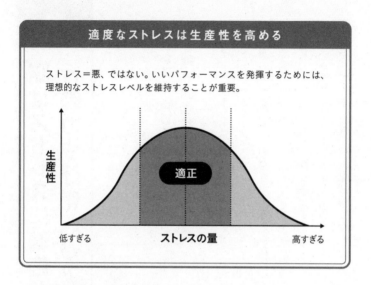

脳はストレスに適応し行動力や好奇心がアップする

キーワード　幼児期のストレスの適応

ストレスを感じると脳が理想的な状態に変化する

スタンフォード大学の生物心理学者であるカレン・パーカーはリスザルを用いた実験で、幼児期のストレスがどのような影響をもたらすかを調べた。まず、子ザルを母ザルから引き離し、1日1時間、1匹で過ごさせるようにした。子ザルにストレスを与えるためである。そして、その後の成長を観察した。

パーカーの予測は「幼児期にストレスを受けた子ザルは情緒不安定になる」というものだったが、結果はまるで逆のものとなった。子ザルたちは成長するにつれ、普通に育てられた子ザルたちよりも物怖じしない性格となり、行動力や好奇心あふれる様子を見せたのだ。問題を与えられてもすぐに解いてしまい、青年期になると強い自制心を発揮した。逆境に打ち勝つ力がついたというわけだ。

幼児期のストレスは、サルたちの脳も変え

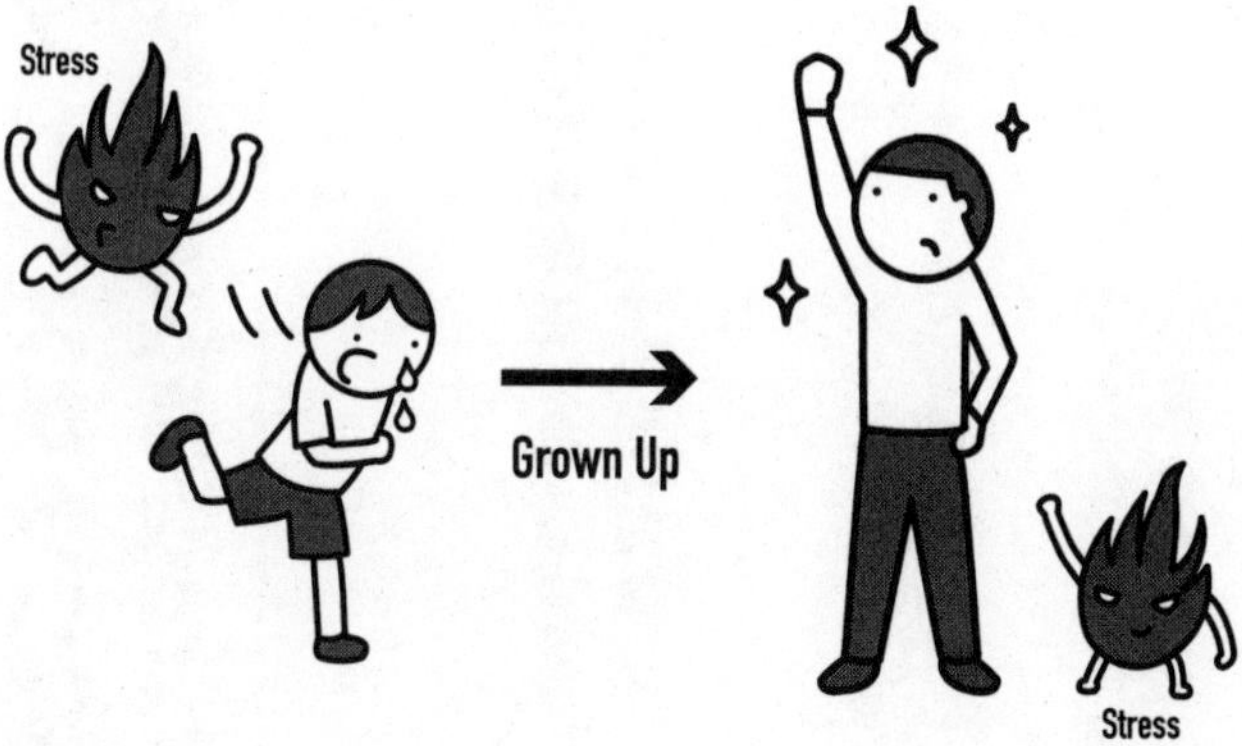

ていた。普通のサルに比べて脳の前頭葉皮質が大きく発達していたのだ。特に恐怖反応や衝動を抑え、やる気を強める機能を司る領域が増大していた。これは脳が、ストレスに適応しようとする働きによるもので、パーカーをはじめとした多くの科学者が、人間の場合も同様と考えている。

メンタルヘルスMEMO

ストレスから回復するときは感情が高ぶる

心が大きなストレスを受けたあと、回復プロセスに入るときは多くの人が感情の高ぶりを感じる。これは脳が経験にもとづいて自らを変えようとする働きを感情が助けるからである。経験から学び意義を見出すことにつながる。

ストレスが多いほど幸せで満足!?
ストレス指数と社会生活のパラドックス

キーワード
ストレス・パラドックス

世界的な世論調査で見えてきた
ストレスと幸せ度合いの関係

２００５年から２００６年にかけて、１２１カ国、12万５０００人以上を対象に行われた「ギャラップ世論調査」。ここで「あなたは昨日、大きなストレスを感じましたか?」という質問がなされた。平均は33%、１位のフィリピンは67%という高さで、最下位のモーリタニアはわずか５%強だった。

さらに調査を行ったところ、ストレスを感じたという人の割合が高かった国ほどＧＤＰが高く、平均寿命が長いという傾向が見られた。さらにはストレス指数の高い国ほど、国民の幸福度と人生への満足度が高いこともわかった。不可解に思った研究者たちが調査したところ、ストレス指数の高い国に住む人々は、ストレスにさらされた日でも精神的に落ち込んでいない、つまり喜びや愛情を感じ、笑った人が多かったのだという。それと同時に、自分の人生は理想的なものだと考えている人も多く見られた。一方、不幸な人の場合はストレスの明らかな欠如が見られ、屈辱感や怒りに満ち、喜びはほとんど感じていなかったという。生きがいにあふれ、幸せな生活にはストレスがある一方、ストレスがないからといって幸せではなかったのである。

見落としがちな「ストレス・パラドックス」とは?

国のストレス指標が高ければ高いほど、GDP、平均寿命や幸福感、生活、仕事、コミュニティ、健康に対する満足度が高い。毎日が特別ストレスフルだと感じている人が多ければ多いほど、国民の健康、経済のみならず社会全般にいい結果が及ぶのだ。

つまりストレスは、自分の人生において愛情、笑い、学び、成長をもたらす人生の出来事にどれだけ真剣に取り組んでいるかのバロメーターになっている。

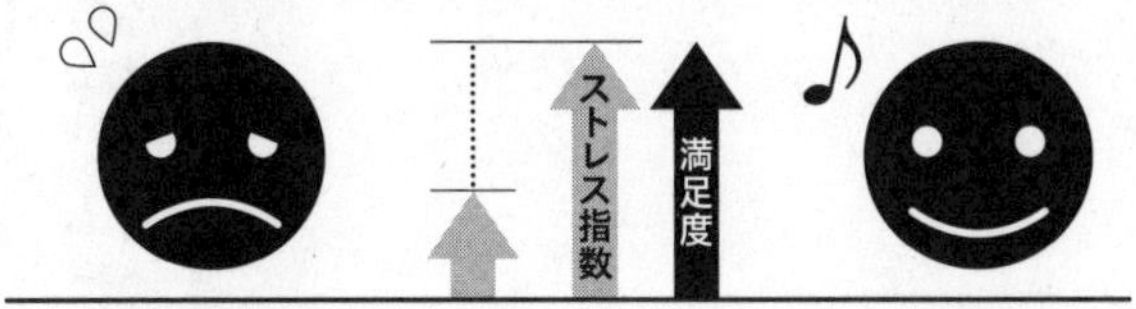

メンタルヘルスMEMO

生きがいを感じている人は例外なくストレスを抱えている

「こんなに忙しくなければ幸せなのに」と思う人は多いが、さまざまな調査では強いストレスが多いほど、人は生きがいを感じることがわかっている。ストレスはどれだけ熱心に人生の課題に取り組んでいるかのバロメーターなのだ。

退屈していると心臓発作リスクは2倍！ストレスを恐れず健康に役立てるには

キーワード

退屈と心臓発作の関係

ストレスは健康や幸せの敵ではない！

ストレスは体に害を与えることもあるが、ストレスが多い人ほど大きな生きがいを感じていることがさまざまな研究によって解明されている。一方、ある調査で「非常に退屈」と答えた中高年の男性たちをその後20年間追跡調査してみたところ、心臓発作による死亡リスクが2倍以上になったという。

また別の調査を見てみよう。それによれば「生きがいがある人生を送っている」と答えた人たちは、死亡率が30％低かったという。また、目的意識を持っている人は長生きするという調査もあった。これらを総合すると、ストレスは健康や幸せの敵ではないし、むしろ健康に役立つこともあるということが見えてくる。

ストレスがすべて有意義なものとはかぎらない。感じているストレスに意味があるとは、

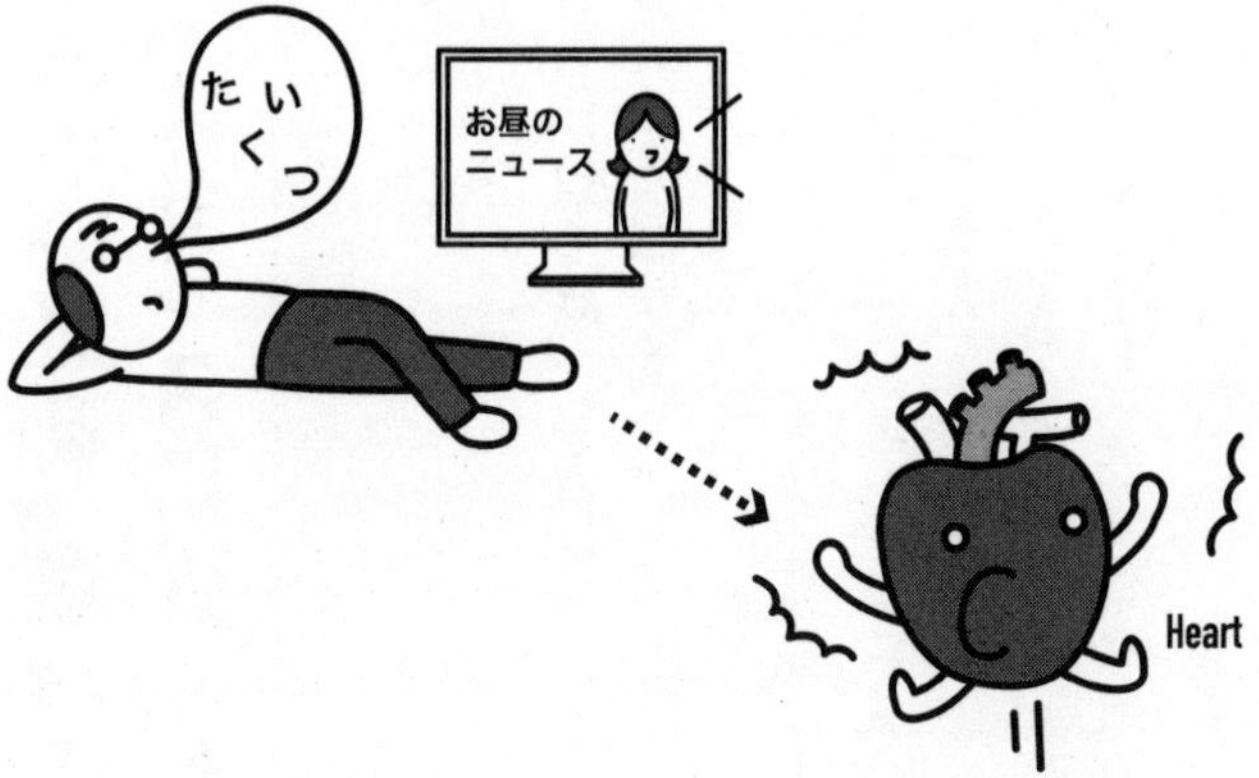

到底思えないようなこともあるだろう。それでも「この経験にどんな意味があるのだろうか」と考えることは、大きな困難に打ち勝つためには不可欠な能力である。そのためにストレス反応が本能として備わっているのだし、ストレスを受けると内省したり、過去を振り返ったり、はたまたスピリチュアルな探求を行うことによって、人は意味を見出そうとするのだ。

ストレスが多い状況に置かれると人はそこに意味を見出そうとする。それが、ストレスの多い人生を送っている人が大きな生きがいを感じる理由である。私たちはしばしば「この仕事のストレスさえなければいいのに」といったことを口にするが、退屈がもたらす害もはかりしれないということは覚えておいても損はないだろう。

ストレスを「避ける」のはやっちゃダメ「ストレスに強くなる」ってどういうこと？

キーワード　ストレスに強い人

ストレスに打ち勝った人はストレスの発想が違った

「ストレスに強くなる」という言葉だけを聞くと、何を言われてもビクともしない強い意志のような印象を受けるかもしれないが、そうではない。ストレスの多い状況でも乗り越えている人たちを調査したシカゴ大学の心理学者、サルバトール・R・マッディの研究から、ストレスに強い人には一定のパターンがあることがわかってきた。

研究によると、ストレスに負けなかった人たちは「ストレスのない暮らしなどない」「ストレスは成長のチャンス」と考えていたという。そして決して絶望せず、困難なときこそしっかり立ち向かうべきであると信じていたのだ。なかでも「選択」についての意識は特徴的だ。彼らはどんな状況でも、状況を変えるか、もしくは状況への自分の向き合い方を変えるか選択すべきと考えていたそうだ。

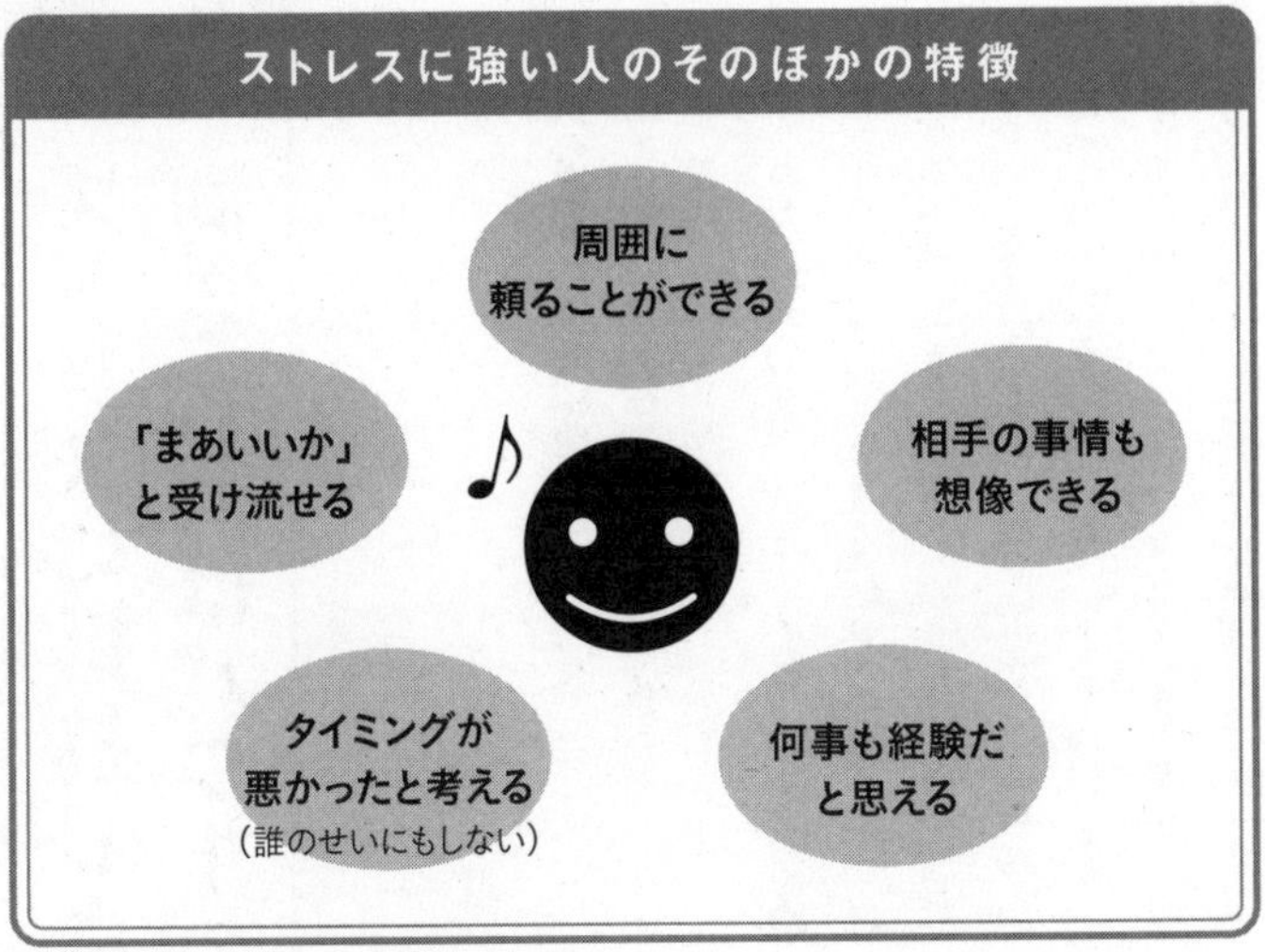
ストレスに強い人のそのほかの特徴
周囲に
頼ることができる
相手の事情も
想像できる
何事も経験だ
と思える
タイミングが
悪かったと考える
（誰のせいにもしない）
「まあいいか」
と受け流せる
♪

こうした心構えでいる人は、ストレスがあってもただ絶望に身を任せるのではなく、行動を起こす。ストレスはコントロールできなくても、向き合い方は自分次第なのだ。そうやって、ストレスの中で自分を積極的に変えていくことが「ストレスに強くなる」ということなのである。

メンタルヘルスMEMO

心の頑健さ“ハーディネス”の効用とは？

マッディはストレスによって成長しようとする勇気を「心の頑健さ（ハーディネス）」と呼んだ。司法、医療、テクノロジー、教育、スポーツなどの分野で働く人が仕事に取り入れ、役立っているという報告がなされている。

ストレスに抵抗しようとするな！向き合えばパワーの源になる

キーワード　ストレスへの抵抗からの脱却

不安な気持ちは受け入れるとうまく対処できるようになる

たくさんの人の前でスピーチをする。緊張で頭の中は真っ白、うまく話せるかどうか自信がなくなってきて……といった状況が訪れたとき「まずは落ち着こう」と思う人は多いのではないだろうか。ハーバード・ビジネス・スクールのアリソン・ウッド・ブルックス教授が数百人の人を対象に質問したところ、91%の人が心を落ち着かせることがもっとも効果的だと答えたという。

しかし、ストレスという観点から見れば「心を落ち着かせる」のはあまり意味がない。試験でもスポーツでも、むしろストレスを前向きにとらえたほうが自信が強まり、能力を発揮しやすくなるのだ。

不安を受け入れると、意識とはまた別のところで体も変わる。不安を抱いているときは恐怖反応が出るが、受け入れてしまえば勇気

ストレスを受け入れることで自信が生まれる

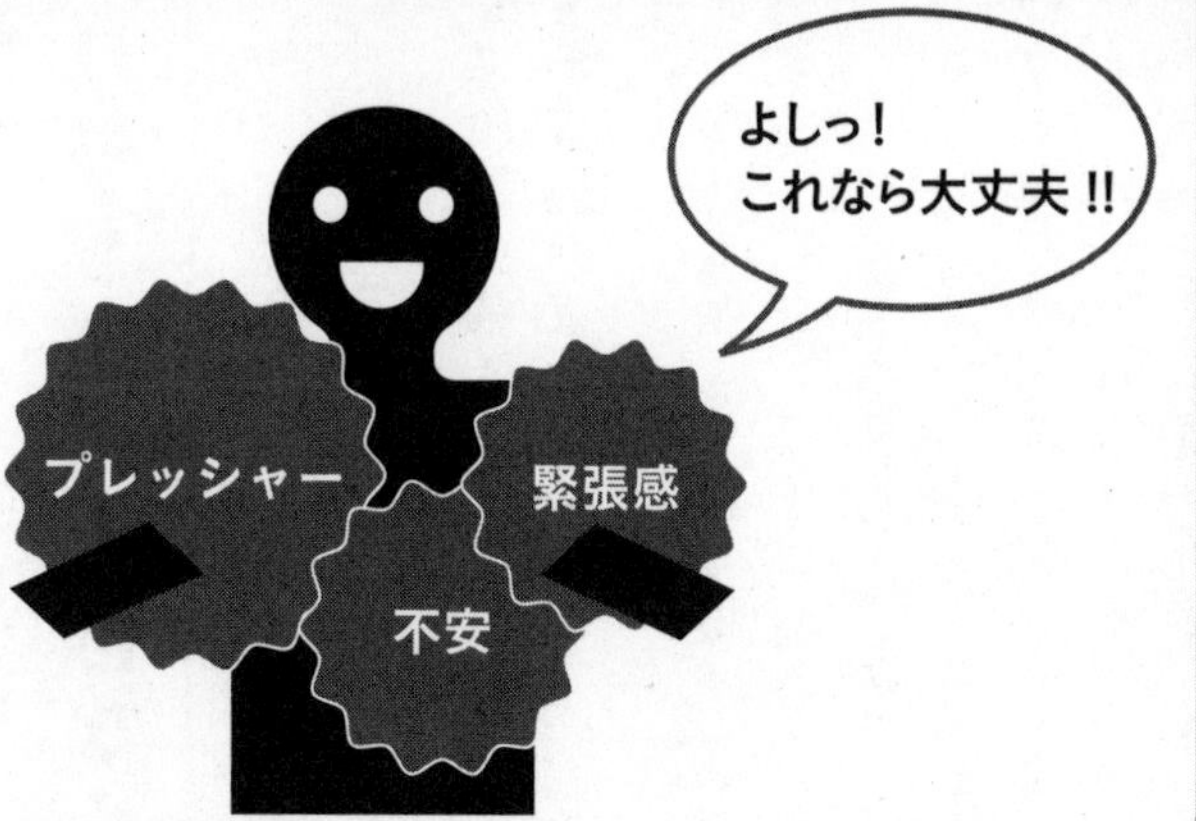

を生み出す反応へと変わるのだ。この時点で、何をすべきかがわかっていなかったり、うまくできる自信がなかったりしてもいい。受け入れさえすれば、あきらめずにがんばる力が生まれるのだ。重要なタイミングでプレッシャーや緊張感に押しつぶされそうになったときほど、不安を受け入れてみよう。

メンタルヘルスMEMO

落ち着くよりも「ワクワク」のほうがうまくいく

ブルックスが行った実験によると、スピーチを行う前に「私は落ち着いている」と自分に言い聞かせた人よりも「私はワクワクしている」と言い聞かせた人のほうが、不安はあっても自信が生まれ、聴衆からの評価も高かったという。

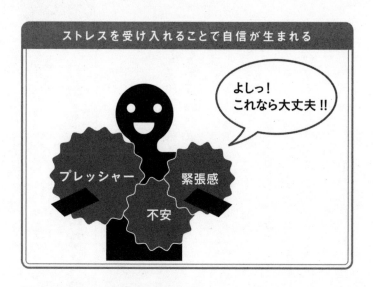

プレッシャーを感じているときほどリラックスではなくストレスが役立つ

キーワード　リラックスとストレスの関係

ストレス反応が強く出た人ほどテストの成績がよかったわけ

プレッシャーが強いと、人は失敗するのではと不安を抱く。しかし科学的な観点から言えば、テストや訓練の際にはアドレナリンやコルチゾールといった、ストレスが強まったときに脳内で放出される成分の分泌量が多い人のほうが、成績がいいのだ。つまり、ストレスを感じていたときのほうが思うような成功体験を得やすいということである。

ロチェスター大学の心理学者、ジェレミー・ジェイミソンはあるとき、模擬試験で生徒の半数に「試験中に不安を感じている人のほうが成績がよい」「『ストレスのおかげでうまくいきそうだ』と考えるといい」などの文章を見せた。もう半数には何も見せずに試験を行った。すると、文章を見たグループのほうが高い点数を獲得したのである。果たして被験者たちの唾液を調べてみると、ストレスに

プレッシャー下ではリラックスよりストレスが役立つ

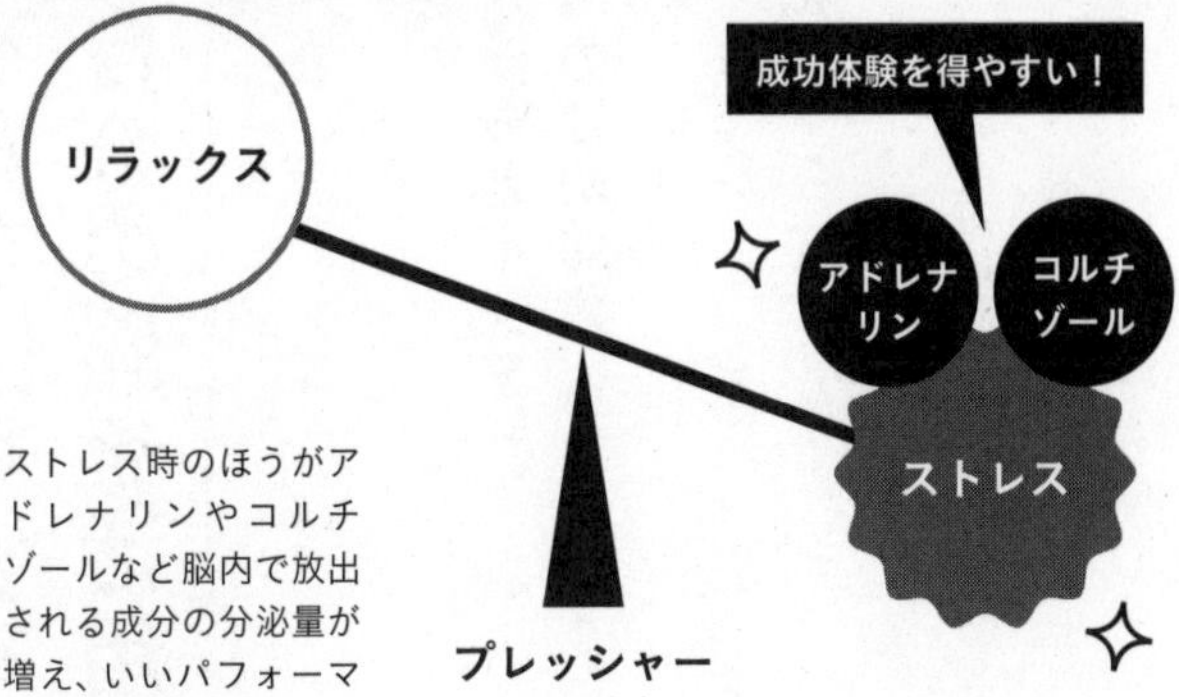

ストレス時のほうがアドレナリンやコルチゾールなど脳内で放出される成分の分泌量が増え、いいパフォーマンスを発揮する。

よる交感神経活性の指標とされるαアミラーゼが増えていた。文章を見たことによってストレス反応が強まり、さらには強いストレス反応が表れた人ほど高い点数を取っていたのだ。なお、これはメッセージを見た学生のみに該当した。ストレスをうまく利用すれば、いいパフォーマンスを発揮できる好例だろう。

メンタルヘルスMEMO

不安を感じたときほど興奮や、やる気の表れだと考えよう

さまざまな実験により「やりがいのある仕事には不安やストレスがつきもの」と考えておくと、きつい状況でも心が折れないことがわかっている。それどころか、エネルギー源となってあなたを支えてくれるのだ。

不安を回避すると、ますます不安になる！自分の脳を活用して不安を克服しよう

キーワード　不安の回避

不安だからと不安を避けるのは逆効果

不安を覚えたとき、多くの人が不安の原因となることをとにかく避けようとする。ただ、これはまったくもっておすすめできない。なぜなら、不安を避ければ避けるほど恐怖感は強まり、ますます不安になるからだ。

プレッシャーの中で力を発揮しようとするときというのは、体に力がわき、集中力がアップし、行動を起こす勇気がわく「チャレンジ反応」が起こる。一方、プレッシャーからストレスを感じると闘争・逃走反応、つまり「脅威反応」が起こる。

重要なことは、不安なことが起きたときに実力を発揮するなど、いい結果を導き出すことができるのは「ストレス反応が起こらなかったとき」ではなく「チャレンジ反応が起きたとき」だったことだ。つまり、ストレスの原因を避けても意味がないということだ。

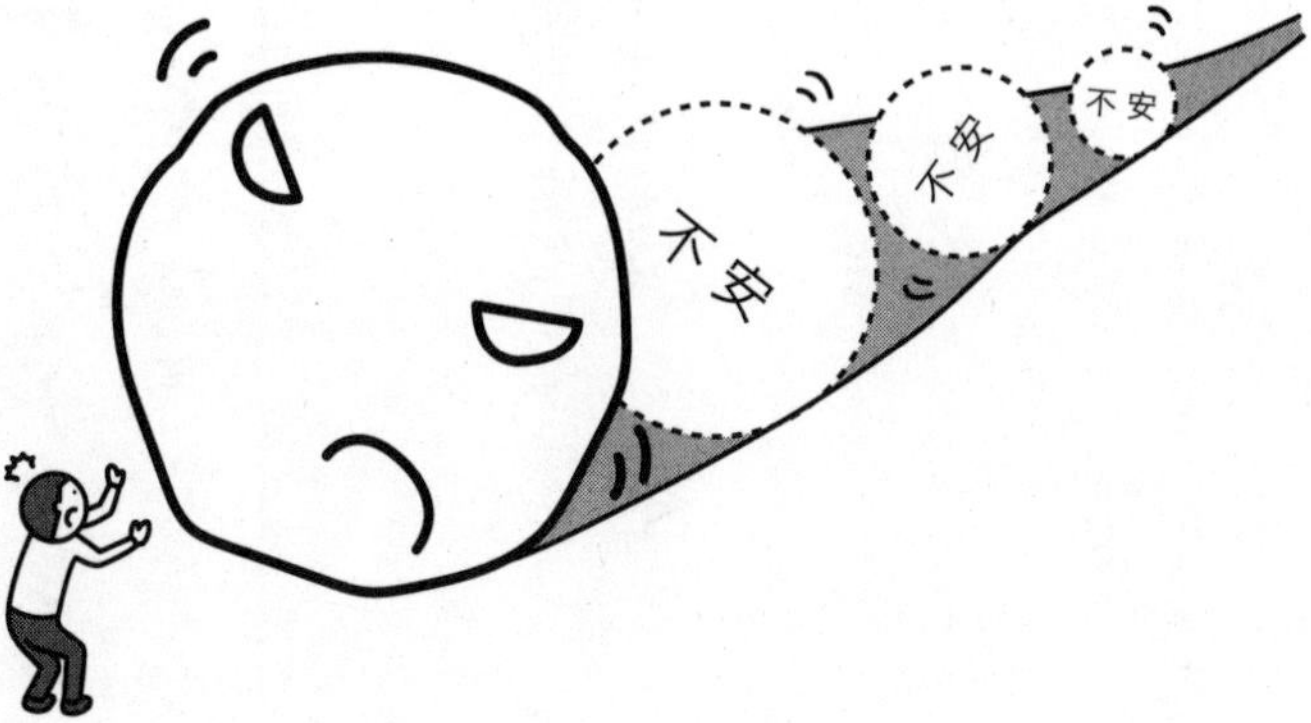

脅威反応が起きると、脳内では脅威を察知する領域や、対処行動を司る領域の連携が強まる。一方、チャレンジ反応が起きた場合、恐怖を抑制してやる気を高める前頭前皮質の領域間の連携が強化される。チャレンジ反応が起きた場合は、ストレスを経験することでストレスに対する免疫ができるのだ。

メンタルヘルスMEMO

成績や集中力アップ！チャレンジ反応はいいことだらけ

チャレンジ反応が起きると、運動であれば競技で優れた実力を発揮することができ、試験なら得点が高くなる。ビジネスの交渉でももちろん有利。外科医やパイロットでも、より精度の高い仕事につながることがわかっている。

理想的なチャレンジ反応はどう起こす？ 今すぐできるテクニックはこれだ！

キーワード　チャレンジ反応

自分の強みや使える手段を常に考えておこう

ストレスを感じるような状況下でも最高のパフォーマンスを発揮する後押しをしてくれるストレス反応、チャレンジ反応。しかし、チャレンジ反応がいいとわかってはいても、実際に緊張するような場面に遭遇すると、脅威反応のほうが引き起こされがちである。チャレンジ反応を効率よく引き出す方法はないものだろうか？

カギは「プレッシャーに対処できる自信の有無」がにぎっている。人はストレスを感じる状況において、克服のしやすさや自分の力量など、無意識のうちに必要なものと自分のスキルを比較・評価し、計算を行っている。そして「自分には無理」と感じると脅威反応が、「対処できそうだ」と思えばチャレンジ反応が起きるのである。

チャレンジ反応を起こしやすくするのに効

成長のチャンスになる「チャレンジ反応」

ストレスはあっても、それほど危険ではない状況などに生ずる

ここ一番のプレゼンテーションや勝負どころの直前など

▶

心拍数上昇、アドレナリン急増、脳や筋肉へのエネルギー量が増大、気分を高揚させる脳内化学物質が急増

集中力が向上し、恐怖を抑制する。ストレスホルモン（DHEA）分泌が増進、成長指数が向上

▶

日常生活において積極的に活用すべき

チャレンジ反応で困難を乗り越えた人間は、成長が見られる。ただし、些細なストレスすべてに適用するものでもない

果的な方法は、自分の強みを認識することだ。どれだけ知識やスキルがあるか、どれほど準備に時間をかけたか。過去に同じ状況を乗り越えた経験があれば、それを思い出すといい。応援してくれる人の顔を思い浮かべるのも効果的だ。そうすることで、脅威反応は抑えられ、チャレンジ反応が起きるのだ。

メンタルヘルスMEMO

「VIA」を使って自分の強みを活用しストレスに備えよう

自分の強みを客観的に理解したいなら、人格としての強みを24種類に分類した強み研究「VIA」が便利だ。「VIA - IS」というオンライン診断ツールを使って自分の強みを押さえておくと、いざというときに役立つかもしれない。

逆境が少ない人は幸福感が低く不健康！試練を乗り越えてこそ人は強くなる

キーワード　逆境と成長

適度な数の逆境が幸福感や健康度合いをあげる

ストレスが人にとって、決して悪者ではないことはこの章で何度となくお伝えしてきた。悪者どころか、逆境こそが私たちに成長をもたらす立役者なのだ。最悪な出来事にしか思えなくとも、逆境は耐える力をもたらし、つらい経験が成長につながる。

ニューヨーク州立大学バッファロー校の心理学者、マーク・D・シーリーは2000名のアメリカ人を4年間にわたって研究し、過去につらい経験を持つ人のほうがうつ病や不眠症に対して耐性が高くなると発表し、多くの人を驚かせた。これまではトラウマ体験はこうした病気のリスクを高めるというのが定説だったからである。つらい体験には病気やケガ、愛する人の死、離婚などがあげられる。

調査の結果、もっともうつ病などの健康上のリスクが低かったのは、経験した逆境の数

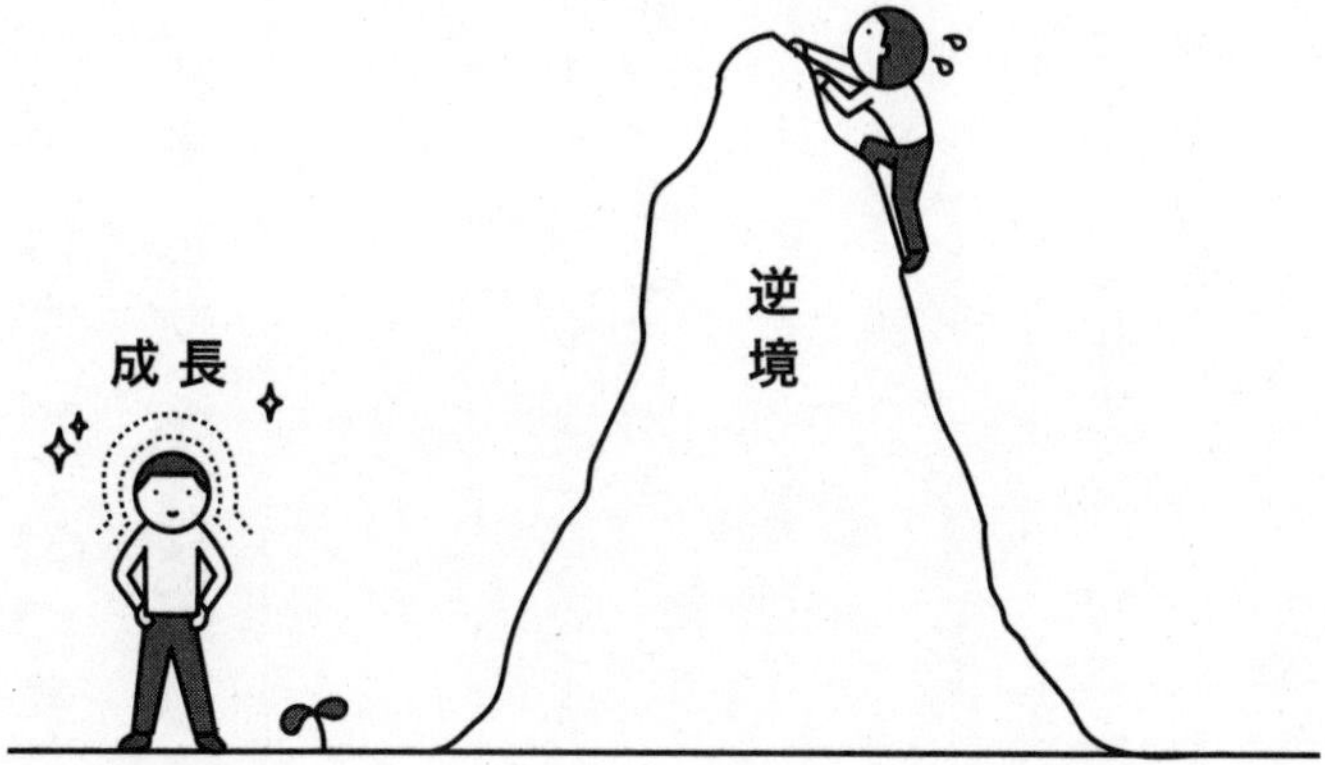

が中程度の人であった。逆にリスクが高かったのは、逆境の数がもっとも多かった人たちと、もっとも少なかった人たちだった。ついでに言えば、前者の人たちは人生に関する満足度が高く、後者の2種類の人たちは低くとどまった。過去のつらい経験ですらも、自分を助けてくれることがあるのだ。

メンタルヘルスMEMO

つらすぎて前が見えないときはこう考えてみよう

過酷だと思える状況にいると、現状が明るいものだと思えないことも多々あるだろう。そんなときこそ、ダメージはずっと続くわけではないということを思い出すようにしたい。そうすれば、逆境の数にかかわらず、希望が見えてくる。

ストレスがあっても心が安定する！ストレスホルモンを指揮する脳内物質

キーワード　セロトニン

ノルアドレナリンやドーパミンをコントロールしてくれる

　性欲や食欲、金銭欲などを司り「快」に関わるドーパミンと、集中力を司り、外からの刺激で不安や緊張を感じさせるノルアドレナリン。どちらも程よく分泌されている分にはいいのだが、多すぎれば暴走し、依存症やパニック障害を引き起こす。これらの脳内物質をコントロールし、脳を安定した状態にキープするのが「セロトニン」だ。それにより、平常心を保つことができるというわけだ。

　セロトニン神経を鍛えれば、心身のさまざまな機能が整う。たとえばセロトニンは起床後、交感神経に働きかけることで体温や血圧をあげ、呼吸を促して体を活動状態に切り替える。セロトニンが正常に分泌されていると、気持ちのいい目覚めを得られるというわけだ。

　仕事中はしっかりと覚醒状態をキープし、思考力や判断力を高めたいものだが、セロト

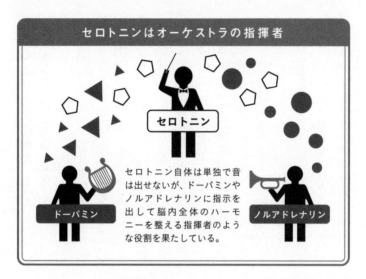

セロトニンはオーケストラの指揮者

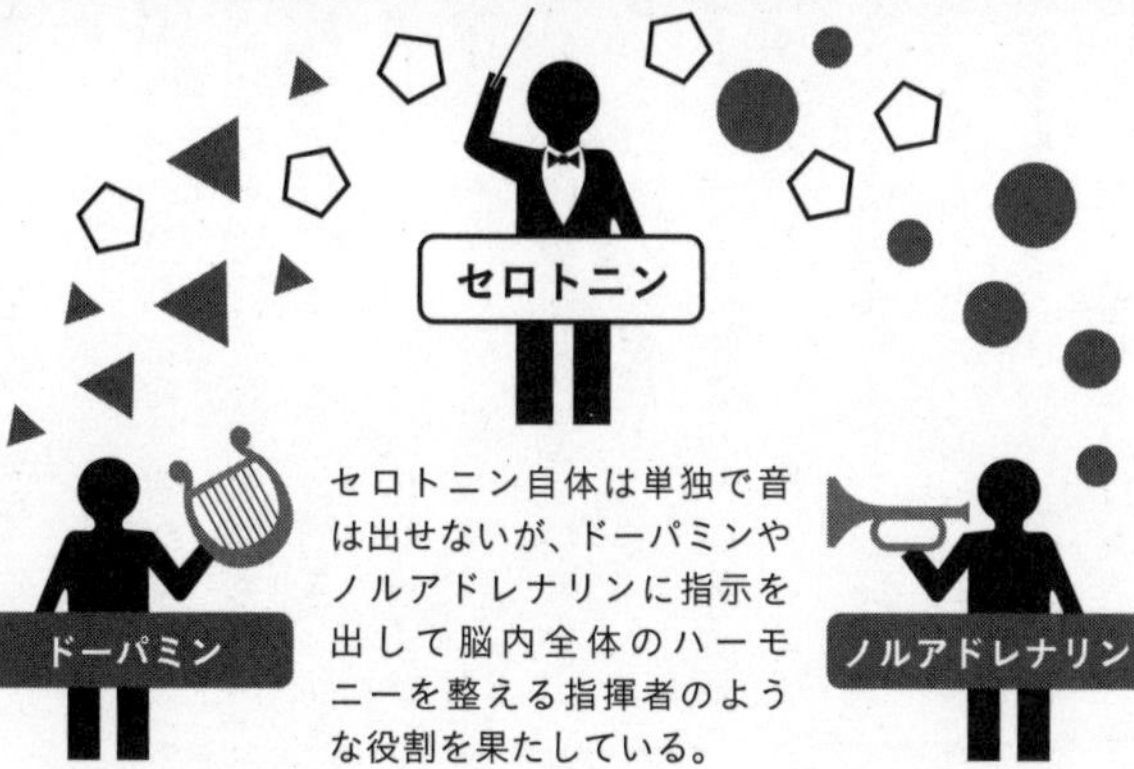

セロトニン自体は単独で音は出せないが、ドーパミンやノルアドレナリンに指示を出して脳内全体のハーモニーを整える指揮者のような役割を果たしている。

ニンが大脳皮質に作用することで爽快な覚醒状態を保つことができる。若々しさを保ちたい人なら見逃せないのが、美容面の効果。抗重力筋（背筋や下肢の筋肉、まぶたなどの顔の筋肉が重力に逆らって働いている筋肉）に働きかけ、正しい姿勢や引き締まった表情をキープするのもセロトニンの役割のひとつ。

メンタルヘルスMEMO

セロトニンの数値はどうやってはかればいい？

脳内のセロトニンの量は血液検査もしくは尿検査ではかることができる。脳以外の器官による影響がない状態で血液や尿に含まれるセロトニン量が増えれば、脳内でセロトニンが増えたと考えられる。尿検査がもっとも簡単な測定法だ。

いいことずくめのセロトニン 減少させないよう注意を！

人間が全身でとらえた感覚はすべて脳に集められる。そのときの伝達経路が神経だ。通常の神経は情報がきたときに働き、ひとつの情報に対し、ひとつの電気信号を出す。セロトニン神経はそうした通常の神経とは異なり、起きている間は規則的に電気信号を出し続け、一定量のセロトニンを放出している。

　セロトニンが分泌量のバランスを整えているドーパミンやノルアドレナリンは分泌量が増えすぎると暴走を起こすことがあるが、セロトニンが増えすぎることはめったにない。自分の状態を程よく保つ「自己点検回路」を持っているほか、余分なセロトニンをリサイクルするからだ。情報を伝える標的細胞のセロトニン受容体に向かって放出されたものの、届かなかったセロトニンはセロトニントランスポーターによって再度セロトニン神経に取り込まれる。さらに血液にも流れ、体内には常に一定量のセロトニンが保たれるようになっている。これを阻害するのがストレスだ。ストレスの多い状況にさらされると視床下部の室傍核《しつぼうかく》に刺激が加わり、縫線核《ほうせんかく》に存在するセロトニン神経の電気信号のペースがガタ落ちになってセロトニン量が減る。

　これによって目覚めは悪くなり、昼間もボーッとして集中力がダウンする。そうなると、ドーパミンやノルアドレナリンの暴走も抑えられなくなってしまうのだ。ストレスが増えるとセロトニン量は減り、セロトニン量が増えればストレスが減るという、シーソーのような関係を想像すると理解しやすい。

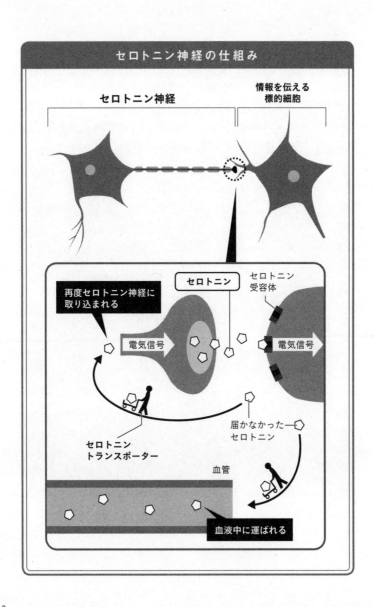

セロトニン神経の仕組み

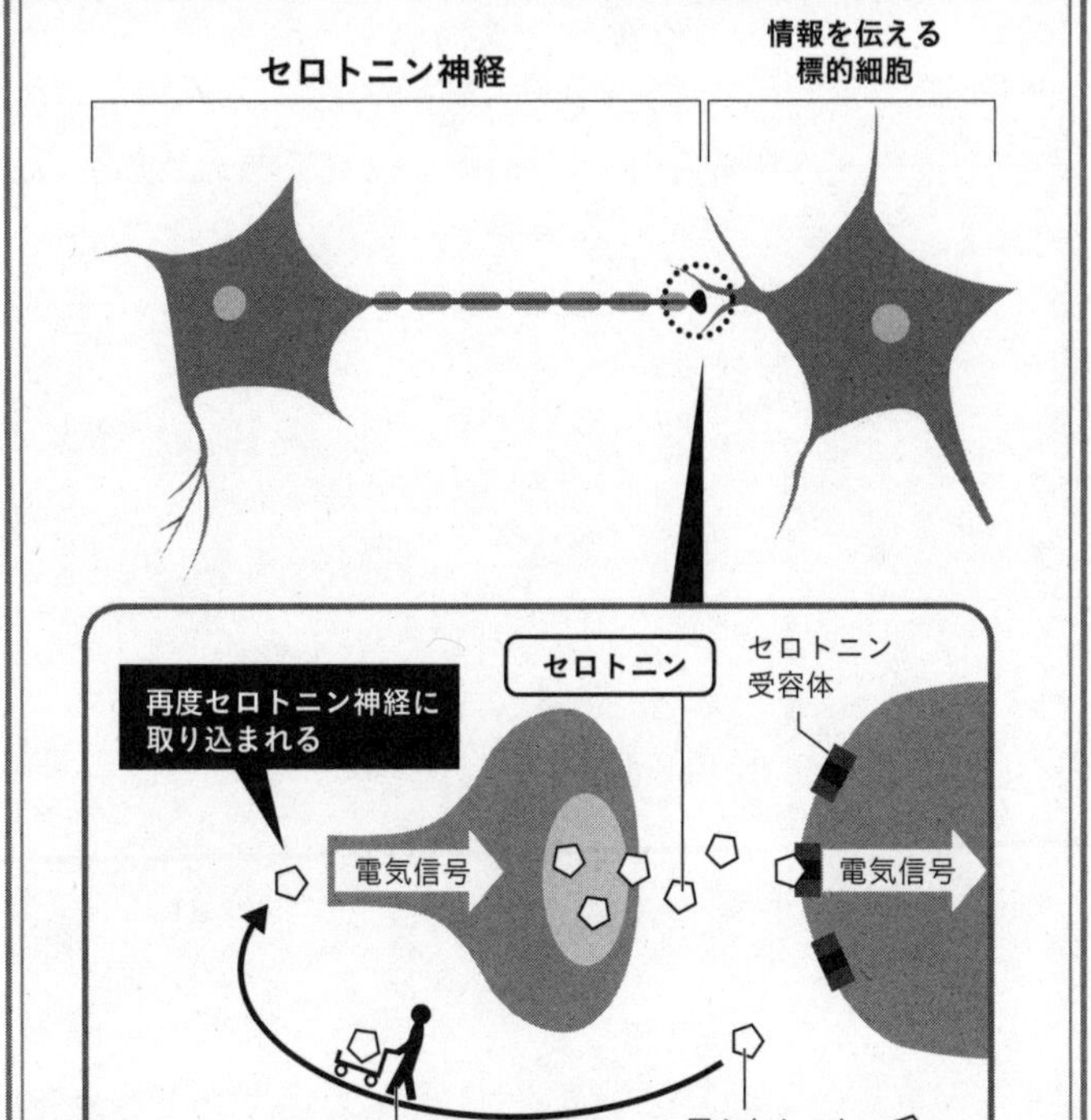

メンタルヘルスの名言

自信と希望が
免疫の力を高め、
コレステロールも下げる。

ジャーナリスト、作家

ノーマン・カズンズ

第2章

ストレスだけでなく病気にも負けない！

自律神経を整えて免疫力をアップする！

自律神経を整えると免疫力が高まり、
ストレスだけでなく、新型コロナウイルスなど
脅威の病原体にも負けない体を作ることができる！

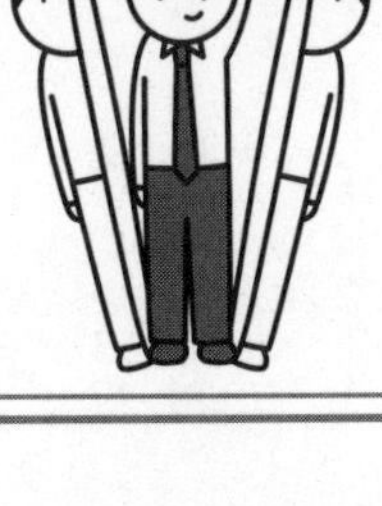

めまいに冷え、だるさ……体調不良は神経バランスの乱れが原因かも

キーワード 自律神経

ストレスの影響で体のバランスが崩れる

めまいやだるさなどが気になって病院を受診したところ、自律神経失調症と診断された……周囲の人からこんな話を聞いたことはないだろうか。

自律神経失調症の「自律神経」とは、ホルモン系や免疫系とならぶ体内コントロールシステムで、呼吸、血液、体温調整、発汗、心拍などが意識しなくても正常に働いているのは自律神経のおかげだ。自律神経には交感神経と副交感神経の2種類があり、この2つのバランスがうまく保たれることで支障なく生活を送ることができる。このバランスが崩れてしまうと、だるさや頭痛、めまい、動悸《どうき》など体のあらゆる場所でさまざまなトラブルが起こる。原因のひとつがストレス。内科の症状だと思って受診したものの、原因がわからず心療内科を紹介される人も少なくない。

生命を維持する自律神経の働き

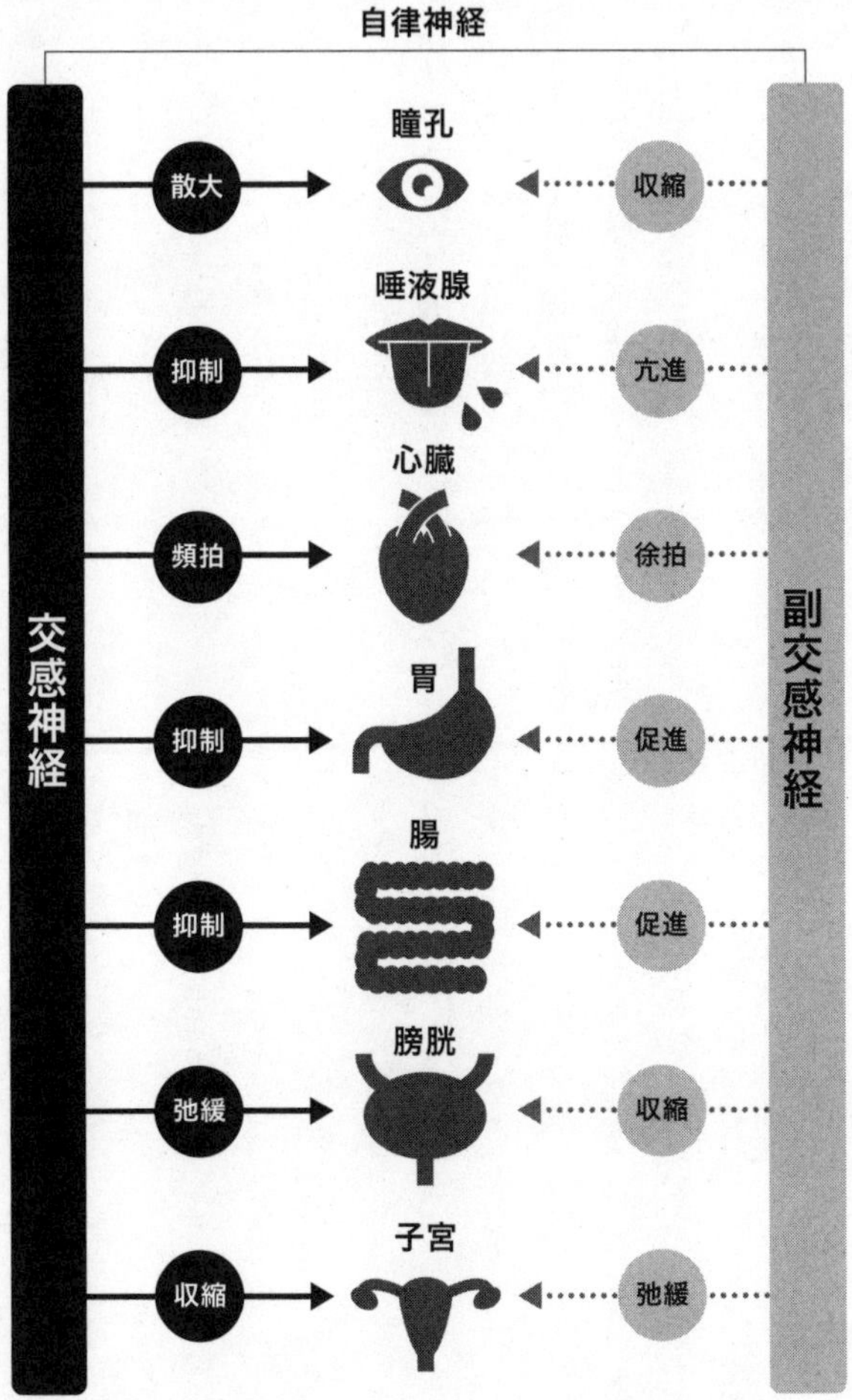

自律神経失調症の改善には自律訓練法やビタミンB_{12}を

自律神経が正常に働かないと、どういった症状につながるのだろうか。まず、交感神経が活発化しすぎた場合は高血圧や動悸、イライラなどが起こる。逆に働きが低下すると頭痛やめまい、冷えなどの症状が表れる。

副交感神経が活発化しすぎると神経性の下痢や便秘、胃もたれなど消化器官に影響が出る。逆に弱まると不眠や慢性疲労が起こる。検査をしても原因を特定することができない、原因不明の不調が自律神経失調症と診断されることも多い。

自律神経失調症は男性よりも圧倒的に女性が多く、20〜40代にかけて多く見られる。女性ホルモンの働きと強い関連があると見られ、妊娠時および産後、閉経期など、急速に体が変化する時期によく見られる。単なる疲れと思って自己判断せず、適切な治療を行うことが大切だ。

自律神経失調症の治療には、自律訓練法がよく使われる。ドイツの精神科医のシュルツによって創始された自己催眠法で、体から心へ働きかけて心身の緊張を取り除いていくリラクゼーション法だ。

１９５０年代から日本でも導入され、現在では日本の心身医療機関の9割が導入しているほど、臨床心理の現場では一般的である。一度マスターすれば、どこでも行うことができるのが大きなメリットだ。精神を安定させたいときにも効果的なので、トライしてみるといいだろう。

ほかにも、自律神経の乱れに効くのがビタ

自律訓練法のやり方

- 右腕がとても重い
- 右腕がとても温かい
- 心臓が静かに鼓動している
- 呼吸がとても楽にできている
- 胃腸のあたりが温かく感じる
- 額が涼しく感じる

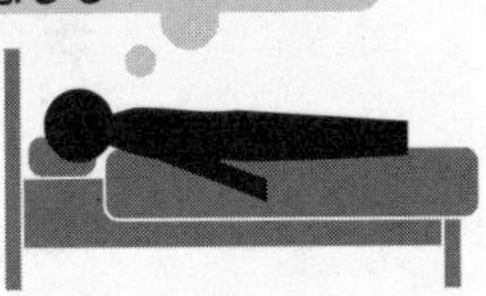

座るか横になり、腹式呼吸をしながら目を閉じ、繰り返しイメージをする。

ミンB_{12}の摂取。神経細胞内の核酸やタンパク質、脂質の合成を助け、精神面のバランスを安定させたり、集中力や記憶力をアップするのに役立つが、欠乏するとイライラがつのるなど神経過敏になり、突然ふさぎ込んだりするようになる。末梢《まっしょう》神経系にも影響を与えることがある。

メンタルヘルスMEMO

ビタミンB_{12}を多く含む食材を覚えておこう

ビタミンB_{12}は野菜には含まれていない。含有食品にはアサリやシジミ、カキ、レバー、イワシ、卵、チーズ、のりなどがある。アルコール摂取量の多い人やピルを飲んでいる人は作用が弱くなるのでサプリメントで積極的に摂りたい。

体を守ってくれる免疫の力は自律神経によって左右される！

キーワード 自律神経

交感神経と副交感神経のスムーズな切り替えが重要

自律神経は体中にある末梢《まっしょう》神経の一種で、呼吸、心拍数、血圧など人間に関わる活動をコントロールしている。緊張したり興奮したときなど活動時に活発になる交感神経、リラックス時や睡眠時などに活発になる副交感神経の2種類がある。2つの自律神経はバランスを取りながら働き、起床から日中は交感神経が高まり、午後から夕方にかけて副交感神経が高まるのが理想。

自律神経と腸の働きは密接に関係しており、副交感神経が高まると腸の動きが活発になり、交感神経が高まると腸の運動が停滞してしまうので、腸が安定して働くためには交感神経と副交感神経がバランスよく整っていることが重要なのだ。

特に大事なのが、起床後に副交感神経が優位から交感神経が優位になり、日が暮れると

自律神経と身体の反応

交感神経優位 ▼ 緊張状態	⟷	副交感神経優位 ▼ リラックス状態
上がる	血圧	下がる
収縮	血管	拡張
停滞	血流	スムーズ
多い	顆粒球	少ない
少ない	リンパ球	多い

ともに副交感神経に切り替わること。起きて朝日を浴びる、食事をする、運動をするなど目が覚めてから寝るまで1日の活動は2つの自律神経のバランスを無意識に取りながら生活している。このバランスが崩れると心身ともに変調をきたしはじめるのが、いわゆる「自律神経失調症」だ。頭痛、耳鳴り、めまい、多汗、不眠、呼吸困難、動悸《どうき》、不整脈……など自律神経失調症になるとさまざまな症状があらわれるので、こういった症状が出る前に本書を参考に自律神経を整えておこう。

自律神経を整えるには食事や運動、日常生活のありとあらゆるシーンに直結しているので各章を参考に、285ページからの心の整え方＝マインドフルネスも重要視したい。「病は気から」のことわざどおり、気持ち次第で免疫力もアップダウンする。

自律神経と腸内環境を整えることで免疫力とメンタルバランスがアップする！

キーワード
副交感神経を活発にすれば腸内環境が改善

免疫力・腸内環境・自律神経 3つのバランスで血流アップ

免疫力と自律神経と腸内環境は深く関わっている。身体はもちろんのこと、メンタルを良好な状態に保つためにも、この3つのバランスが取れていることが大切なのである。自律神経が乱れてしまうと、腸の動きが鈍くなってしまう。そうすると、消化吸収と排泄に支障をきたし、栄養をしっかりと摂れなくなってしまうのである。栄養が摂れないということは、血液の質が悪くなり腸内の老廃物も滞ってしまい、有害物質も発生する。質が悪くなった血液はどろどろになって血行不良になり、冷え、むくみ、肌荒れ、疲労などが表れ、免疫力も低下していくのである。便秘や下痢といった腸の不調や、疲労、不眠、イライラなどがある場合には、免疫力、自律神経、腸内環境のバランスが崩れている恐れがある。そんなときには自分の生活を見直して

トライアングルのバランスが健康を作る!

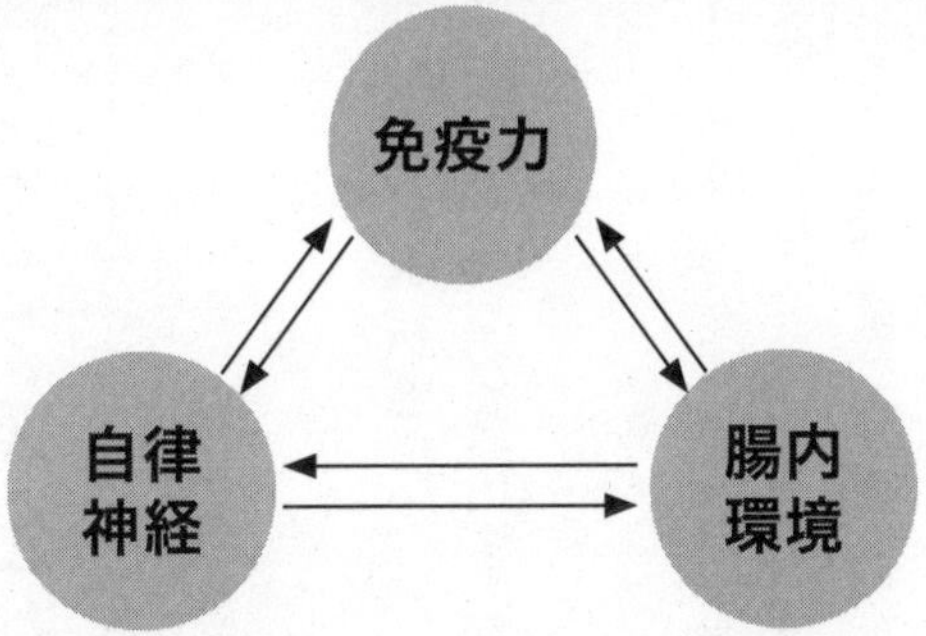

3つの要素がバランスよく作用し合い、
全身の血流をよくすることが健康につながる。

みよう。睡眠不足、偏った食事、過剰なストレスなどが思い当たるならまずは改善。規則正しい生活をしてリラックスを心がければ自律神経が司どる副交感神経が活発になる。副交感神経が活発になると、腸の動きがよくなって栄養をしっかり吸収することができるのだ。それによって免疫力もアップするのである。

メンタルヘルスMEMO

交感神経と副交感神経 2つのバランスが重要

ストレスや緊張が続くと交感神経が過剰になり、イライラや不眠、風邪をひきやすくなるなどの症状が。逆に、のんびりしすぎると副交感神経が過剰になり、アレルギーや胃腸不良、疲労感、無気力といった症状が表れる。2つのバランスを取ることが大切だ。

副交感神経を刺激する腹式呼吸がリラックスをもたらし免疫力をアップする

キーワード
腹式呼吸と副交感神経の関係

胸式呼吸は緊張状態 腹式呼吸はリラックスに多い

誰もが休むことなく無意識に行っている呼吸。その方法次第で免疫力を高めることができるのだとしたら、活かさない手はない。

呼吸に胸式呼吸と腹式呼吸があることはご存じだと思う。同じ息の出し入れでも、胸式呼吸は交感神経を刺激し、腹式呼吸は副交感神経を刺激する。そのため無意識の場合、仕事や家事をしているときは胸式呼吸に、リラックスして寝ているときなどは副交感神経を刺激する腹式呼吸になりやすい。つまり、免疫力アップのためには、リラックスのカギとなる腹式呼吸がいいというわけだ。

また、免疫細胞の一種である「NK（ナチュラルキラー）細胞」は腹部のリンパ液の中に多く含まれる。腹式呼吸によりNK細胞が全身にめぐることも免疫力アップにつながる。

正しい腹式呼吸の仕方

1 背筋を伸ばす

背筋を伸ばして立つ。座ったままでもよい。

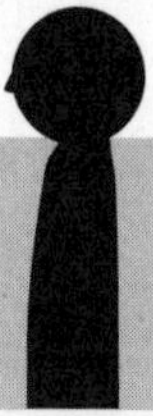

2 息を吐き切る

口からゆっくりと息を吐き、お腹をゆっくりとへこませながら息を吐き切る。お腹の中の空気を抜くイメージで吐く。

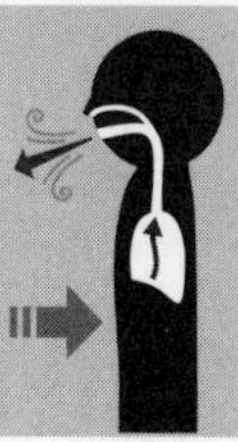

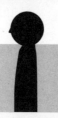

3 鼻から息を吸う

息を吐き切ったら口を閉じ、鼻からゆっくりと息を吸い込みながらお腹もゆっくりとふくらませる。お腹の中に空気をゆっくりふくらませるイメージで吸う。

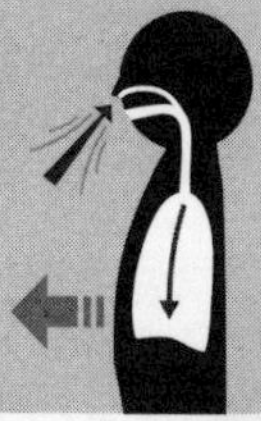

4 息を一瞬止める

息を吸い切ったら、一瞬息を止める。また②に戻り、同様に数回行う。1日5回くらいが目安。

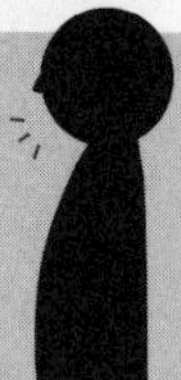

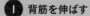

体温が下がると免疫力も低下する
生活習慣の見直しでぽかぽか生活を実現

キーワード 体温は36・5〜37℃

体温36・5〜37・0℃でもっとも働き
1℃下がるごとに免疫力は低下する

免疫力と体温には密接な関係があるということをご存じだろうか？　人間の体は36・5℃から37℃の体温でもっともよく働くような仕組みを持ち、体温が１℃下がるごとに免疫力は約30％、基礎代謝は約12％下がることがわかっている。体温が下がると免疫細胞である白血球の活動が鈍るため免疫力が低下。同時に消化・吸収・代謝を促す酵素の働きも滞り基礎代謝が低下してしまうのだ。

体温低下を招く原因としては過度のストレス、筋肉量の低下、体を冷やす生活習慣などがあげられる。過度なストレスは自律神経のバランスを崩し、血流を悪化させ、低体温を引き起こす。また、体温の40％を生み出すのが筋肉であることから、運動不足も免疫力の低下の一因に。在宅勤務などによるストレスや生活習慣の乱れ、運動不足には特に注意し

1日の体温のリズム

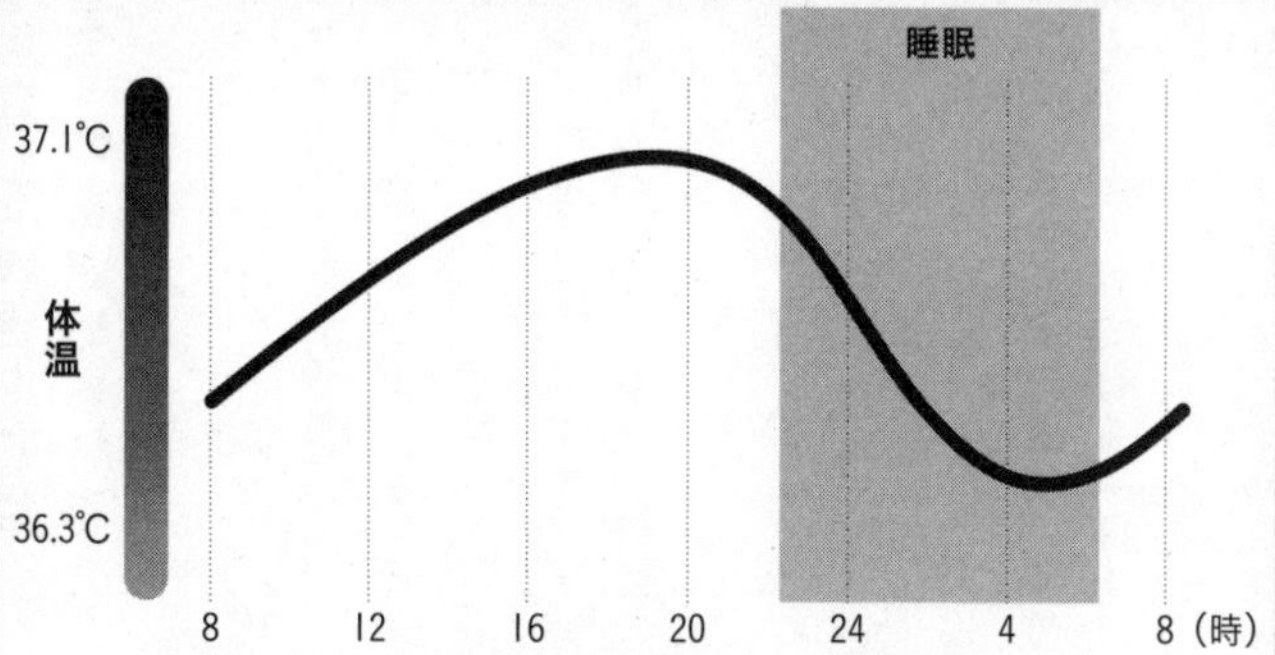

寝ているときは低く、活動するにつれて高くなり、夕方から夜にピークに達する。

たい。さらに、体を温める食材を積極的に摂る、腹八分目を心がけ、食事と食事の間隔を空けるといった食生活の工夫も必要だ。

体温は起床時が一番低く、夕方がもっとも高いといわれるため、自分の平均体温を知るためには、起床時、午前中、午後、夜と1日4回計測し、その平均値を出すとよい。

メンタルヘルスMEMO

腹八分目を目指し 血糖値スパイクを予防

腹八分目を心がけ、食事の間隔を空けることは、食後、短時間の間に血糖値が急上昇する「血糖値スパイク」の予防にもつながる。血糖値スパイクは血管にダメージを与え、動脈硬化やがん、心筋梗塞といった生活習慣病を引き起こすこともある。

「3つの首」を保温すれば効率よく体を温められる

寒い季節はどうしても体が冷えてしまい、体温が下がりがち。体が冷えることで血管が収縮し、血流が悪くなることが原因と考えられるが、特に「首」、「手首」、「足首」の3つの首には太い血管が通っているため、ここが冷えると血流が滞り、全身の冷えにつながってしまう。さらに、3つの首まわりはほかの部分に比べて皮膚と血管が近いため寒さを感じやすく、体感温度もぐんと下がってしまうのだ。

「3つの首」の血管のなかでも首を走る動脈は特に太いことから、首を保温すれば温められた大量の血液が全身をかけめぐり冷えを防ぐ。外出の際にはマフラーを着用するなどして、首を冷やさないようにすることがおすすめ。同様に手首と足首もガードすることが理想である。手首は手袋をするなどして袖との間に隙間を作らない。足首はストッキングや長めの靴下、レッグウォーマーなどで念入りに保温するようにしたい。冬場の素足は特に厳禁だ。

冷え対策と聞くと、どうしても冬に行うものと思いがちだが、実は暑い夏にも必要なこともある。冷房の効いた部屋に長時間いる人は特に注意が必要だ。冷房の効いた室内と屋外の温度差が5℃以上になると、「冷房病」を起こしやすくなるからだ。体の冷えは体温を調節する自律神経の乱れにつながり、免疫力の低下を引き起こしかねない。冷房対策として、脱ぎ着のしやすい上着や、ひざ掛けなどを用意して、こまめな体温調節を心がけた

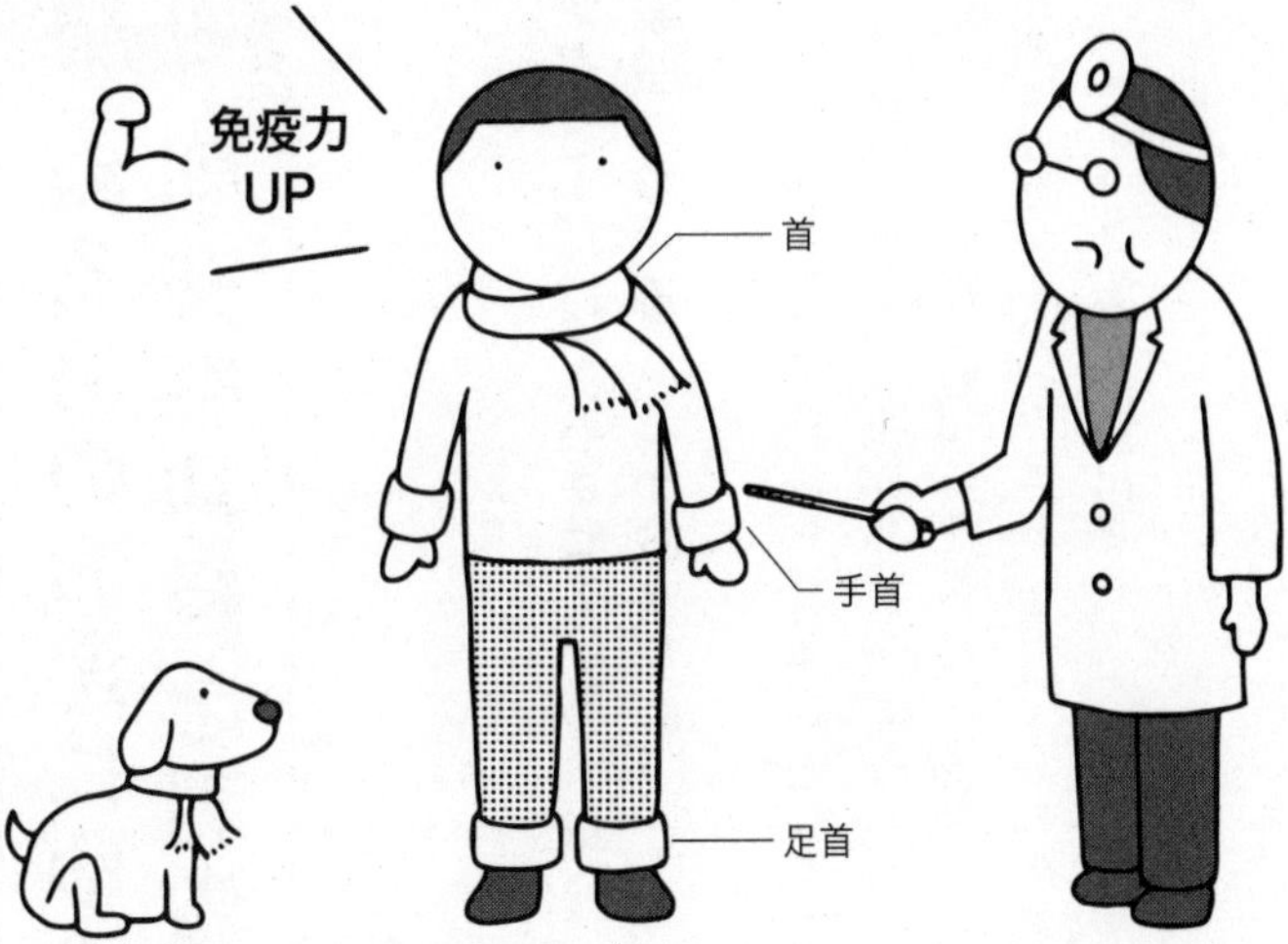

い。

また、長時間同じ姿勢で座っているとどうしても血流が悪くなってしまうので、デスクワークの人は、できれば30分に1回は立ち上がりストレッチをしたり、その場で足踏みをしたりして体を動かし、体の中から温めることを心がけよう。

メンタルヘルスMEMO

冷え防止に役立つ 座ったままストレッチ

座ったままでもできる簡単ストレッチにかかとの上げ下げ運動がある。両方のかかととつま先を交互に10回程度上げ下げするだけ。また、つま先を上に向けたままひざを伸ばしてあげる運動も効果的。仕事の合間などにこまめに動かし、血行を促進させよう。

ぬるめのお湯にゆっくりつかる全身浴で副交感神経を刺激し免疫力アップを！

キーワード
体温＋４℃に10分間

シャワーだけで済ませている人は湯船につかることがおすすめ！

すぐに体を温めたい場合に効果的なのが入浴である。温かいお湯が体の芯《しん》から温めてくれるので、免疫細胞が活性化し、免疫力がぐんとアップするのだ。さらにたっぷりと汗をかくことで老廃物が排出され、デトックス効果も期待できる。

入浴の効果をより高めるためには、気持ちいいと感じるぐらいのお湯に約10分間入ることが望ましい。新潟大学名誉教授の安保徹氏は、理想的なお湯の温度を「体温＋４℃」と定義している。つまり人間の体温は36℃台なので、40℃前後を目安に設定すればいいことになる。少しぬるめに感じるぐらいのほうが副交感神経は刺激されるようだ。一方、42℃以上の熱いお湯に長時間つかると、交感神経が刺激され血圧が上昇。血管が緊張状態に陥り血流が滞ってしまうため、温かさが全身に

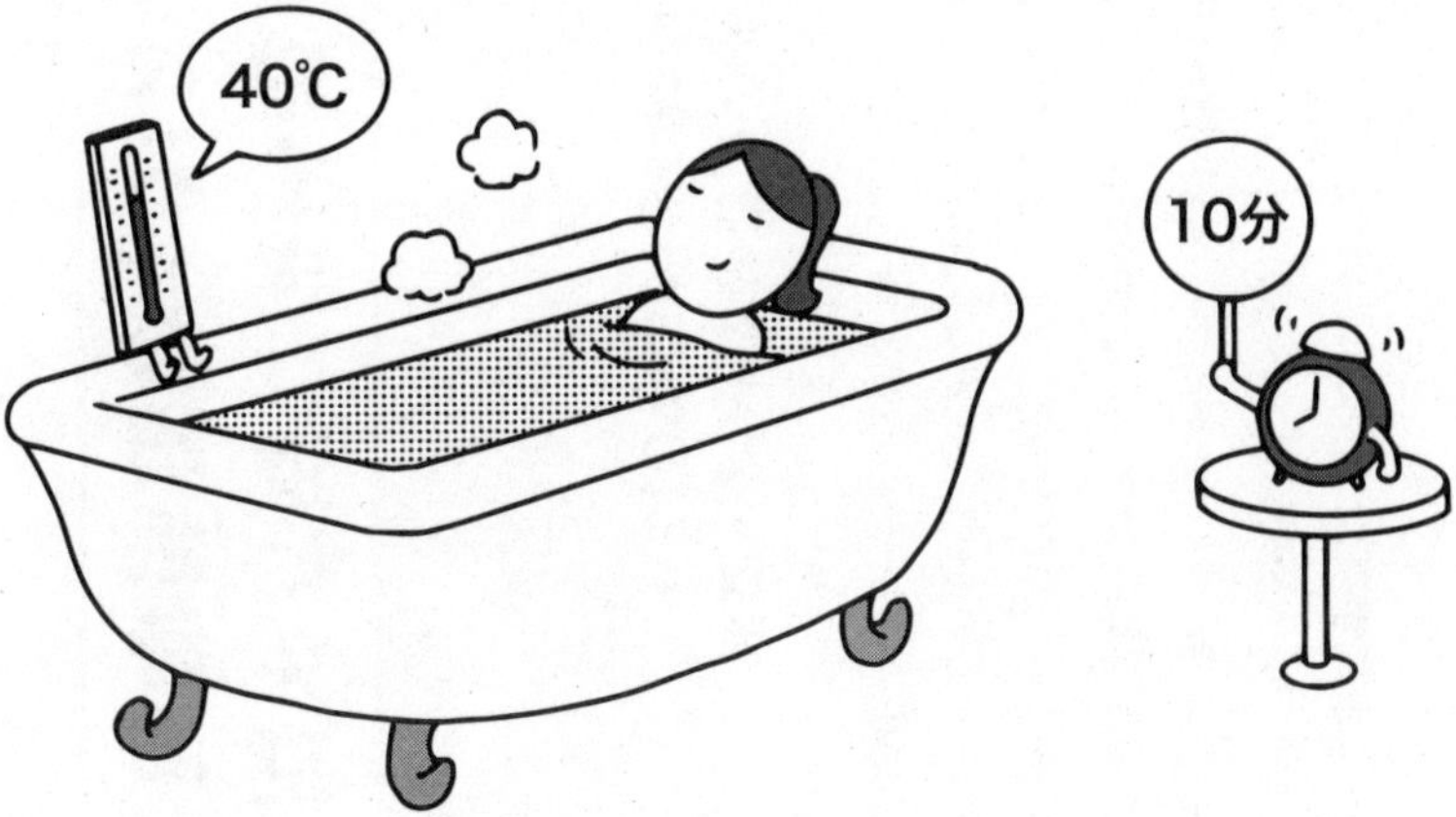

行き渡らなくなってしまう。体を温めるつもりが逆に冷やしてしまったという結果にもなりかねない。とはいえ、これらの温度はあくまでも目安なので、熱すぎない範囲で、気持ちいいと感じることができれば問題はない。また、のぼせそうになったら10分以内でも無理せずあがること。

メンタルヘルスMEMO

半身浴で体を温めのんびりリラックス

余裕があるときに試したいのが半身浴だ。38℃くらいのお湯に30分～1時間、本を読んだり音楽を聴いたりしながらゆっくりつかれば全身浴以上に汗をかきリラックス効果も高い。上半身の冷え防止のため肩にタオルをかけ、水分補給も忘れずに。

ベストな睡眠時間が自律神経を整え寝すぎは逆に免疫力を低下させてしまう

キーワード 7〜9時間睡眠、寝だめは厳禁

睡眠不足はもちろんのこと寝すぎも自律神経を乱す原因

日中は活動し、夜は眠くなるという1日のサイクルは自律神経の働きによるもの。自律神経には緊張モードの「交感神経」と、休息モードの「副交感神経」があり、昼間は交感神経が活動を支え、夜になると副交感神経が優位になるため緊張がほぐれ眠気が起こる、これが自然な睡眠リズムだ。自律神経のバランスを整え、免疫力をあげるためにベストな睡眠時間は、個人差はあるものの7〜9時間といわれている。その上で、日付が変わる前に就寝するのがベストな方法。日付が変わる前に寝ると、ウイルスや細菌に働くリンパ球が増加し、免疫力があがることが明らかになっている。また、細胞を活性化する成長ホルモンは深夜2時ごろに分泌のピークを迎えるといわれるため、そのタイミングでノンレム睡眠に入れるようにすればより効果的。

睡眠時間と自律神経の関係

6時間以下

交感神経の緊張状態が続き、免疫力が下がる

7〜9時間以下

自律神経のバランスが整い、免疫力があがる

9時間以上

副交感神経が働きすぎて活気が出ず、免疫力が下がる

睡眠時間が短くなるほど、交感神経の緊張が続き免疫力が下がってしまう。ならば、たくさん寝ればそれだけ免疫力がアップするかといえば、決してそうではない。寝すぎるとだるく感じるように長時間の睡眠は、副交感神経が優位になりすぎ、免疫力がダウンする。寝だめはむしろ逆効果なのだ。

メンタルヘルスMEMO

季節に合わせて起床時間を変えてみる

日の出とともに起きて、日の入りとともに就寝するのは理想だが、現代人には難しい。そこで、日の出の早い夏は１時間くらい早く起床し、冬は１時間ほど遅くする、就寝時間も同様に１時間ずつずらすなどして季節に合わせてリズムを変えるのがおすすめ。

自律神経はコントロール可能！ゆっくり吐くことで自然な眠りを実現

キーワード
快眠呼吸

不眠や高血圧、糖尿病など体質改善につながる呼吸法

自律神経は自分でコントロールできないものとされてきたが、昨今になって呼吸法によってコントロールできることがわかってきた。これを取り入れたのが「快眠呼吸」で、体質改善により不眠症や高血圧、糖尿病などさまざまな病気に改善が見られるそうだ。

人間は息を吸うときは交感神経、吐くときは副交感神経が働いている。病気の多くは交感神経が過剰になって引き起こされ、副交感神経は寝ているときやリラックスしているときに活発化し「休息の神経」と呼ばれる。つまり、副交感神経を働かせれば、体の不調も改善できるのが「快眠呼吸」の理屈なのだ。

まずへその下3〜10㎝程度のところにある「丹田」を意識しながら静かにゆっくり息を吐く。限界と思えるところまで吐き切ったら、今度は息を「スッ」と吸う。寝ながらやって

不眠に効く「快眠呼吸」

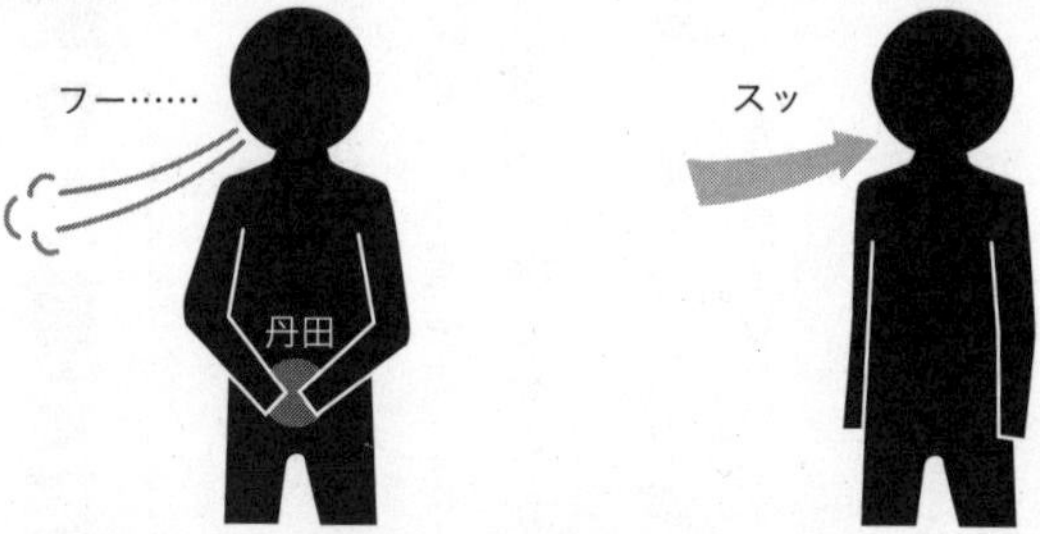

1 へその下にある丹田を意識しながら、静かにできるだけゆっくり息を吐く。

2 限界まで息を吐き切ったら、息をスッと吸う。

も立ったままやっても、どちらでも問題はない。不眠が気になる場合は布団の上で入眠準備としてするといいだろう。

これを、1日1時間を目安に毎日続ける。5〜6回に分けて空いた時間に10分程度やってもいいし、30分を朝晩やる、といったものでもいいだろう。

メンタルヘルスMEMO

これで眠れる！ 呼吸するだけの「4-7-8呼吸法」

アリゾナ大学医学部のアンドルー・ワイル教授が考案した「4-7-8 呼吸法」は、口を閉じて、4つ数えながら鼻から息を吸い、7つ数えながら息を止め、8つ数えながら口から息を吐き切る。眠れると大きな話題に。

首に合わない枕が自律神経を乱す!? 疲れた首を正しく休ませよう

キーワード
自分の首に合った枕

合わない枕で圧迫されると 肩こりや頭痛、吐き気や不眠も

枕の役割は、疲れた首を休ませることである。しかし、合わない枕を使っていると休ませるどころか、どんどん健康に害を与える一方などということになりかねない。首には重要な神経が集中しているので、障害が起きやすいのだ。

なかでも影響を強く受けるのが自律神経で、合わない枕で圧迫されていると交感神経が活性化されてしまう。それによって動脈が収縮して血行不良に陥り、肩こりや頭痛、めまい、吐き気、不眠などの症状を引き起こす。慢性的な睡眠障害に悩む人の場合、枕を替えることで解決することも多い。それほどまでに枕は眠りの質を左右するのだ。

枕を選ぶ際は、後頭部を安定させ、首に負担をかけない高さのものを選びたい。後頭部を安定させるには真ん中にくぼみがあるもの

自分の首に合った理想の枕とは？

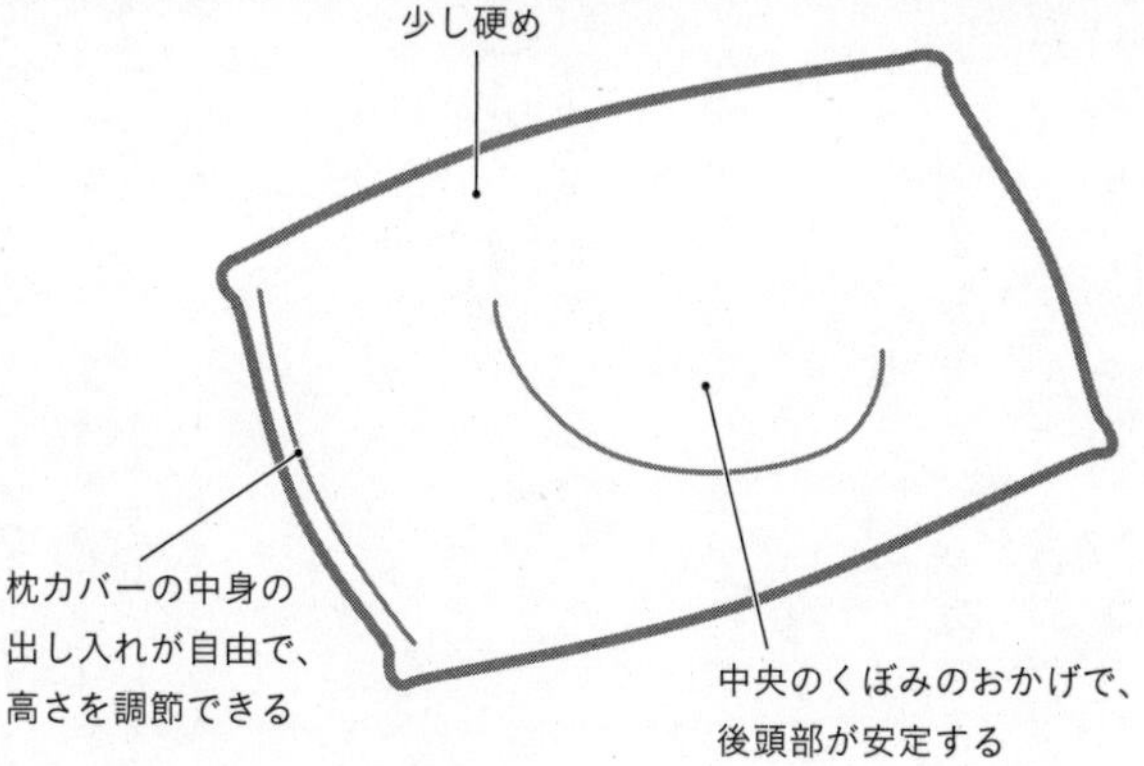
少し硬め
枕カバーの中身の出し入れが自由で、高さを調節できる
中央のくぼみのおかげで、後頭部が安定する

がいいだろう。楽だと感じる高さよりも、少し低めのものを選ぶのが基本だ。好みの高さに調整できるタイプの枕もあるので、いろいろと負担の度合いを試してみるといいだろう。40代以降なら、好みよりも少し硬いタイプのものが向いている。また、寝返りを打っても外れない程度の大きさを選ぶといいだろう。

メンタルヘルスMEMO

日本人は弥生時代から枕を使っていた!? 意外に古い枕のルーツ

2000年、福井県清水町の甑谷在《こしきだにあい》田《だ》遺跡で、日本最古の枕と思われる木片が見つかった。といってもそれは棺の中で、死者のためのものだった。実際に生活のなかでも使われていたかどうかは、はっきりとわかってはいない。

自律神経失調症やうつ病も改善しやすい！心身ともに健康になる早起きの効果

キーワード 早起き習慣

無理せず少しずつ起床時間を早めていこう

早寝早起きをするのは体にいいと子どもの頃から言われていても、ついつい遅くまで飲み歩いてしまったり、仕事で遅くなったりして夜更かししがちなのが現代人である。しかし、夜遅くまで起きていると交感神経ばかりが活性化して副交感神経がうまく働かず、自律神経のバランスを崩してしまう。これが自律神経失調症や不眠症、うつ、胃腸障害などさまざまな病気を引き起こすのだ。まさに「万病のもと」である夜更かし。健康を取り戻すにはやはり、早起きをしたいものだ。副交感神経から交感神経に切り替わるのは朝5時頃なので、この時間に起きるのがベストだ。

といっても、普段8時に起きている人がいきなり5時に起きようと思ってもなかなかハードルが高いものだ。いきなり挫折しては、せっかくの健康への意識もムダになる。無理

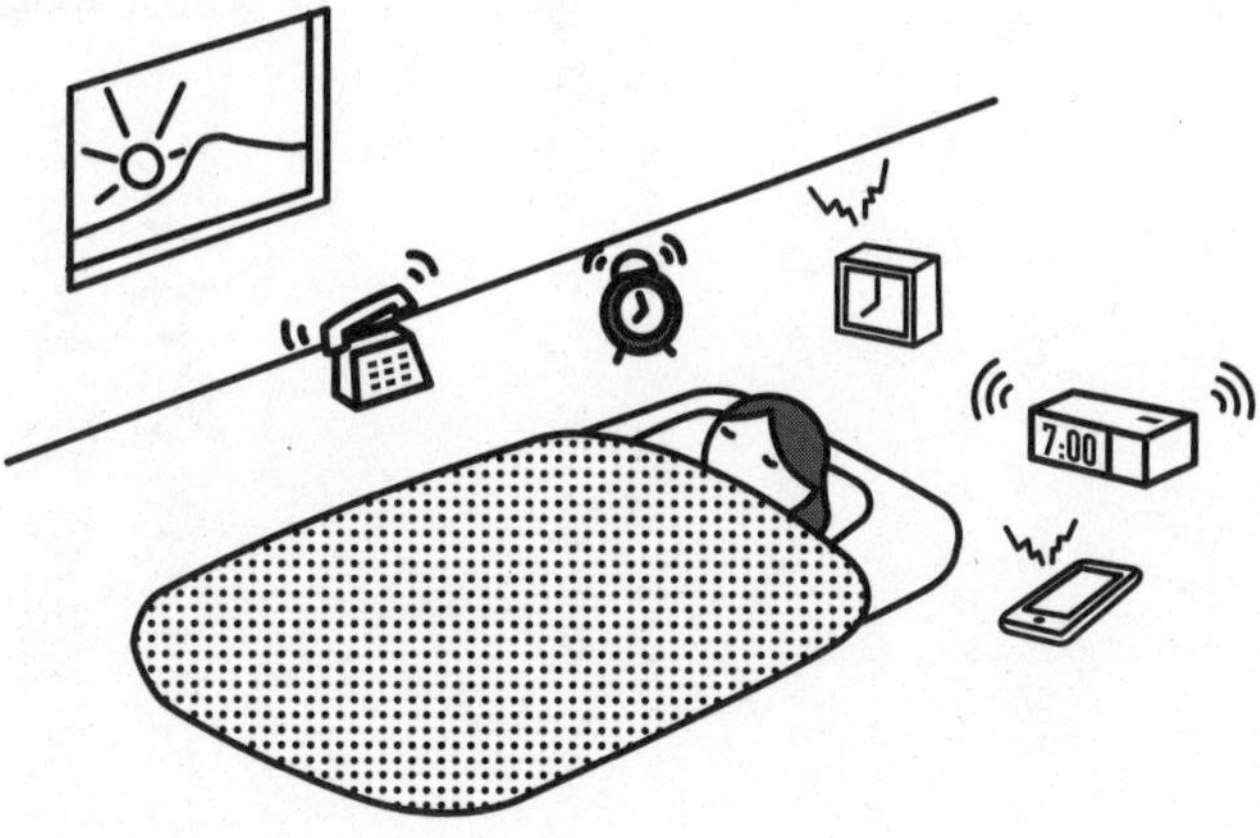

なく早起き生活にシフトしていくためには、現在の起床時間をまずは30分早めてみよう。これが続けられたら、また30分早める。これを繰り返して5時に近づけていくのだ。これも無理なら週1回の早起きでもいい。「できた」という感覚をつかみながら、少しずつ生活を変えていこう。

メンタルヘルスMEMO

「朝型人間」とか「夜型人間」って本当にいるの？

睡眠や覚醒は体温の変化に関係がある。体温があがれば目覚め、下がれば眠くなる。夜型の人の場合、朝型の人とくらべて体温上昇や低下のタイミングが数時間遅い傾向がある。結果として早く寝ようとしても寝つけないのだ。

自律神経を整えて体温調節！ いつでもどこでもできる「舌まるめ呼吸」

キーワード

舌まるめ呼吸

腹式呼吸で気（プラーナ）を取り込んで悩みを解消しよう

ヨガをして呼吸を意識するようになると「疲れが取れた」「体が軽くなったような気がする」と言う人は多い。継続することで精神的ストレスがなくなった、血圧が改善したと感じる人も多いようだ。

こうした変化は、ヨガの呼吸法によるものと考えられる。ヨガでは息を吐くときに体内の余分なエネルギーを排出し、吸うときに酸素とプラーナ（宇宙にある生命の気）を取り込むと考える。これはいわゆる腹式呼吸で、リラックスするときに優位になる副交感神経に働きかけることができる。すると筋肉の緊張がほぐれ、血管が広がって血液の流れがスムーズになり、栄養素や酵素が全身に十分行き渡るようになるため、冷えやむくみ、肩こりなどが解消できるのだ。

「舌まるめ呼吸」はそうしたヨガの呼吸法の

舌をまるめる方法

舌をまるめるようにして、舌先を1cmほど出す。
舌の間からお腹にためるように息を吸う。

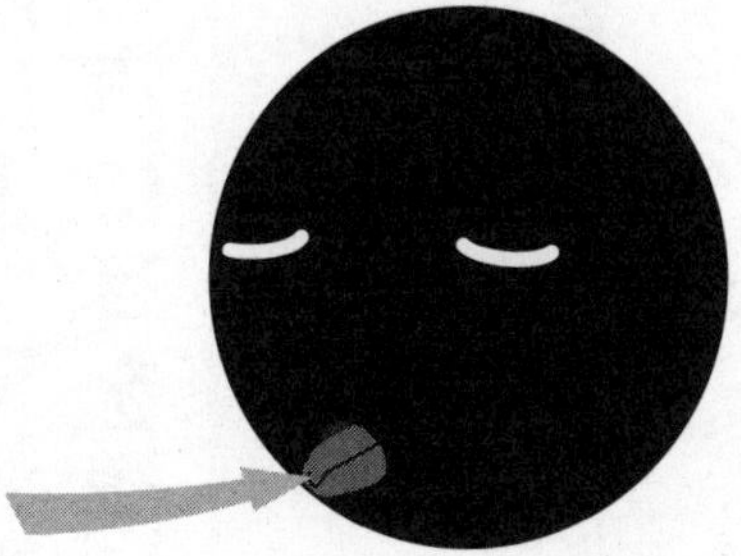

舌をまるめるのが苦手な人は、口を「イー」の発音の形にし、舌は下の歯につける。軽く噛み合わせた歯の間から同様に呼吸をする。

ひとつ。姿勢を正して胸を開くと内臓の圧迫が取れ、横隔膜が動きやすくなる。また吐く息を吸う息よりも長く取ることで、気持ちを安定させるホルモンが分泌される。自律神経を整え、免疫力低下にも改善が見られる呼吸法である。体の不調や精神的なイライラを感じるときにやってみるといいだろう。

メンタルヘルスMEMO

呼吸で体内に取り込む「プラーナ」って何？

プラーナはヨガでは「生命エネルギーの源」といわれている。呼吸法という意味の「プラーナヤーマ」は呼吸を操る練習のこと。ただ、酸素や空気のことではない。目には見えない「生命エネルギー」と考えるといいだろう。

気圧によって体調や気分は変化する 体の声に耳を傾け、無理はしないこと！

キーワード

低気圧、季節の変化

天気は自律神経の働きを左右する 湿気による低気圧と副交感神経の関係

「雨の日は気分が沈む」「くもりの日はなんとなくだるい」といった経験を持つ人も多いだろう。実は天気と体調は密接な関係がある。なぜなら、天気は免疫機能をキープさせるために重要な自律神経の働きを左右することがあるからだ。そのカギをにぎるのが「気圧」だ。湿気が多い日は気圧が低く、湿気が少ない日は気圧が高い。そして、体調不良が起こりやすいのは湿気が多く気圧の低い日だ。

なぜ湿気が多いと体調を崩しやすくなるのか。湿気が多い日は酸素が少なくなるため、副交感神経が優位に働き落ち込みやすくなる。副交感神経は気持ちをリラックスさせる働きがあるが、やる気モードの交感神経が働くべき日中に副交感神経が優位になると、やる気が起きなくなってしまう。休んでいる体を無理に動かそうとすると体力を消耗してしまい、

気圧の変化による体調不良の仕組み

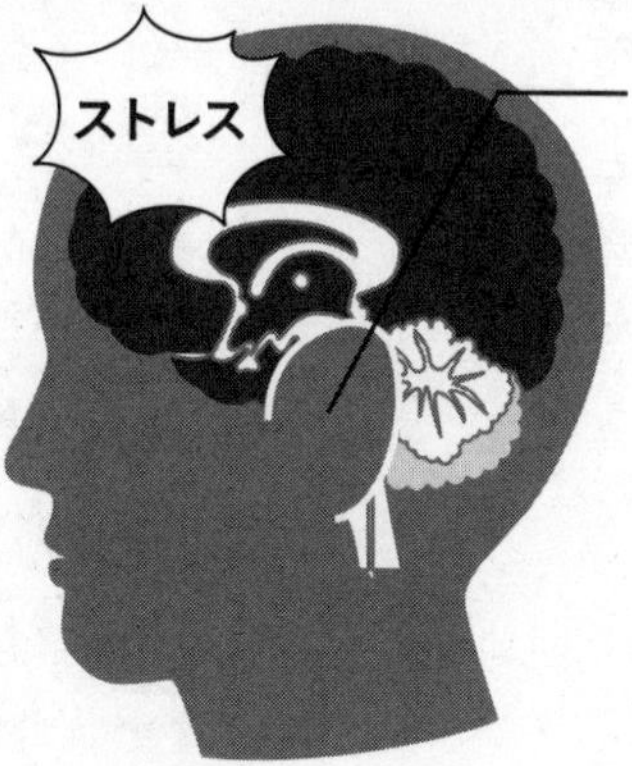

気圧が変化すると耳の中にある
“気圧センサー”が
「体調が悪い」と感知

▼

脳が混乱状態になり、
交感神経が活発に働く

▼

内耳の血流が低下→めまい

▼

痛みの神経を刺激→偏頭痛、関節痛

だるさを感じるというわけだ。一方、湿気が少なくカラッとしている日は大気中の酸素も増えるため、体に取り込まれる量も多くなり交感神経が働きやすくなる。つまり、やる気もわいてくるということ。カラッとした陽気が気持ちいいのはそのためだ。

四季のはっきりしている日本では、季節によって気圧も大きく変化する。それぞれの季節の傾向を知っておくと安心だ。まず、春は高い気圧が徐々に低くなる季節。副交感神経が優位になるにつれてアレルギーの症状などが表れやすくなる。夏は気圧が低い日が多いため体調を崩しやすい。秋になれば気圧は徐々にあがり、冬は気圧が高く交感神経が働きはじめる。ただし、寒さで免疫力が低下することもあるので注意だ。季節の変わり目は気圧も変化するため体調管理に気をつけたい。

mental ni
iikoto
chou taizen

なぜ女性ばかりが自律神経失調症にかかるのか？

キーワード
自律神経失調症

ホルモン分泌の複雑さが自律神経の失調を招く

自律神経失調症は性別で見ると、圧倒的に女性のほうが多い。これは男女でホルモン分泌リズムが大きく異なるからである。男性は思春期に性ホルモンの分泌が高まり、初老期まで安定してホルモンが分泌される。一方、女性は初潮の頃に分泌がはじまり、毎月の生理のたびにホルモンバランスが変化する。また妊娠や分娩、授乳、そして閉経と、一生の間に波がある。変化が多ければバランスが崩れる機会も多くなり、自律神経失調症が引き起こされるのだ。特に性ホルモンの分泌が低下する更年期には、更年期障害が表れやすくなる。症状は全身的・精神的症状、また末《まっ》梢《しょう》自律神経失調症状の2種類に大別される。

ただ、実際にはホルモンの変調だけでなく、性格や気候、ストレス、体質などの影響も多い。ストレスに関して言えば、ストレスを感

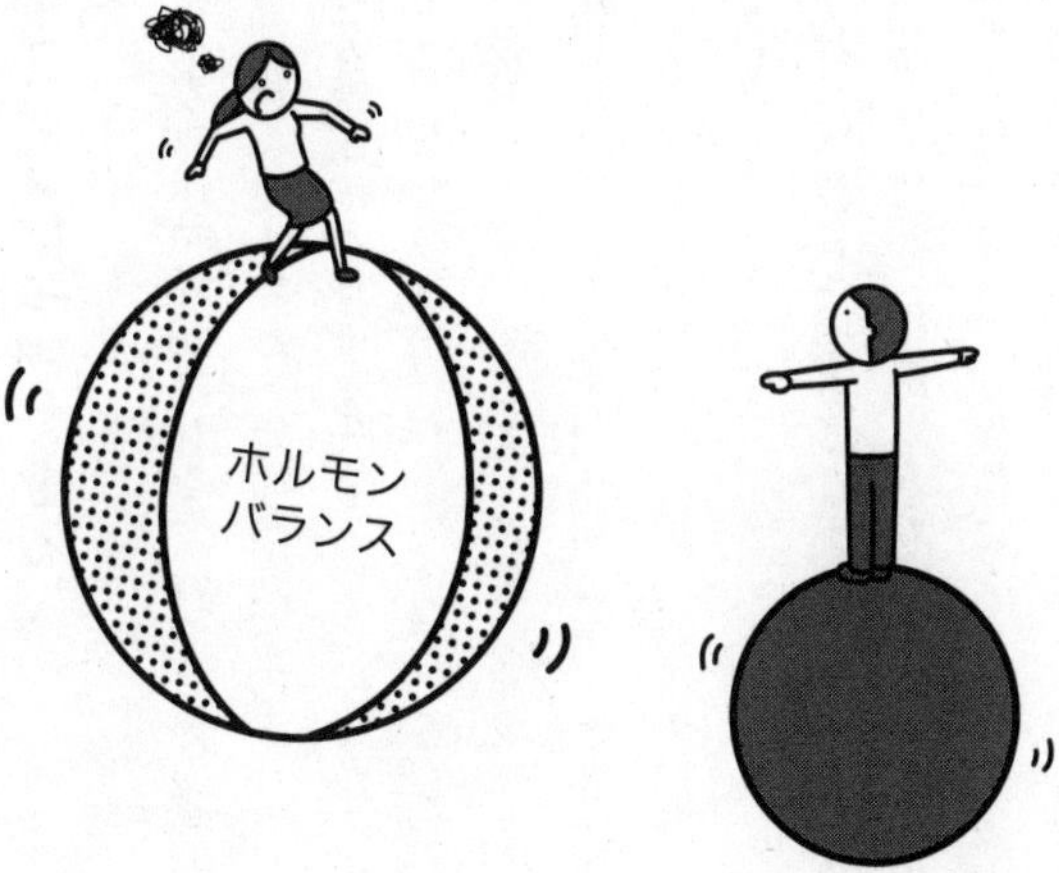

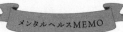

じると自律神経中枢とホルモン中枢は協力し合って防衛態勢を取り、ストレスに立ち向かうため、ここでバランスが崩れると一気に自律神経にも影響が及ぶというわけだ。そのため、女性ホルモンの変調で起こる自律神経失調症を「女性ホルモン変調症状」と区別して呼ぶこともある。

メンタルヘルスMEMO

更年期障害は自律神経失調症の仲間である

自律神経失調症は女性に多く、しかも女性のほうが治療の難易度も高い。冬よりも夏、そして季節の変わり目に発生しやすい。気候が不順だと自律神経も失調しやすいのだ。更年期障害も自律神経失調症のひとつである。

自律神経失調症が起こりやすいタイミングは予測できる

女性の自律神経が乱れやすいのは分娩後や生理前後、更年期と一定の傾向がある。たとえば分娩後はホルモン分泌の変化のほか、出産を果たした虚脱感、育児にまつわる心労などの影響も多い。同じように習慣性流産や中絶が自律神経失調症を引き起こすこともあるが、この場合は罪悪感、心理的な傷の影響も大きいと考えられる。

生理の前後にさまざまな不定愁訴が表れる「月経前症候群」に悩む人も多い。生理前の黄体期には交感神経が優位になり、生理後の卵胞期は副交感神経が優位となるが、このホルモンバランスが崩れると自律神経も一気に影響を受けるのだ。

自律神経失調症のうち、もっとも多いのが更年期障害だろう。40代後半~50代にかけての女性は卵巣機能が低下し、卵巣から分泌される女性ホルモンも低下する一方、下垂体から分泌される性腺刺激ホルモンは急激に上昇するなどホルモン分泌の様相が大きく変わる。これが自律神経中枢に影響し、自律神経失調症を引き起こすのだ。

ただし、ホルモンバランスだけが影響するわけではない。性格や体質なども大きく影響する。クヨクヨと思い悩むなどストレスを発散するのが苦手な人、心配症で取り越し苦労が多い人、健康状態に過敏すぎる人などだ。この年代は子どもや夫婦関係、仕事などで深刻な悩みを抱える人も少なくないが、友人たちと楽しい時間を持ったり、スポーツをしたりとストレス発散を心がけるといいだろう。

自律神経失調症はこうして起こる

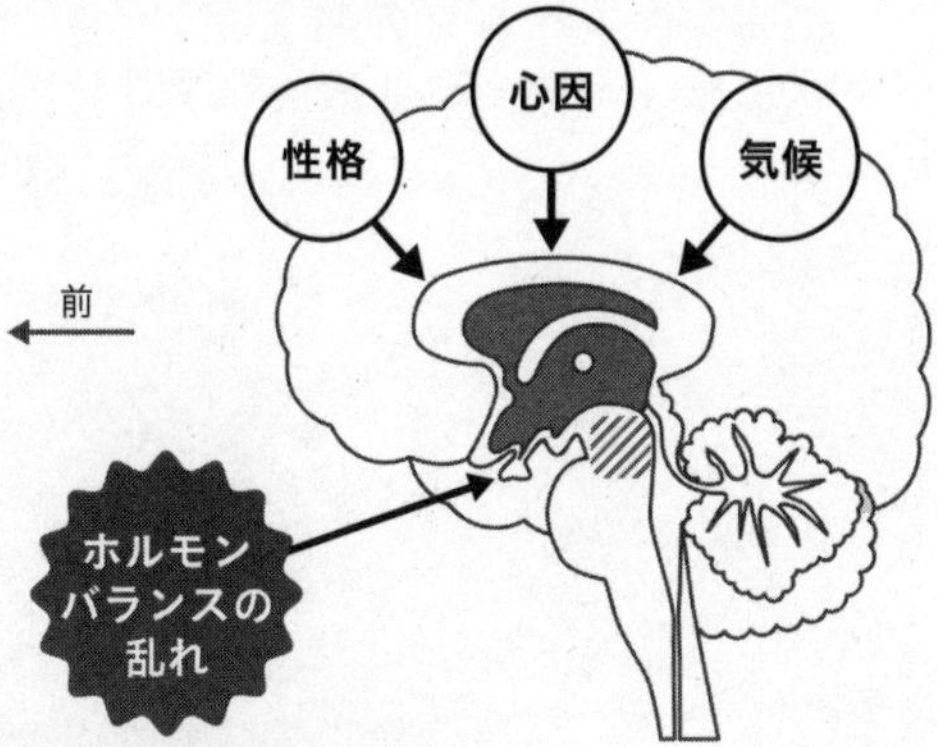

精神的・全身的症状

- 精神的症状 —— イライラ、不安感、何もやる気がしない、憂うつ
- 全身的症状 —— 疲れやすい、不眠、食欲不振

末梢自律神経失調症状

- 目 —— 目の疲れ、眼痛
- のど —— のどが詰まる、咽頭部不快感
- 筋・神経 —— 頭痛、頸部痛、肩こり、胸痛、背部痛、四肢痛
- 心臓・血管 —— 動悸《どうき》、胸部圧迫感、めまい、たちくらみ、しびれ、のぼせ、冷え
- 気管支・肺 —— 息苦しい
- 胃・腸・胆嚢 —— 吐き気、胃部不快感、胃痛、便秘、下痢、胆嚢痛
- 膀胱 —— 尿が近い、排尿時不快感

メンタルヘルスの名言

垣根は
相手が作っているのではなく、
自分が作っている。

哲学者

アリストテレス

第３章

ストレスの原因は仕事にあった!?

効率がアップする！
職場のストレス対処法

モラハラ・パワハラの上司、気を遣う同僚、
空気を読めない部下、ムチャぶりをする取引先……
ストレスをなくし、仕事の効率をアップしよう！

仕事のストレスは「人間関係」が原因！苦手意識を持つとつらくなるだけ

キーワード 人間関係の悩み

自分をセルフケアできるかどうかがカギになる

仕事の悩みというものは実にさまざまである。高圧的な上司にビクビクする毎日、わがままなクライアントに振りまわされること、部下がちっとも仕事を覚えてくれず、自分の負担だけが増していくこと……。職種や業種、役職などによって違いはあるかもしれないが、仕事の悩みをよくよく因数分解してみると、ほぼ「人間関係の悩み」なのである。

だいたいにおいて悩みのほとんどは人間関係なのだが、仕事にまつわる人間関係では制約も多く「頭では納得しているが気持ちがついていかない」「建前と本音は違う」といったことが頻繁に起こる。構造上、悩みが生まれやすく解決しにくいとも言えるだろう。

嫌いだ、苦手だという感情を持つことは誰にでもある。しかし、そうした意識で相手と接していてはストレスが大きく、気づかない

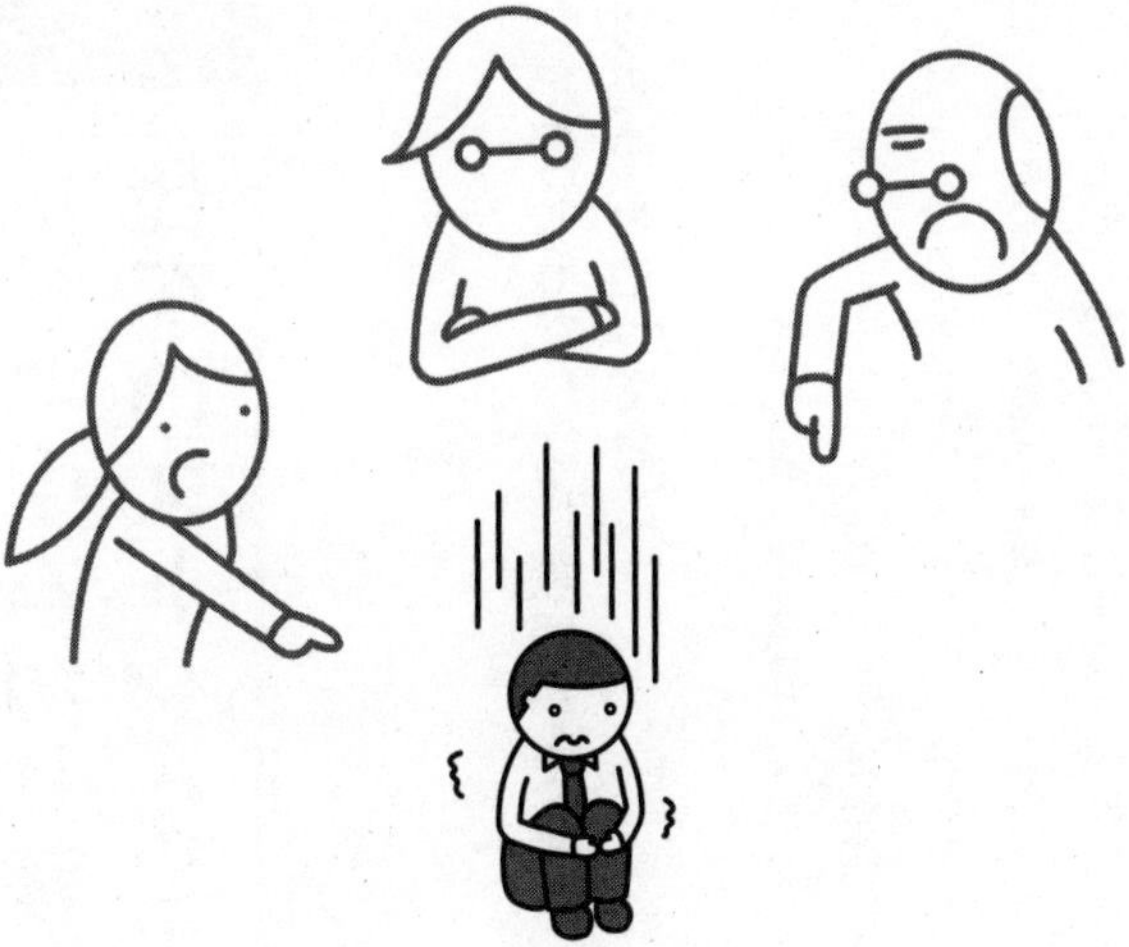

うちにギクシャクしてトラブルを引き起こしてしまうこともある。大切なのは嫌わないこと、苦手意識を持たないことではなく、自分の内面を切り替えていくことなのだ。理不尽なことが起きたとき、自分の心をケアできるかどうかは、仕事がうまくいくかどうかにも関わってくるのだ。

メンタルヘルスMEMO

働く男女の86%がストレスを抱えている！

インターネットリサーチ会社マクロミルの調査によれば、働く男女のうち86%がなんらかのストレスを抱えていることがわかった。そのうち、実に57.7%の人が「職場の人間関係」をストレスの原因としてあげていた。

ボリューム切り替え&自動翻訳で仕事のストレスを乗り越えろ

キーワード　頭の中の切り替え

ただ耐えるだけでは限界がくる対処法を知っておこう

仕事のストレスは誰もが無縁ではいられない。ただ、相手の感情に合わせて自動的にストレスをためているばかりでは、いい方向には向かわない。対処法を押さえておこう。

たとえば、過去に受けた叱責や中傷がどうしても気になって仕事が手につかないような場合は、頭の中で音声ボリュームボタンを2つイメージしてみよう。右側のボタンは消したい声のボリュームを下げるためのボタン、左側のボタンは聞きたい声のボリュームをあげるためのボタンと考える。そして、2つのボタンをイメージの中で同時に操作しながら、聞きたい言葉はボリュームを大きく、聞きたくない言葉は小さくする。「期待しているよ」「君なら安心して任せられるよ」など、聞きたい言葉はケースに合わせて考えよう。

また、すぐに怒鳴り散らすような人に対し

頭の中のボリューム調整でストレスを緩和する

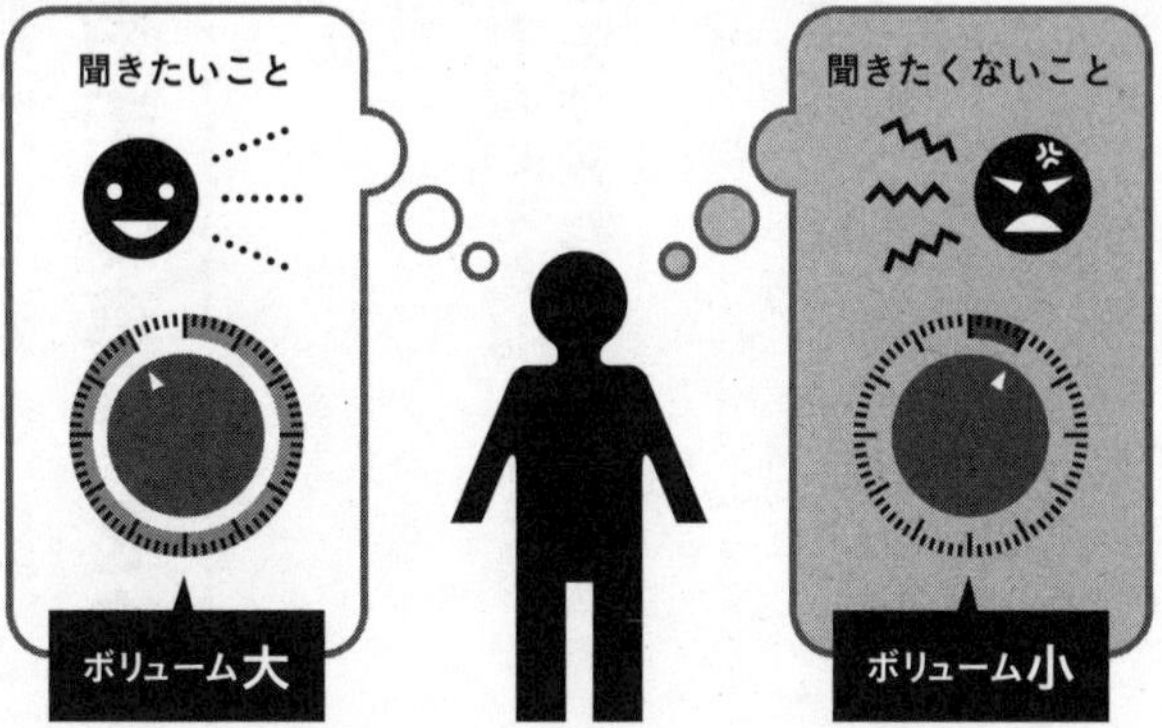

ては、頭の中で自動翻訳機をイメージして、その人の本心はどういったところにあるのかに目を向けてみよう。不満な感情をぶつけてくる人は、内心「期待」を抱えているものだ。自動翻訳機によって、本音に注目するのである。考え方が変われば、受け止め方も変えることができるのだ。

メンタルヘルスMEMO

言い返せなかった悔しさや憤りは紙に書き出すといい

相手に言えなかったことで悔しさを抱えているなら、その気持ちを紙に書き出してみるといい。書いたら破って捨てる。伝えた気分になるのでわだかまりが消えてスッキリするし、人間関係も壊さずに済むので一石二鳥だ。

理不尽な対応をしてくる人に対しては相手の事情を妄想して気持ちを切り替える

キーワード　自分の考え方を変える

変えられないものは冷静に受け入れたもの勝ち

カッとするとすぐに怒鳴り散らす感情的な上司とか、手柄は自分のものにして失敗は他人のせいにする先輩など、人の性格はそれぞれだ。ただ、どんなにひどい仕打ちだと思っても、そういう相手の性格を変えようという発想ではストレスがつのるばかりである。人はそうそう簡単に変わるものではない。それよりも、自分のとらえ方を変えるほうがよほど早いし建設的である。

そのために効果的なのが、イヤな相手の事情を勝手に妄想することである。たとえば理不尽な理由で怒鳴り散らされたとしよう。我慢するだけではストレスが高まっていく一方だが、ここで相手の事情を考えてみる。「家庭で居場所がなく、奥さんからも冷たく扱われて苦しいのかもしれない」「本社からガミガミ言われてストレスがたまっているのかも

どんなにイヤな相手にも事情があると理解しよう

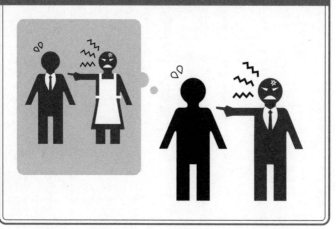

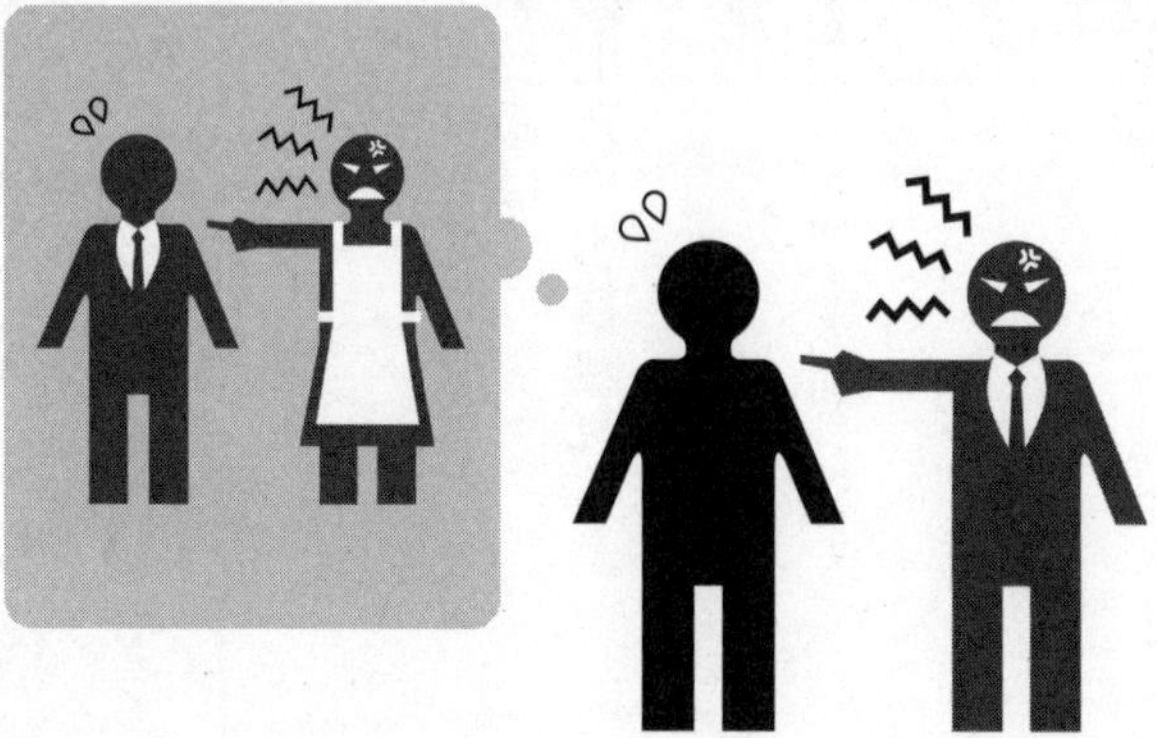

しれない」といった具合である。もちろん真実はわからないし、わからなくてもかまわない。こうすることで腹立たしい気持ちも収まり、相手に同情心すら覚えるようになる。「心の切り替え」が大切なのだ。相手の感情や言動に振りまわされなければ、ストレスのたまる状況もやり過ごしやすくなるはずだ。

メンタルヘルスMEMO

罵《ば》詈《り》雑《ぞう》言《ごん》を吐いた相手はたいていそれを忘れている

上司や先輩のパワハラ発言に傷つく人は多い。ただし、こうしたケースの多くが「感情的に言い散らかした」結果であり、本人は悪気がなかったり忘れていたりする。気にしすぎは損をするだけ。さっさと気持ちを切り替えよう。

素直で従順な態度でいると怒られる一方!? 対人反応のパターンに注目しよう

キーワード
対人反応

相手の反応は自分の出方に影響される

心理学パーソナリティ理論のひとつである「交流分析」を提唱した精神科医、エリック・バーン。彼は対人関係において、自分がどのような状態でいると相手の反応がどう切り替わるのか、というパターンを理論化して「対人反応」と名づけた。この理論によると、自分の状態や対応を切り替えることで、相手からの反応も切り替えられる可能性が高まるということになる。バーンは自分の状態を5つに分け、それぞれどの状態を誘発するかを説明している。

たとえば自分が厳しく批判的（ＣＰ）に言うと、相手は従順もしくは反抗する（ＡＣ）可能性が高い。自分がやさしく（ＮＰ）言うと相手は自分らしい自分を出せる（ＦＣ）。自分が冷静沈着（Ａ）に話をすれば、相手も冷静沈着（Ａ）に話をしてくれる。自分が天

バーンの「対人反応のパターン」

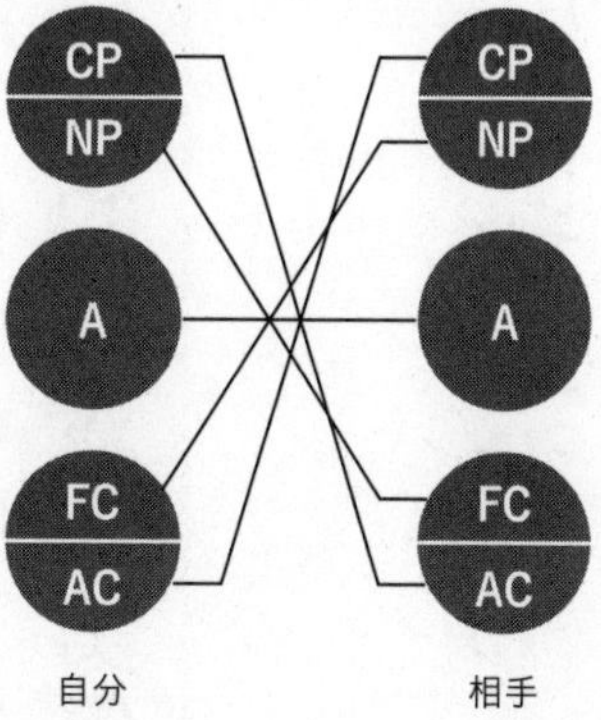

CP (Critical Parent) は
厳しく批判的な部分

NP (Nurturing Parent) は
やさしい部分

A (Adult) は
冷静沈着な部分

FC (Free Child) は
天真爛漫な自由な部分

AC (Adapted Child) は
従順もしくは反抗する部分

真爛漫に自分らしいスタンス（ＦＣ）で接すれば相手のやさしさ（ＮＰ）を引き出すことができる（相手も天真爛漫になるケースもある）。

では、自分が従順に対応する（ＡＣ）とどうなるだろうか？　実は、相手の厳しく批判的な部分（ＣＰ）を誘発してしまうのだ。

従順な対応の典型的な例は、背中を丸めて前かがみになっていたり「はい、はい」と相手の言うなりになっていたりする。もしこうした対応を取りがちだという自覚があったり、自分だけがよく怒鳴られていたりするような場合は、姿勢をよくして落ち着いて現状分析をしてみるといいだろう。話すときはハキハキとはっきりと語尾まで言葉を発するようにすれば相手も冷静な対応（Ａ）となり、ムダに怒られることもなくなるはずだ。

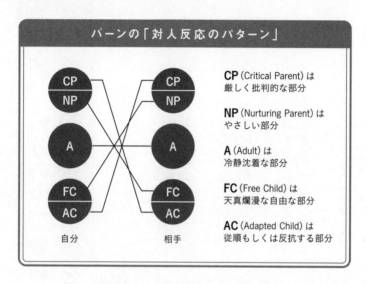

mental ni
iikoto
chou taizen

朝、自分の中で戦略会議を行うと理想的な対人関係を築いていける

キーワード　対人関係のシミュレート

相手とどうなったら最高なのかシミュレートしてみよう

苦手な人と会うとき、対人関係に不安を抱いているときは、自分でも気づかないうちに相手にそれが伝わってしまいがちである。しかし、苦手なものをがんばろうと思っても限界がある。一体どうするのが正解なのだろうか？

自分が求めているような人間関係を築いていくための簡単な方法が、自分の頭の中で戦略会議をすることである。その日に会う人を頭の中に思い浮かべ、その人との関係をどうしたいか、その理想を叶《かな》えるために何をするかを具体的に思い描いて書き出すのだ。たとえば、その相手と協力し合って成果を出したり、チームのメンバーと一致団結して仕事に取り組んだり、上司と笑顔で会話ができたり、といったゴールである。そして、そのゴールに近づくために何をするか、何をしないかを

電車の中で戦略会議をすると人間関係がうまくいく!

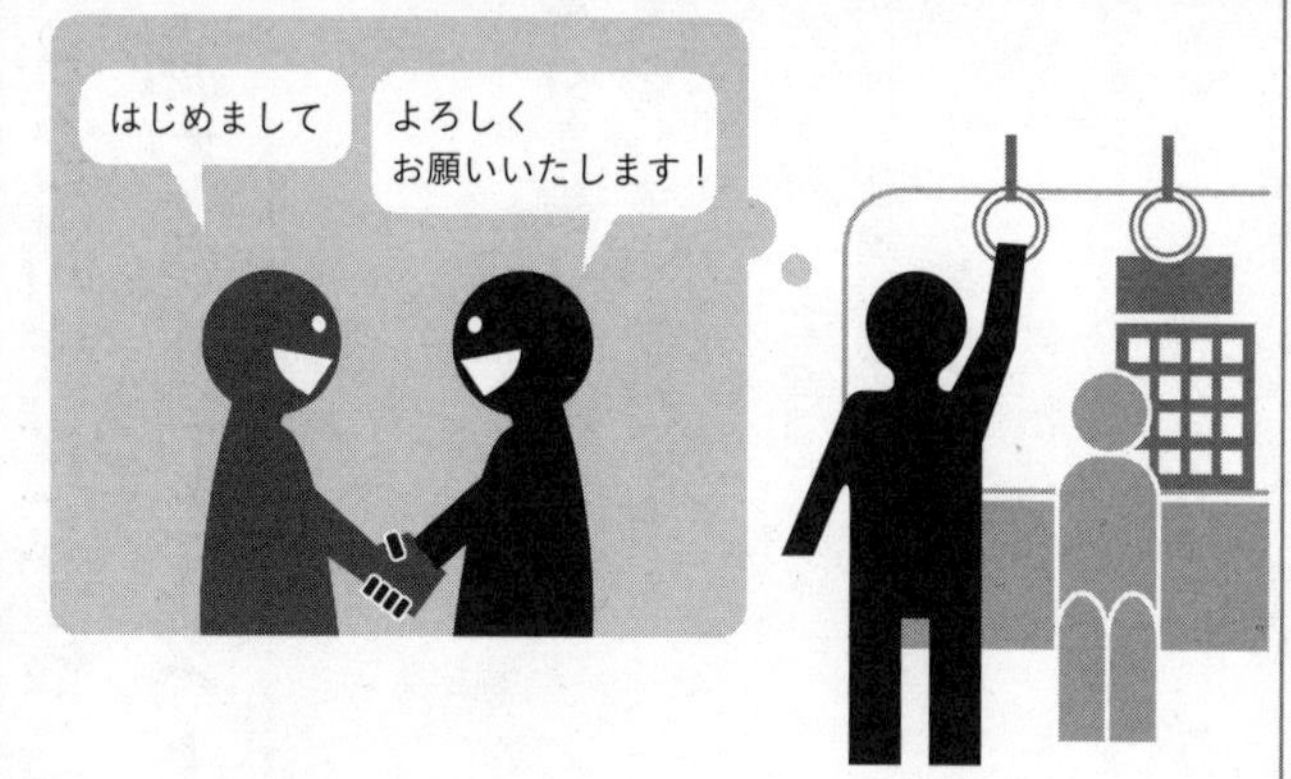

明確にする。顔を合わせたらまず笑顔で話しかける、相手の言い分をよく聞いたうえで前向きなフィードバックをする、といったことだ。こうすることで自動的な反応が抑えられ、意識的に無意識の自分をコントロールする形で理想とする関係を築いていったり、関係を改善したりすることができる。

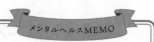

メンタルヘルスMEMO

出かける前の10分でカバンの中を整理すると脳も整理できる

自宅でも会社でも、外出前の10分を使ってカバンの中身を整理すると脳の活性化につながる。いらないもの、いるものをパッと判断することが脳を目覚めさせるのだ。脳内戦略会議とセットで行うといいだろう。

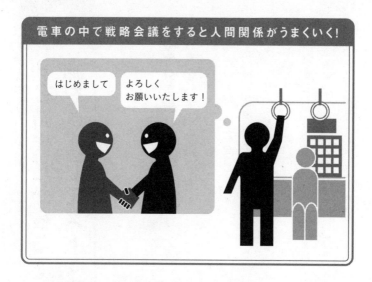

PC時代だからこそ、あえて手書きを！ 脳を刺激してストレスを減らそう

キーワード 手書きで脳を活性化

書記を引き受けたり手書きをして脳を鍛える

シャキッと冴《さ》えた脳を常にキープすることができれば、仕事の効率は飛躍的にあがる。ダラダラと仕事を続けずに済むのでストレスも感じにくく、気分転換の時間も十分に取ることができる。といっても、忙しくて脳トレをする暇がないという人も多いことだろう。それならば仕事中、意識的に「手書き」を取り入れるといいだろう。

現代ではスケジュールやメモもパソコンやスマートフォンで済ませている人も多いだろうが、実はパソコンで文字を打つことは動きが限定的で、ほとんど脳を鍛えることにつながらない。一方、ペンや鉛筆を使うと手の動きを細かく変えたり、筆圧に強弱をつけたりと、さまざまなことに意識を払う。アルファベットや漢字、ひらがな、カタカナを使い分ける必要もある。これにより脳が活性化し、

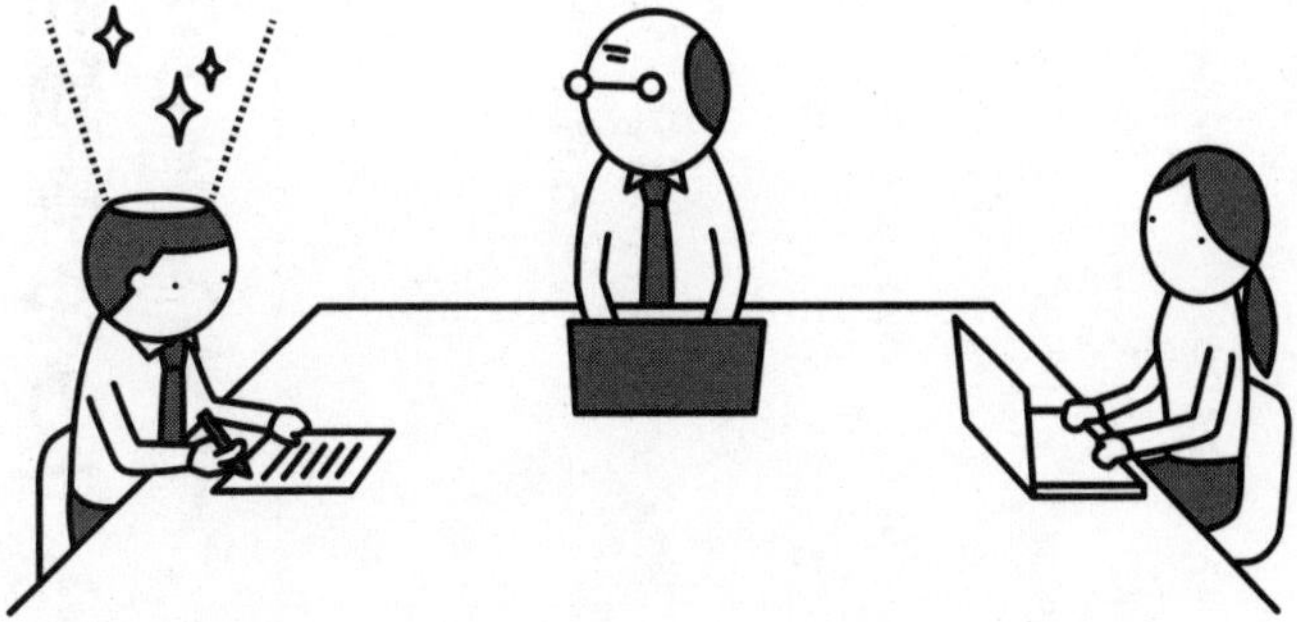

鍛えられるのだ。

会議に出席するなら、書記に立候補するといいだろう。誰が話したか、その内容は何かといった聴覚でとらえられる内容を正確かつ迅速に記録することは、脳の広い部分を活性化することにつながる。仕事のついでに脳トレ、ぜひチャレンジしてみてはどうだろうか。

メンタルヘルスMEMO

丁寧に字を書くことは心を落ち着かせる効果もある

どうも心が乱れて落ち着かないという感覚があるときは、書道をするときのようにゆっくりと丁寧に文字を書いてみるといい。とめ・はね・はらいを意識して書くことで心が静まる。筆でなくとも、ペンや鉛筆でもいい。

問題解決のアイデアをたくさん出して さっさとストレスを解消しよう

キーワード　９マスメモ

書き出すことで 問題解決への道が見えてくる

問題事や心配事をずっと抱え続けていることは大きなストレスである。「どうしたら解決できるのか」を自分に問いかけてみるのは前向きな解決につながるが、ただ考えているだけでは堂々巡りになってしまうことも多い。紙に書き出すことで、より効果的にアイデアを出すことができるだろう。

行動習慣の専門家である佐藤伝氏は「９マスを使う」ことでさらなるアイデアがわいてくるという。９つのマスの真ん中に解決したいことを書き、周囲の８つのマスに解決法を書いていく。佐藤氏によれば、箇条書きで書くと出てくるアイデアはせいぜい３つくらいのもの。９マスを使うと、人は空いているマスを埋めたくなるので８個はアイデアが出るということだ。さらには、下↓左↓上↓右の順番で埋めていくと、角に残った空欄には隣

問題を解決し、アイデアがわく「9マスメモ」

明日に持ち越すべきことはやらないと決める	誰かに頼める仕事はお願いする	就業後に予定を入れる
すべての仕事のタスクに締め切りをもうける	**どうすれば残業をせずに帰れるか？**	朝30分早く出社する
残業をしていない同僚を手本にする	上司への報・連・相の徹底	朝6時に起床する

接するアイデアからインスピレーションを受けて新しいアイデアを思いつきやすいという。

頭の中で考えるだけでなく、解決法をわざわざ書き出すことで自分が何をすればいいのか、客観的に考えることができるのがこの方法のメリットだ。「できることからやっていこう」という気分にもなりやすいだろう。

メンタルヘルスMEMO

「やるべきこと」より「やりたいこと」を書き出すといい

今日1日の用事を「しなければならないこと」と思うと“させられている感”からストレスになる。それよりも「したいこと」と認識を変えるといい。そうすることでコンディションがよくなり、やる気も出るという。

姿勢をよくすると心も変わる!? すぐにできるメンタルコントロール

キーワード

姿勢で心を整える

まっすぐ前を見れば前向きな気持ちになれる

姿勢と心は密接な結びつきがある。たとえば会社でストレスを強く感じているようなときは、うつむき加減で背中がまるまった状態になる。怒られないように、目立たないようにと息をひそめていると、自然にそうした姿勢になるというものだ。実際、猫背になってうなだれ、床に視線を落とすような姿勢を取ってみると、なかなか前向きなこと、うれしいことというのは感じにくいものだ。逆に背筋を伸ばして視線を前に向けると、なかなか悩み事を考え続けるということが難しくなる。

つまり、姿勢を変えることで心の状況を変えることもまた可能、ということだ。悩んだり、ストレスを感じたりしたときはストレスを受け入れ、解決に結びつく方法を取ることができればベストだが、まず大前提として姿勢をまっすぐにし、顔をあげて前を見ること

姿勢が変わると気持ちも変わる！

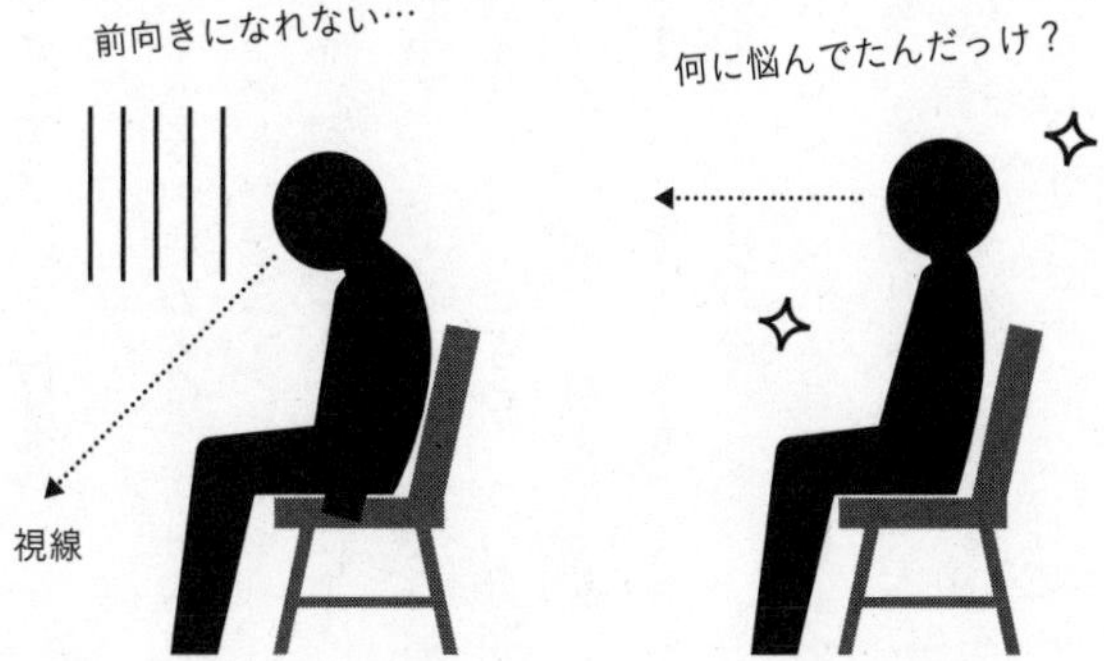
前向きになれない…
視線
何に悩んでたんだっけ？

から試してみるといいだろう。座っていると きだけでなく、立ったり歩いたりしていると きも同じである。歩くときは少し大股でさっそうと歩いてみると、さらに前向きになりやすい。こうした心があってこそ、ストレスに対しても前向きに対処していこうという気持ちになれるだろう。

メンタルヘルスMEMO

ノートパソコンは姿勢を悪くし肩や腰に負担がかかる

ノートパソコンを使っていると、前かがみか椅子によりかかる姿勢になる人が多い。しかし、どちらの姿勢も肩や腰には大きな負担がかかる、避けたほうがいい姿勢である。デスクトップ派も同じ姿勢にならないよう注意したい。

腰痛と肩こりは仕事の効率を3割下げる

デスクワークが中心の人は、１日のほとんどをパソコンの前で過ごすことになる。それだけ長い時間をその姿勢で過ごすので、健康に与える影響も大きくなる。なかでも肩こりや腰痛に悩まされている人というのは非常に多い。肩こりが慢性的な頭痛を引き起こすなど、仕事をするうえでのストレスをさらに引き寄せてしまうこともある。

健康日本21推進フォーラムが２０１３年に行った「疾患・症状が仕事の生産性等に与える影響に関する調査」にて、興味深い結果が出ている。健康なときのパフォーマンスを１００点満点として、不調時の得点を調査対象者に自己評価してもらったところ、腰痛や首・肩こりがあるときの生産性は平均でおよそ70点。そして、やる気や集中力は65点にまで低下した。コミュニケーション能力ですら73点にしか届かなかったという。腰痛や肩こりで３割もパフォーマンスが下がるというのは、なかなかの大問題と感じられる方も多いことだろう。

改善するために取り入れやすいのは、パソコンの使い方である。まずはモニターの下に本や台を挟むなどして、目線の位置までモニターをあげる。モニターを縦に３分割した際、一番上のスペースと視線の高さが同じくらいになるのが理想的だ。これによって背筋が伸びる。

また、キーボードはひざの上に置いて使用するのも重要なポイントだ。机の上にキーボードを置くと、腕と肩をあげることで負担

パソコンを使うときの理想的な姿勢

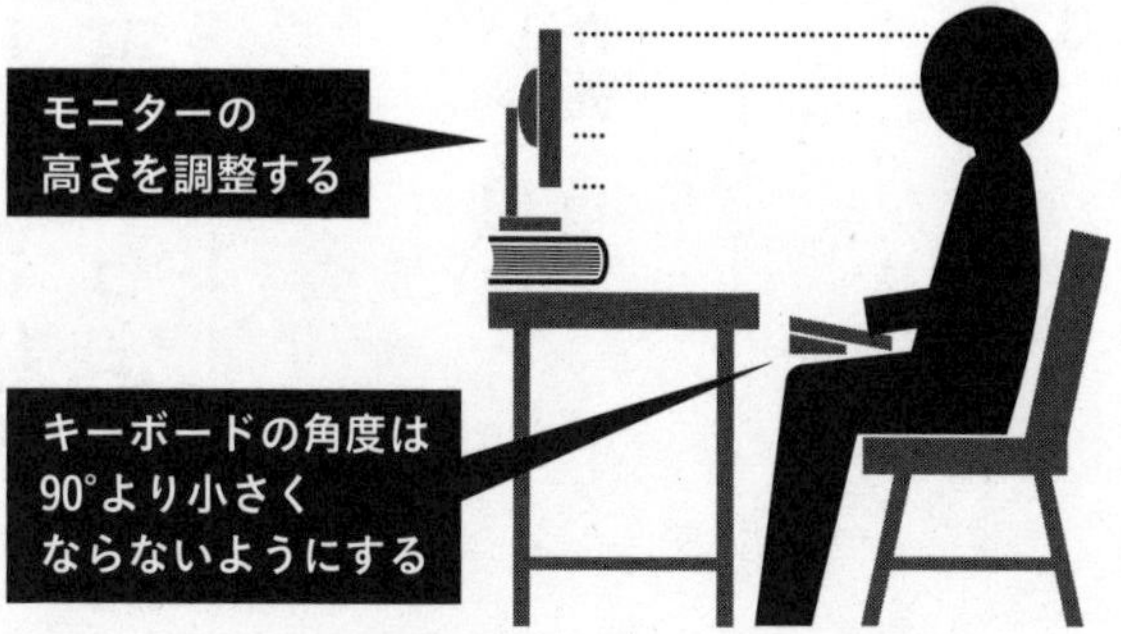
モニターの
高さを調整する
キーボードの角度は
90°より小さく
ならないようにする

がかかりやすいのだ。キーボードをひざに置いて腕と肩を下ろすことで、より自然な体勢で仕事をすることができる。

　こうした姿勢に対する配慮をしながら肩こりや腰痛が緩和されれば、集中力アップにもつながる。仕事のパフォーマンスは格段にあがることだろう。

メンタルヘルスMEMO

疲れや頭痛を招く眼精疲労を抑えるポイント

眼精疲労が続くと目だけでなく、頭痛や肩こりなど不快な症状が出てくることもある。視覚情報が多い現代では、定期的に目を休めることは欠かせない。目安としてはパソコンを20分使ったら20秒間、6メートルほど先を見ることだ。

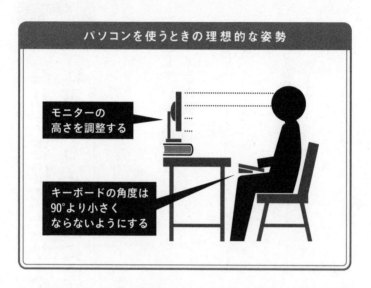

座りすぎは死亡リスク大！仕事中も定期的に席を立って歩こう

キーワード　座りすぎのリスク

運動していても関係ない座りすぎが死を招く

突然だが、あなたは1日のうちどれくらいの時間を座って過ごしているだろうか。ある統計によれば、現代人は起きている時間の半分、9・3時間程度を座って過ごしているという。しかし、サウスカロライナ大学の研究によれば、座っている時間が長い人ほど心臓病の死亡リスクが高いという。運動をしていても座っている時間が長ければ、やはり死亡リスクが高いという結果が出ている。

シドニー大学の調査でも、1日に計11時間以上座っている人は、運動をしても3年以内に死亡するリスクが座っている時間が少ない人よりも40％も高かった。

なぜ座りすぎが死亡リスクを高めるのだろうか？　ミズーリ大学コロンビア校のマーク・ハミルトン教授によれば、座っているとリポタンパク質リパーゼ（LPL）という脂

１日に座っている時間と死亡リスクの関係

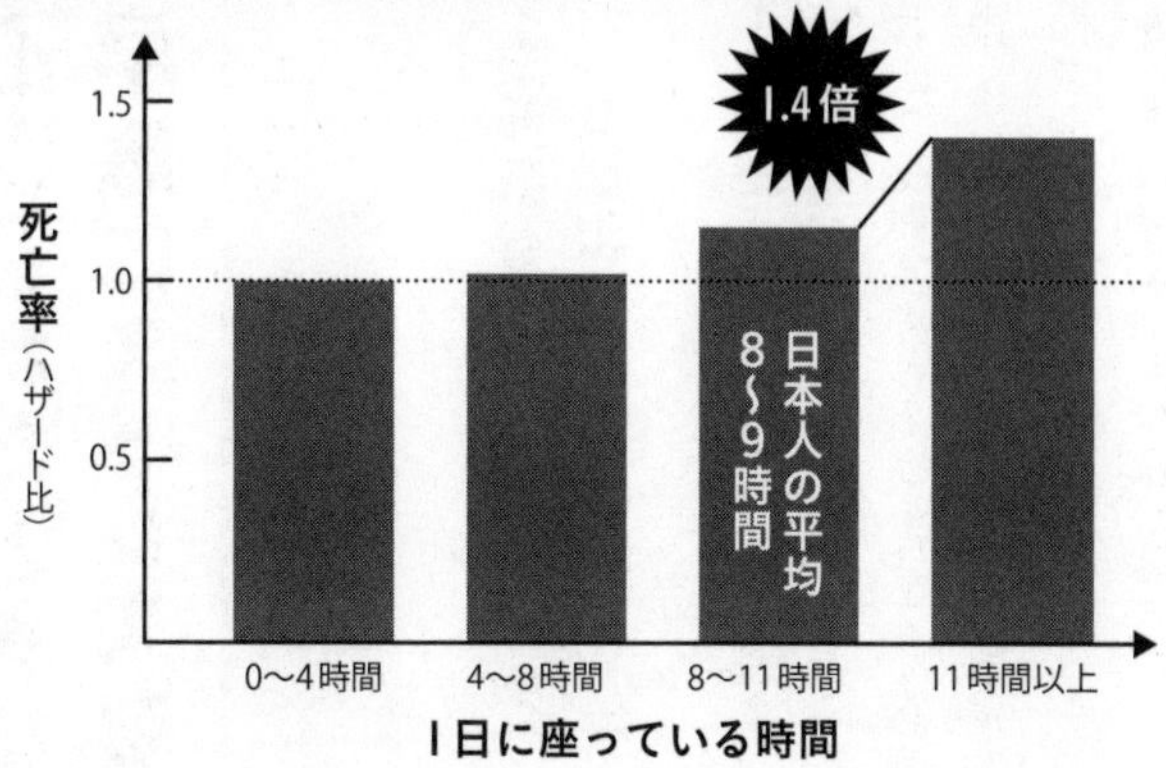

肪燃焼に関係する酵素の働きが止まることを指摘している。この酵素は筋肉の中にあるが、長時間座りっぱなしでいると、筋肉が収縮しないため酵素が働かなくなる。結果として新陳代謝が悪くなり、肥満や糖尿病リスクが高まるというのだ。仕事中でも定期的に歩いて足の筋肉を動かすようにしたいものだ。

メンタルヘルスMEMO

本は立って読む、さらに汚して読むと集中力が高まる

本は座って読むイメージがあるが、立って読むと集中力が高まる。さらに、大事なところに線を引くなどして“汚して読む”ことを意識するとさらに集中でき、理解度がアップする。本を読むと眠くなるという人はぜひお試しを。

心が乱れたときは部屋を片づけろ！早急にストレスをリセットする簡単な方法

キーワード　整理整頓で気持ちのリセット

デスクや部屋も片づくしストレスも緩和される

ストレスを感じたときは誰しも動揺し、落ち着いた心を保っているのが難しくなるものだ。それが長時間続くとネガティブな感情や思考が繰り返されることとなり、慢性化するとさらにストレスが高まっていく。

そんなときは考え込んでばかりでなく、デスクや部屋の片づけや掃除に没頭してみるといいだろう。いらない本を束ねてごみ集積所に運んだり、洗面所やバスルームを磨いたりすれば、それなりの運動量となる。これが、ストレスを緩和することにつながるのだ。

体を動かすと「天然の妙薬」と呼ばれるβエンドルフィンというホルモンが精製される。これがストレスを和らげたり、リセットしたりする効果があるのだ。イヤなことがあるとスポーツで発散するという人は、まさにこの効果をうまく利用していると言えるだろう。

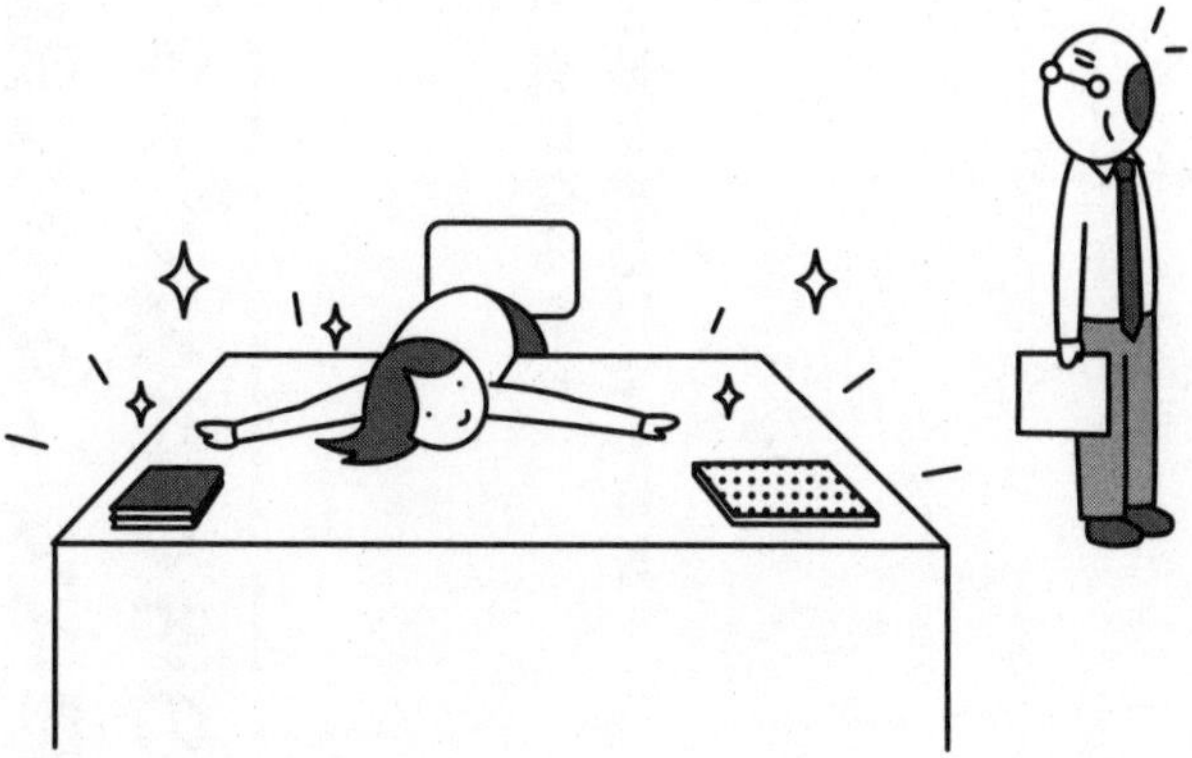

模様替えや引き出しの整理といった作業であれば、空間をオーガナイズするという意味から、右脳を鍛えて脳トレにもつながる。ストレスをリセットしながら脳もシャキッとする、さらに部屋もきれいになるのであれば、ウジウジと悩んでいる時間は早く抜け出そうと思えてくるのではないだろうか。

メンタルヘルスMEMO

音楽を聴くと憂うつな気分がリセットされ気晴らしになる

音楽を聴くと「快感ホルモン」と呼ばれるドーパミンが放出されるため憂うつな気分がリセットされ、気晴らしの効果が生まれる。通勤時間を使って好きな曲を聴くのもいいし、自分で楽器を弾くのも効果がある。

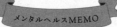

眼球をグイグイ動かすことでストレス知らずのアタマになれる

キーワード　アイムーブメント

人目が気になるなら視線を動かすだけでもOK

部長にイヤミを言われたことがずっと頭から離れずつらい思いをしている。恋人の行動に地味に傷つけられてしまった。どうしても悶々《もんもん》とストレスを抱え続けてしまうときは「アイムーブメント」と呼ばれる方法を試してみてはいかがだろうか。

まず、目の高さに指を出し、その指をゆっくりと左右に動かして目で指を追う。続けて右上から左下、左上から右下と往復3回ずつ動かし、目で追っていく。無限大の形を指で描きながらそれを追ってもいいだろう。

外出先など人目が気になる場合であれば、手を使わずに目を動かすだけでも効果がある。30秒を目安に目を動かすと、次第に気持ちがスッキリしてくるのを感じるはずだ。

アイムーブメントは目と脳が直結していることを利用して、記憶のとらわれを和らげる

気持ちを和らげる「アイムーブメント」

1

指を目の高さに出す。

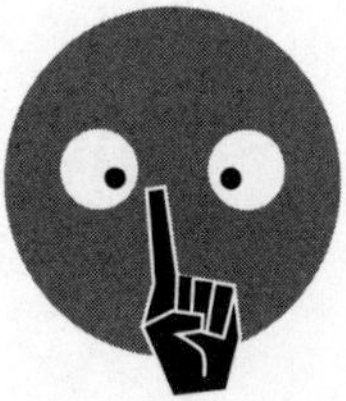

2

指をゆっくりと左右に動かして目で指を追う。
続けて右上から左下、左上から右下と
往復3回ずつ動かし、目で追う。

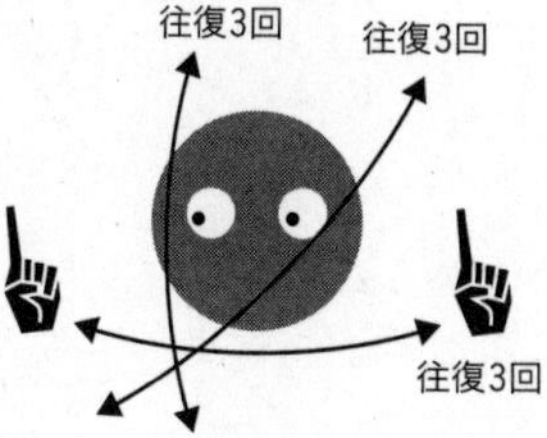

方法である。目を動かしていると、イヤな記憶も少しずつストレスを感じない状態へと変化する。目を動かすと脳機能を活性化する効果もよく知られた話だ。ただでさえ現代人はパソコンやスマートフォンを見ることが多く、目を動かす機会は減っている。気持ちを切り替えたいときに、試してみるといいだろう。

メンタルヘルスMEMO

目のフォーカス機能を鍛えれば脳も活性化する

スマートフォンやパソコンの普及で、目を動かさないと脳の機能は衰える。集中力などの衰えを感じたら、窓から遠くを眺めたあとに近くのものをじっくり観察するなど、目のフォーカス機能を意識すると、脳のキレが戻りやすい。

弱気だとストレスホルモンが出る!?「パワーポーズ」で自分を変えよう

キーワード　パワーポーズ

弱いポーズを取るとストレスいっぱいになる

転職の面接を控えているとき、またクライアントと商談をするために待っているとき、あなたはどんな姿勢を取っているだろうか。堂々と振る舞うというよりはつい、小さく縮こまってしまうようなタイプの人は、それだけでもうストレスホルモンまみれになってしまう。そして、ポーズを変えるだけでやる気と自信に関わるホルモンが増えることもわかっている。

ハーバード大学教授のエイミー・カディ博士によれば、体を大きく見せ、手や腕を広げた開放的なポージングを2分間取ると、やる気や自信につながる男性ホルモン、テストステロンの分泌が増加することを突き止めた。一方、腕や足を組み、自分が小さく見えるポーズを2分間取ると、ストレスホルモンのコルチゾールが増えてテストステロンが減少した。

気持ちに影響を与える「パワーポーズ」「弱いポーズ」

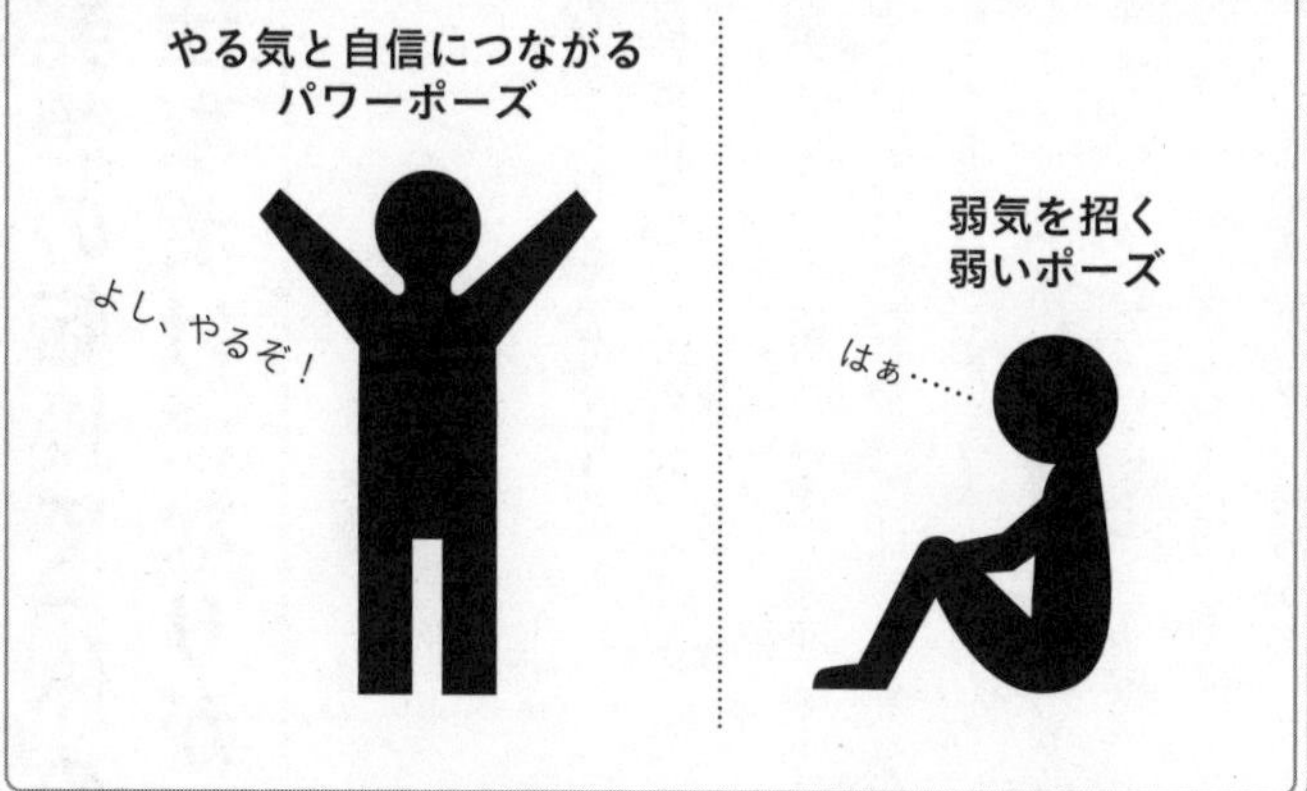
やる気と自信につながる
パワーポーズ
よし、やるぞ！
弱気を招く
弱いポーズ
はぁ……

博士は前者を「パワーポーズ」と言い、後者を「弱いポーズ」と名づけている。

重要な場面を前にした際、萎縮した姿勢になりがちな人は多い。ただ、そういうときこそ堂々とした姿勢を保っていれば、無意識のうちに自信がわいてくるのだ。大事なときこそパワーポーズ、と覚えておこう。

メンタルヘルスMEMO

ストレスでいっぱいのときに一気にリラックスする方法

ストレスを感じているときは体が硬直しがちである。そんなときは一度全身に力を入れ、10秒くらい保ってから一気に力を抜くと開放感を味わいやすくなる。その後、心地よいリラックスした感覚を楽しむとさらに効果的だ。

発想の転換で「休めないストレス」を緩和！仕事漬けになりがちな人の休息術

キーワード　オン・オフの切り替え

「週末なのに仕事かよ」と思うと余計につらくなる

オンとオフを上手に切り替えて適度な休息を取ることは必要だとわかってはいても、なかなか休みが取れないという人も多いだろう。そんなとき「今日も休日出勤か……」「もうずっと休みが取れていない……」とネガティブにとらえているとストレスはたまる一方。生産性もなかなかあがらないだろう。

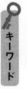

こんなときは、土曜の午前は仕事をして午後は休みにするとか、日曜の夕方からは月曜の準備にあてるなど、時間を区切って仕事をし、あとは休養にあててリカバリーを心がけるといいだろう。

このとき大事なのが「午後からは完全オフだ！」「夕方までは休みだ！」と、休みのほうに焦点を当ててポジティブにとらえること。ちょこちょこと作業が入っているからといって「土日がつぶれた」などと思うよりもよほ

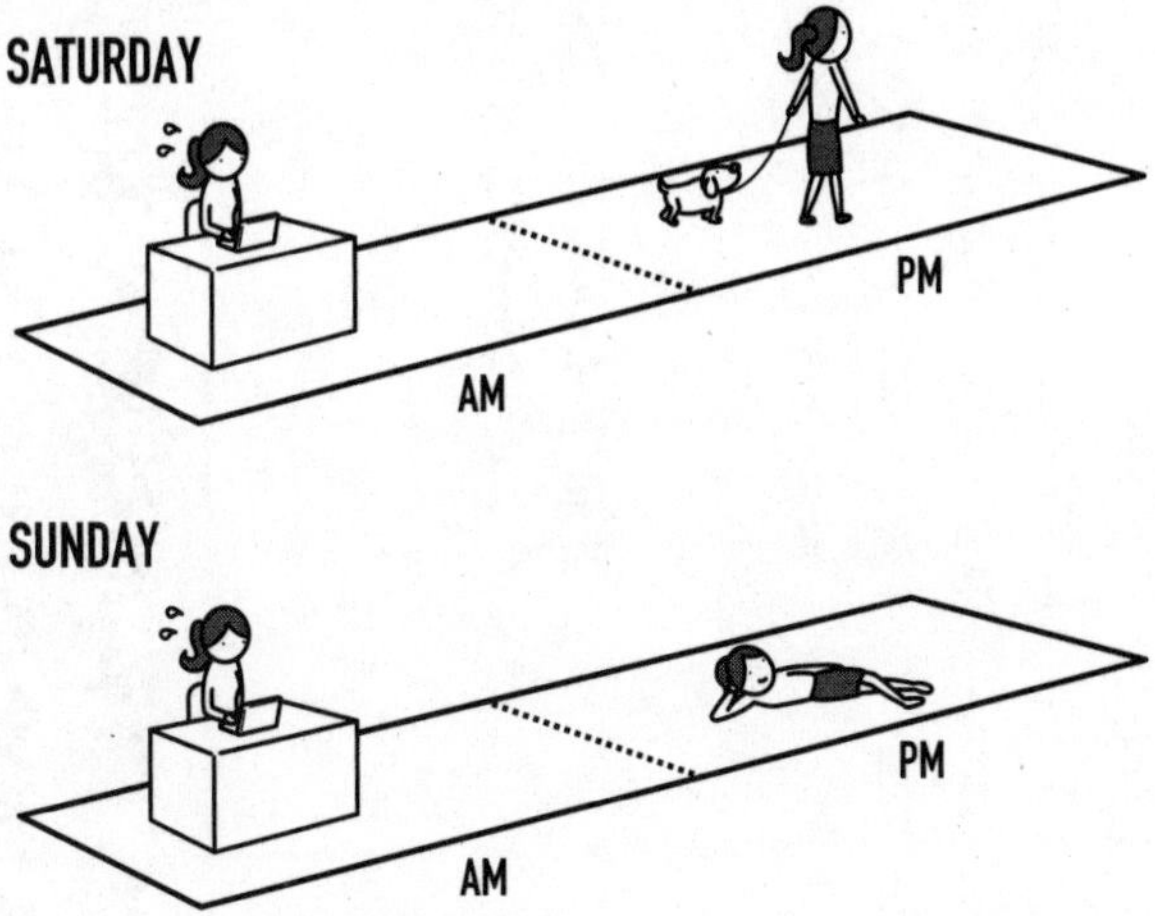

ど前向きになれるはずだ。
忙しい人でも、半日や数時間といった単位でなら、空き時間が確保できるという人は少なくない。忙しくて完全な休日が取れないようなときでも、前向きに休みととらえる時間を週に何度か取ることができれば、ストレスはかなり減らせるはずである。

メンタルヘルスMEMO

休みボケを防いで休日明けから快調なスタートを切る

休日にリフレッシュすることは大切だが、完全に休息だけに費やすといわゆる「休みボケ」でオンタイムをムダにする。休日の最終日の夜は仕事に関する本を読むとか、資料に目を通すなど仕事に関わることをするとボケ防止になる。

ネガティブな気持ちから抜け出せないときは体を動かせばだいたい解決できる

キーワード　運動で気晴らし

考え続けるよりも運動したほうが効果的

　どうしてもネガティブな思いから抜け出すことができないとき、何もする気が起きずじっとしている人は多いだろう。ただ、これはストレスマネジメントの観点から言えば逆効果。ネガティブな感情が繰り返され、心がいっぱいになってしまうのでいいことは何ひとつない。脳科学的に見ても、特定の部位に負担をかけ続け、大きな負担になるばかりか活性化もできなくなってしまう。

　気持ちを切り替え、負のスパイラルから抜け出すためには運動が効果的だ。体を動かすと「天然の妙薬」と呼ばれるβエンドルフィンが生成される。ほかにも「脳内麻薬」「脳内モルヒネ」とも呼ばれるこの神経伝達物質は、幸福感をアップし、肉体的・精神的なストレスを和らげてくれるのだ。

　運動は、自分が好きでできるものならなん

リフレッシュに効果的な運動

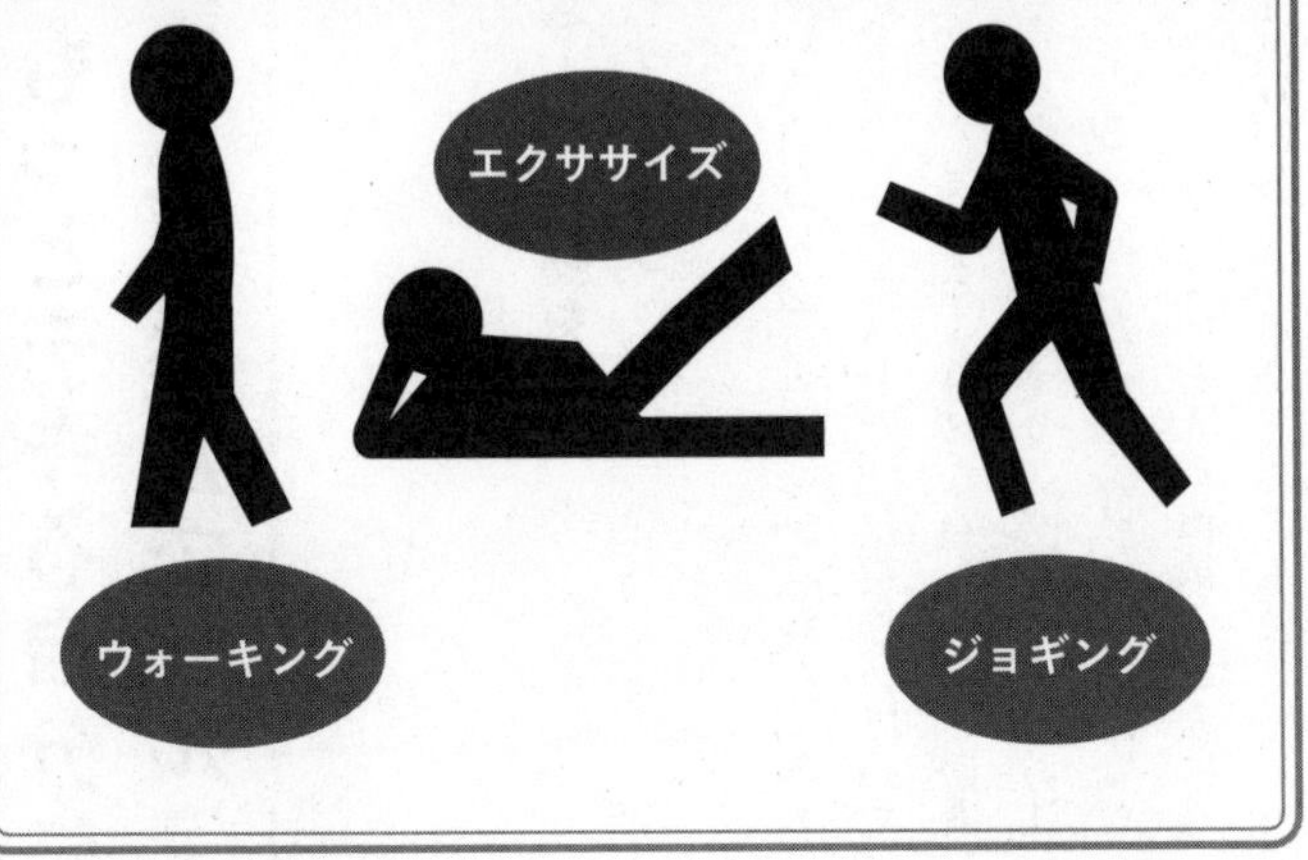

でもいい。近所をジョギングしてもいいし、エアロビやエクササイズなどの有酸素運動も心に落ち着きを取り戻す効果がある。

もっと手軽にこの効果を取り入れるなら、何も考えずに10～15分程度歩いてみるといいだろう。帰ってくる頃には頭の中もスッキリしているはずだ。

メンタルヘルスMEMO

ネガティブな気持ちに蓋をするよりも切り替えること

ネガティブな気持ちを見て見ぬふりをすると、逆に思い返してしまう。気持ちを切り替えたほうが効果的だ。そんなときも運動がいい。仕事のストレスを抱えているときは、歩いて帰宅するとそれを引きずらずに済むだろう。

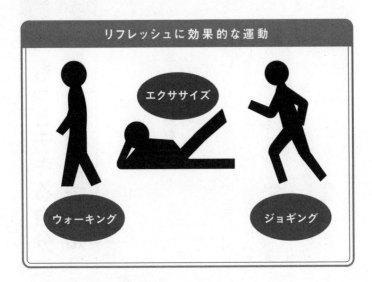

もっとデキる自分になりたいときは憧れの誰かでセルフイメージを超える

デキる人の言動をマネしてみよう

「こういう自分になりたい」「これができるようになりたい」そうした願望を抱えていても、なかなかできるようにならないことがある。そんなときは「モデリング」という方法を試してみるといいだろう。言ってみれば「なりきり」で、憧れている人や尊敬する人になりきって行動してみることである。

キーワード モデリング

たとえば、営業でもっといい成績を出したいという願望があるとする。ならばその願望に一番近い同僚や先輩、上司をモデルとして想定し、その人がうまく顧客に対応しているところをイメージするのだ。堂々とセールストークを繰り広げたり、信頼するに足る態度を取っていたりする様子がいいだろう。

次に、自分がそのモデルの中に入り込んで同じように堂々と行動している姿を思い浮かべる。相手の反応がどう変わるか、自分の感

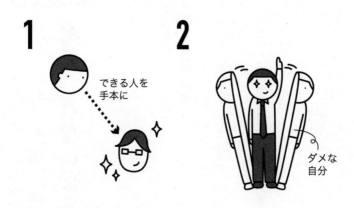

1

2

じ方がどう変わるかも確認する。

自分がその人になりきってうまく営業をしている姿をイメージしたら、実際の場面でもその人になりきって行動してみるのだ。モデリングを使うと、自分で自分にかけていた制限を取り払って理想のセルフイメージを使うので、自分の殻を破りやすいのだ。

メンタルヘルスMEMO

モデリングのモデルは偉い人すぎると逆効果になる

モデリングをする対象は自分とそうかけ離れていないほうが効果的だ。あまりに偉い実業家などをモデリングしようとしても「あんなすごい人にはなれない」という気持ちがわいてしまい、逆効果になりかねない。

パワハラ上司に当たったらどうする？耐えられないなら会話の録音を！

キーワード　上司を受け入れる

まずは受容してみて ダメなら記録しよう

職場で感じるストレスの筆頭は人間関係だが、なかでも上司と部下の人間関係がもっとも大きなストレス源であることが厚生労働省の調査でわかっている。いくらやりがいのある仕事をしていても、人間的に信頼できない上司と一緒に働くのは厳しいものだ。ストレスがたまりにたまって、仕事を辞めたくなってしまう人も少なくないだろう。

ただ、仕事は自分である程度選ぶことができても、上司を選ぶことはできない。コントロールが不能なことが、さらにストレスをつのらせている部分もあるだろう。

ただ、上司抜きに仕事をすることはできないし、「嫌いだ！」「一緒にいたくない……」といった感情は態度や表情からなぜか伝わってしまい、ますます関係性を悪化することになりかねない。

合わない上司でもまずは受け入れてみよう

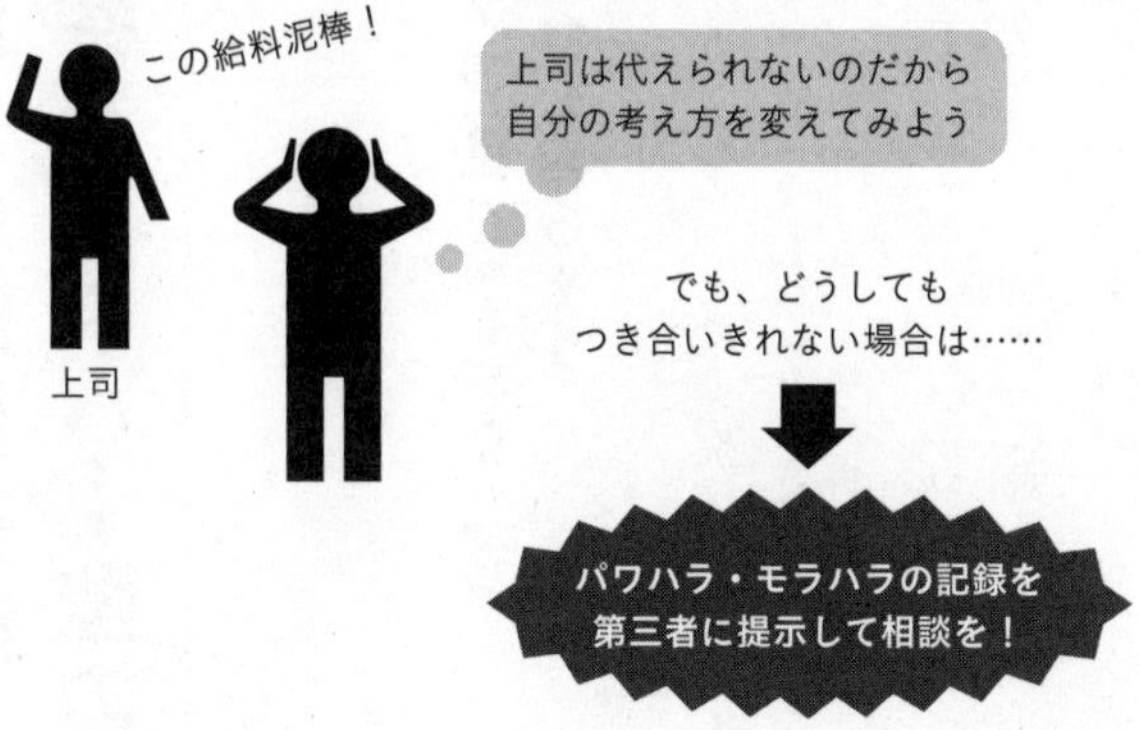
この給料泥棒！
上司
上司は代えられないのだから
自分の考え方を変えてみよう
でも、どうしても
つき合いきれない場合は……
パワハラ・モラハラの記録を
第三者に提示して相談を！

しかし、自分のとらえ方を変えることはできる。まずは上司を受け入れて、本人と真正面につき合えばいい一面も見えてくるだろう。もし本当にどうにもならないと思ったら上司の発言を録音するなり、メモするなどして記録しよう。それを第三者に示すことで、客観的な評価を受けることができる。

メンタルヘルスMEMO

憂うつを伝染させるタイプの上司もいるので要注意

怒鳴り散らすタイプの上司はキツいが、一緒にいるだけで元気がなくなる、憂うつや無力感などを波及させるタイプの上司もいる。怒り系より気づきにくいが、そういう上司からはできるだけ距離を置くなどして注意したい。

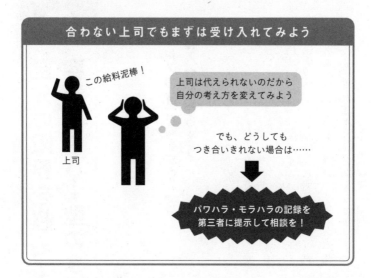

自分の限界を超えて壊れてしまう容量オーバー型のうつに要注意

キーワード
適応障害

ストレスの許容量を超えたら情報入力を減らそう

うつや心身症といった心の病は特別なものではなく、誰にでも起こりうるものだ。なかでも多いのは、ストレスや負担が対処できる容量を超えてしまうことによって起きるうつや「適応障害」だ。健康な状態であれば対処できるようなことでも、疲れや睡眠不足が続いている状態では許容量が少なくなり、ますますイッパイイッパイになりやすい。

1～2週間といった短期間ならストレスホルモンが放出されることで脳や体の活動性が高まり、乗り越えることも難しくない。ただ、それが長期に及ぶとストレスホルモンが脳の神経細胞を害する方向に働き、神経細胞が萎縮したり、死滅したりするのだ。神経伝達物質も枯渇しはじめる。こうなるとやる気や根性ではカバーできる範囲を超え、脳や体のパフォーマンスはどんどん落ちてしまうのだ。

「うつ病」と「適応障害」は似て非なる心の病

ストレスを重り、憂うつの度合いをバネにたとえると……

うつ病

バネが重りの重みで伸び切ってしまい、重りがなくなってもバネはもとに戻らない。

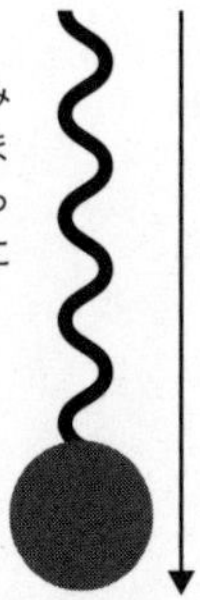

適応障害

バネが重りの重さで伸びているが、重りがなくなったらバネの縮む力は戻る。

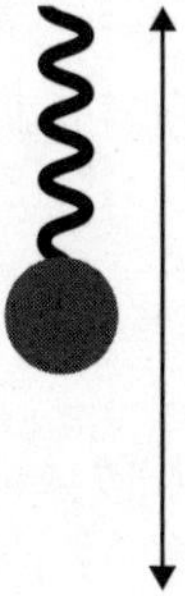

こうしたときは無理にでも休息を取ったりリフレッシュしたりすべきだが、普段から情報入力を少しでも減らすことも重要だ。脳が容量オーバーだというのにテレビやネットを見て夜更かしをしていたりすれば、容量オーバーに拍車がかかる。ネット依存の人にうつが起きやすいのはこうした理由なのだ。

メンタルヘルスMEMO

そもそも適応障害ってどういう病気？

精神障害のひとつで、特定の状況や出来事がつらく感じられ、憂うつな気分を強く感じるようになる。感情が沈んだり神経が過敏になったり、心配性傾向が強まったりする。無断欠席や無謀な運転、喧嘩など社会生活に問題が出る人も。

mental ni
iikoto
chou taizen

部下の言動に振りまわされてしまう！やりづらさを感じたら距離を置いて

キーワード
部下とのつき合い方

自分は上司だからと強く出すぎないこと

職場で起きる適応障害のなかでも、昨今目立っているのが、上司が部下に振りまわされてしまうケースだ。２つの典型的なタイプと、その対処法を紹介しよう。

まず、反抗的かつ挑戦的な性格の部下。プライドが高く、上司に張り合おうとするだけでなく、叱ったりすれば被害的に受け止めることも多い。自分が悪いのにパワハラを受けたと喧伝して歩くようなことも少なくない。

こうした部下には、権力や力ずくで従わせようと思っても失敗に終わる。むしろ本人の意見や考え方を聞くなど、理解を示してあげたほうがいい。また仕事もできるだけ任せ、口出しは控えたほうがいいだろう。

もうひとつは、過度に依存してくるタイプの部下である。過大な尊敬や信頼の気持ちを持ってくれるくらいならいいのだが、尊敬が

部下が上司を振りまわす典型的な2パターン

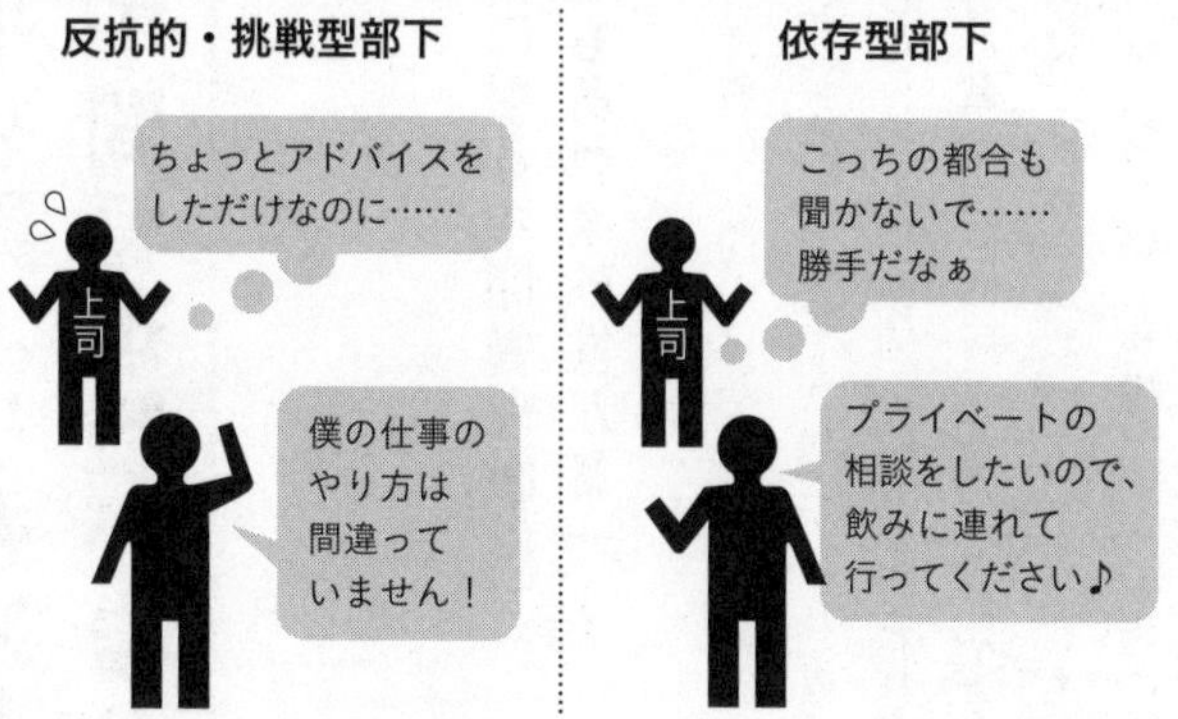
反抗的・挑戦型部下
ちょっとアドバイスをしただけなのに……
上司
僕の仕事のやり方は間違っていません！
依存型部下
こっちの都合も聞かないで……勝手だなぁ
上司
プライベートの相談をしたいので、飲みに連れて行ってください♪

恋愛感情に変わったり、過度な理想を投影してきたりとやっかいな感情に変わり、次第に相手のペースに巻き込まれてしまう。私生活の相談事を持ち込んでくるタイプも多い。

このタイプの場合は、こちらに幻滅すると攻撃や批判に転じることもある。距離が近づきすぎないように気をつける必要がある。

メンタルヘルスMEMO

主体性が侵害されると適応障害が起こる場合がある

自分らしく生きることを妨害され、主体性が侵害されたときに適応障害が起きることが多い。次第に活力や積極性、物事への意欲や関心をなくしていき、ただ時間だけが過ぎていくような感覚にとらわれるようになってしまう。

平社員よりもストレスは大きい!?
中間管理職が自分の心を守るには

キーワード
中間管理職のストレス

板挟みになる中間管理職は何はともあれ柔軟性が第一！

中間管理職の人間がほかの役職とは質の違うストレスを受けることは、アメリカでは1960年代から積極的に研究が行われてきた。自分の裁量で決められることがかぎられている割に、問題があれば上にも下にも配慮しなければならない。現場や下の立場の人間からは不満の矛先を向けられ、困難な要求をされる。上は上で、利益や方針を押しつけてくるから、なんとか両者の調整をはかろうと躍起になるうちに、大きなストレスを抱えて心身に不調をきたしてしまうのだ。

さらに上の立場になればストレスが減るかというと、そればかりではない。現場から遠ざかることでやりがいが感じられなくなったり、意欲が低下してしまったりすることは非常に多い。

中間管理職の人がもっとも大事にしたいの

上と下から板挟みになる中間管理職

経営者と現場で働く部下たちの間で目標を設定したり管理・報告をしていく役割を担う中間管理職。下にも上にも気を配らなくてはならず、会社ではなかなか落ち着けないポジションである。

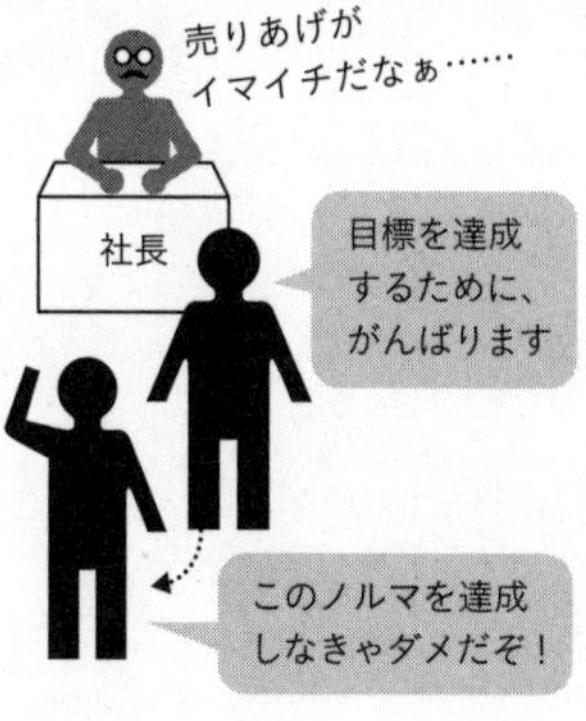
売りあげが
イマイチだなぁ……
社長
目標を達成
するために、
がんばります
このノルマを達成
しなきゃダメだぞ！

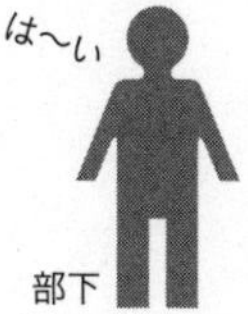
は〜い
部下

は柔軟性だ。年齢とともに頭も固くなり、過去の成功体験にとらわれて新しい一歩を踏み出せなかったりする。ただ、柔軟性をなくすと周囲と不必要な摩擦を生み、ストレスを増大させることとなる。心をオープンにして若い世代と対話し、新しい発想を取り入れるようにしよう。

メンタルヘルスMEMO

管理職は孤独なもの
逃げ場を求めず
自分と向き合って

ストレスやグチのはけ口が見つからない管理職は孤独なものだ。なかにはアルコールやギャンブルに走ってしまう人もいるが、そういった依存性のある対処では前頭前野の機能が低下し、さらに柔軟性を失うことにつながる。

犯人捜しをしてもトラブルは解決しない！ 失敗を次に活かす意識の切り替えとは

自分も他人も責めない考え方もある

仕事においては、しばしば失敗がつきものである。そして失敗ほど、自分の思考や感情をコントロールする力を試される場というのもそうそうない。ただし、ストレスがたまりやすい出来事ではあるから、ネガティブな発想が浮かびやすく、冷静な自己制御力が発揮できない人も少なくない。

キーワード　自責思考、他責思考

よくあるパターンは「自分がすべて悪い」と過剰に受け止めすぎる「自責思考」タイプ。無力感や過剰な落ち込みに陥りやすく、あまり健康的な対処法とはいえない。一方で「あいつのせいだ」と他人を責める「他責思考」というものもある。怒りや不満にとらわれるだけでなく、悪くすると人間関係にヒビを入れてしまうこともある。

責任の所在を明らかにすることも大切かもしれないが「誰が悪いのか」と焦点を人に当

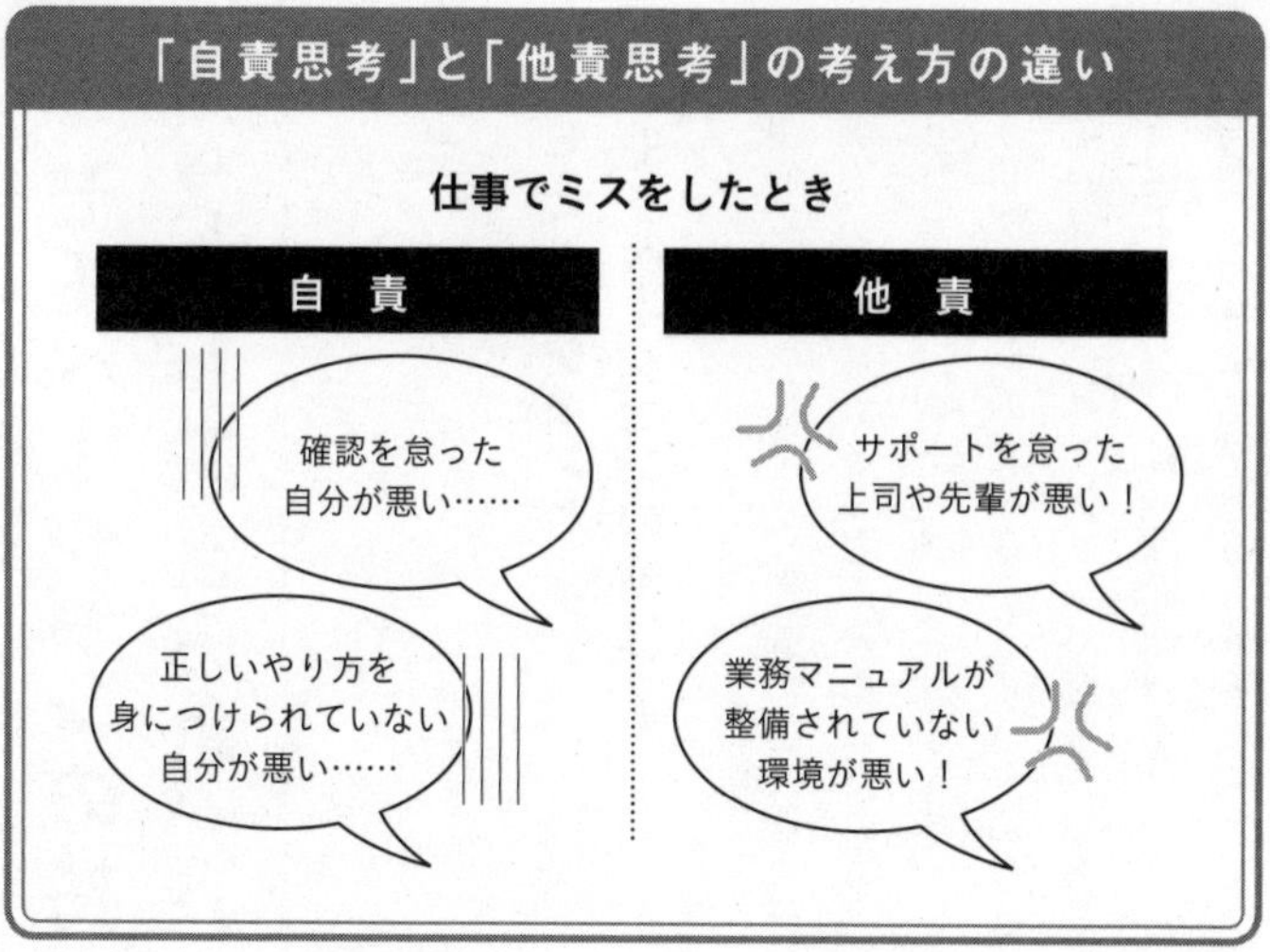

「自責思考」と「他責思考」の考え方の違い
仕事でミスをしたとき
自責
確認を怠った
自分が悪い……
正しいやり方を
身につけられていない
自分が悪い……
他責
サポートを怠った
上司や先輩が悪い!
業務マニュアルが
整備されていない
環境が悪い!

てて犯人捜しをすることにこだわりすぎると本質を見失う。自分も他人も裁くことなく「何が悪かったのか」と物事に焦点を当てることが大切だ。そうすることで、失敗の原因を理解することになる。より合理的で生産性の高い方法で失敗を解決し、再発を防ぐことができるのだ。

メンタルヘルスMEMO

失敗の中でも誇るべきものが「知的な失敗」

ハーバード・ビジネス・スクールのエイミー・エドモンドソン教授は失敗を「予防できる失敗」「避けられない失敗」「知的な失敗」に分けた。革新的な挑戦がうまくいかなかった「知的な失敗」はむしろ歓迎すべきとしている。

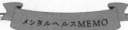

モチベーションの持ち方でストレスまみれがハッピーに変わる

キーワード　問題回避型、目的志向型

いいモチベーションと悪いモチベーションの差は？

　仕事では、ときにノルマや締め切りなど厳しい制約が課せられることがある。そんなときも、できるだけストレスなく仕事をするにはどうしたらいいのだろうか。ヒントになりそうなのが、モチベーションの持ち方である。

　モチベーションには「問題回避型」と「目的志向型」の2種類がある。前者は「ノルマが達成できないと上司に怒られる」「いずれはクビになる」と思いながらがんばるモチベーションで、常に恐怖感がともなう。後者は「ノルマを達成したらボーナスが増える」「ほめられてかっこいい」などと目的達成に意識を向けてがんばるモチベーションだ。

　問題回避型のモチベーションはストレスが多いうえに、恐れていた事態を回避できたらそこでやる気が止まってしまう。一方、目的志向型のモチベーションは心身のコンディ

「問題回避型」と「目的志向型」の特徴

問題回避型

- 避けること、問題、ネガティブな状況について話す
- 自分にとって望ましくないこと、問題を排除することを話す
- 問題にフォーカスする
- 排除、避ける
- 首を横に振る
- 何かに耐えたり、避けたり、ネガティブと思えるようなジェスチャーが多い

目的志向型

- 手に入れる、達成、獲得できることについて話す
- 目標やゴールにフォーカスする
- 指さす
- うなずく
- 受け入れ態勢が整っている

ションを良好に保ちながら仕事ができる。当然ながら目的志向型を目指したほうがいい。

そのためには、ノルマなど仕事の目標を達成した先にある素晴らしいものに着目し「どんないいことがあるのか」「どう幸せになれるのか」というところに目を向けていくことが大切だ。

メンタルヘルスMEMO

自分にとっての意味を見つけると仕事が楽しくなる

仕事に忙殺されていると、働きはじめたときのモチベーションを見失うこともある。そんなときは、その仕事が自分にとってどんな意味や価値があるのかを振り返ってみるといい。そこに意識を向ければストレスの感じ方も変わる。

目標を達成できる人、達成できない人の違いとは

京セラや第二電電（現・ＫＤＤＩ）の創業者である稲盛和夫氏は、成功の方程式を「人生・仕事の結果＝考え方×熱意×能力」としている。習慣の専門家として多数の本を出版している佐藤伝氏によれば、このうち人によってあまり変わらないのが能力、かなり差があるのが熱意、そして成果が出るかどうかを左右するのが「考え方」だという。

考え方にはプラスかマイナスの2つしかない。そしてプラスの考え方ができる人はプラスの結果を出すことができるが、マイナスの考え方をする人はどんなにがんばっても「やっぱり自分はダメだ」と思ってしまいがちなのだという。

ジョン・レノンは「根本的な才能とは、自分に何かができると信じることだ」という言葉を残している。世界中から愛され、あらゆる世代の人を魅了し、今なお聴き継がれている曲をたくさん作ったジョン・レノン。能力や熱意はもちろん持っていたはずだが、何よりもこの「考え方」が彼の偉業を支えたと言えるのではないだろうか。

「自分は必ずデキる人間だ！」「自分は○○について必ず成果を出せる能力を持っている！」などと確かな考え方を持つことで行動や、ストレスの感じ方というものはガラリと変わっていくだろう。

とはいえ、なかなかそんな考え方を持てない、つい弱気になってしまうという人もいるかもしれない。その場合は自分が仕事をして、その先で成功したイメージをできるだけ具体

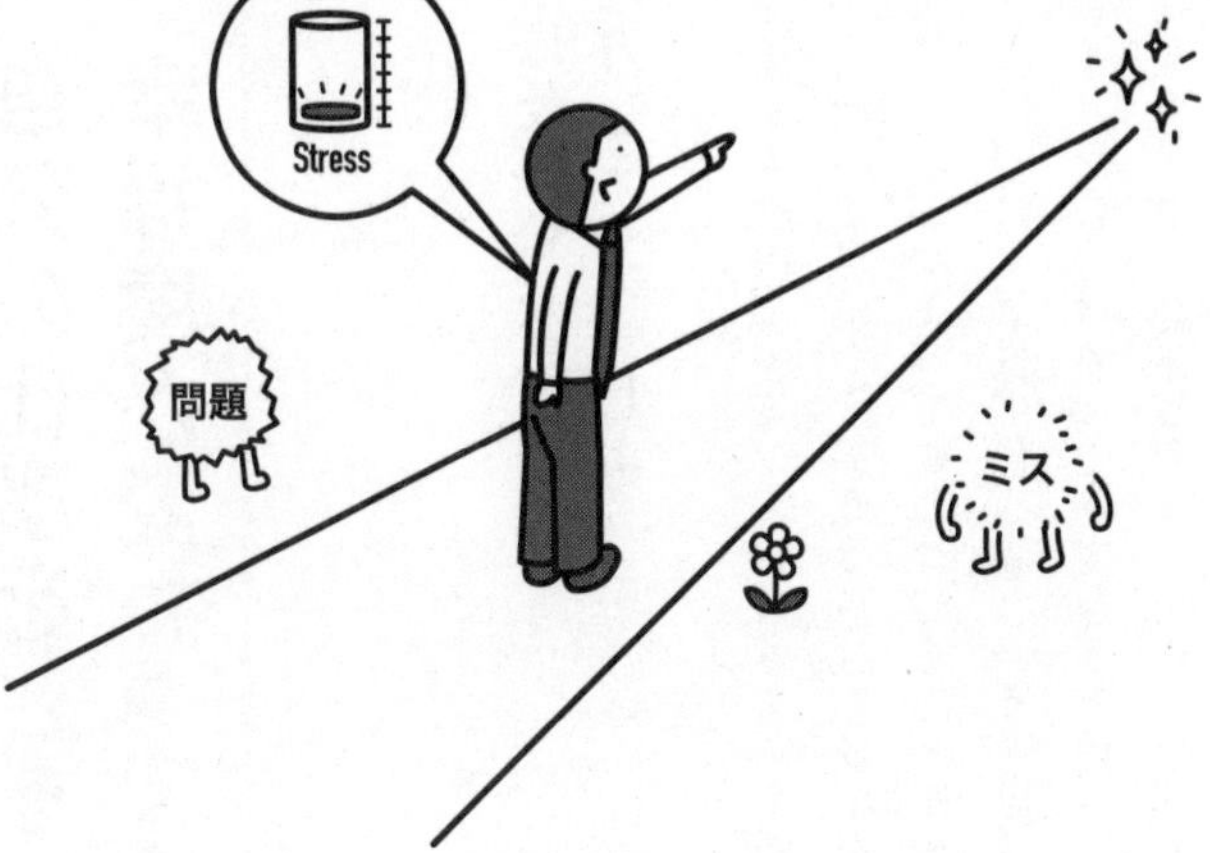

的に思い描いてみるといいだろう。
未来について思い描くイメージが具体的であればあるほど、脳からはドーパミンという神経伝達物質が放出される。脳はドーパミンを快楽ととらえるので、もっとそのイメージに近づきたいと考えるようになり、やる気がわいてくるのだ。

メンタルヘルスMEMO

どう考えるかで苦しさや楽さも変わってくる

私たちが体を動かすとき、脳はそれがどのくらい苦しいかをあらかじめ予測する。このとき「楽にできる」と予測すれば体が楽に動くようになる。今、苦しく感じていることを「楽にできる」と思ってみよう。

自分の仕事をどうとらえているかで幸福度が変わってくる

キーワード　ジョブ・クラフティング

幸せに仕事をしたいなら考え方をチェンジしよう！

イェール大学のエイミー・レズネスキー博士は、人生の満足感や幸福度は自分の仕事をどう見ているかによって変わってくると述べている。博士によれば、仕事観というものは3つのタイプに分けることができるという。

①ジョブタイプ…仕事は食べるため、生活のための手段であると割り切っている。週末や休暇をひたすら恋焦がれている。

②キャリアタイプ…昇進やステータスを重視する考え方。自分の仕事が認められ、競争に打ち勝つことを求める。仕事が時間の浪費と思えることもあるが、より上を目指すために必要なものと理解している。

③コーリングタイプ…仕事は人生の中でもっとも大切なもののひとつと考え、目的や意義を常に持って仕事をしている。今の仕事が天職であり、生まれ変わったら、またこの仕事

人と仕事の関係

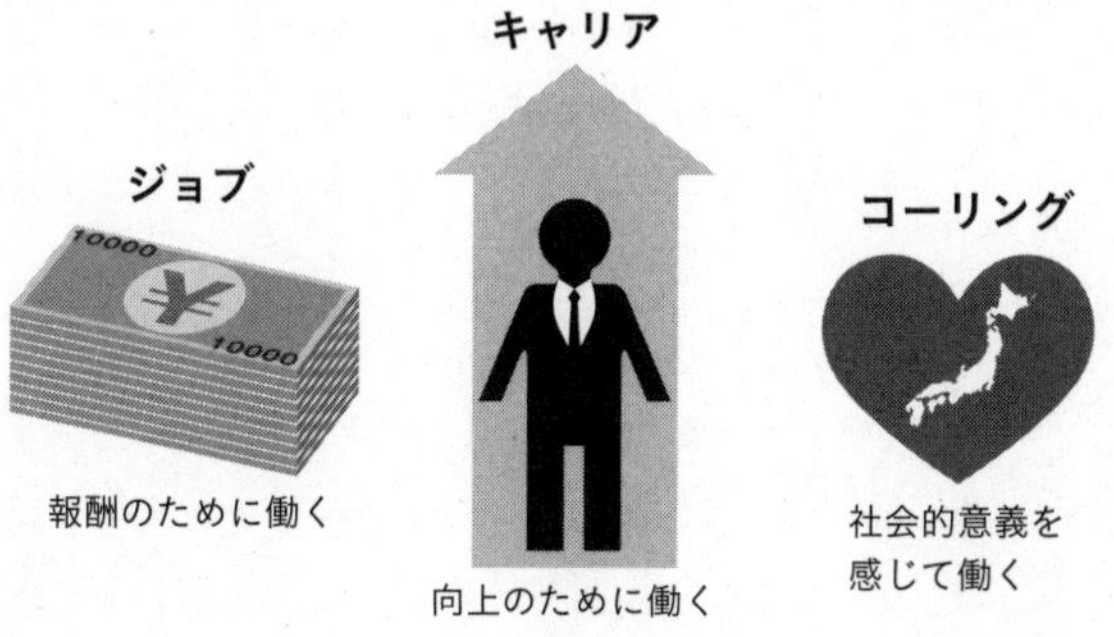

に就きたいと考えている。

どの仕事観が正しいとか、必ず持つべきだということは一概には言えないだろう。ただ、幸福度に大きく関係するのはまぎれもなくコーリングタイプだ。そしてどんな仕事に就いても、コーリングタイプのように考えることは可能なのである。

メンタルヘルスMEMO

3Kと呼ばれた新幹線の清掃がやりがいの場に

3Kと呼ばれていたJR東日本の新幹線の清掃。しかし清掃を「旅の思い出づくりに貢献するおもてなし」と定義して以降、清掃員が変わった。生き生きと働き、職務を超えたところでもおもてなしを発揮し、国内外から評価された。

ジョブ・クラフティングの実例はさまざまなところにある

ここからは前ページで紹介した、仕事をどうとらえるのかという3つのジョブ・クラフティングの実例を紹介しよう。

まず、仕事の中身を見つめ直し役割を広げる「タスク・クラフティング」については、NASAでの有名な話がある。NASAに派遣されていた清掃員たちは「肉体労働の割に安月給でやる気がしない」とこぼしていた。しかし、職務を見直し「自分たちはあのNASAをキレイにすることで宇宙飛行士の安全性を高め、宇宙でのミッションを助けている」と考えるようになった。役割を拡張したおかげで、働きがいが生まれたのだ。

人間関係をとらえ直す「リレーションシップ・クラフティング」の例では、半導体工場の若い社員の例がある。彼は自分がなんのために働いているのかわからず、悩む日々が続いていた。そこで、自分の仕事にどのような人が関わっているのかを整理してみた。すると自分が製造の一部を担った製品が、メーカーから消費者に渡り、社会へとつながっていることを再確認できた。自分の仕事が消費者に、また社会にとってどんなメリットがあるかを考えたとき、彼に再びやりがいが戻ってきたという。

仕事の意味をとらえ直す「コグニティブ・クラフティング」の例は保険会社の社員の話を紹介しよう。彼は保険会社の仕事を、顧客が事故などの不幸に遭ったときにお金の話をしなくてはいけない、イヤな仕事だとしか思えず悩んでいた。しかし自分の役割を見直し

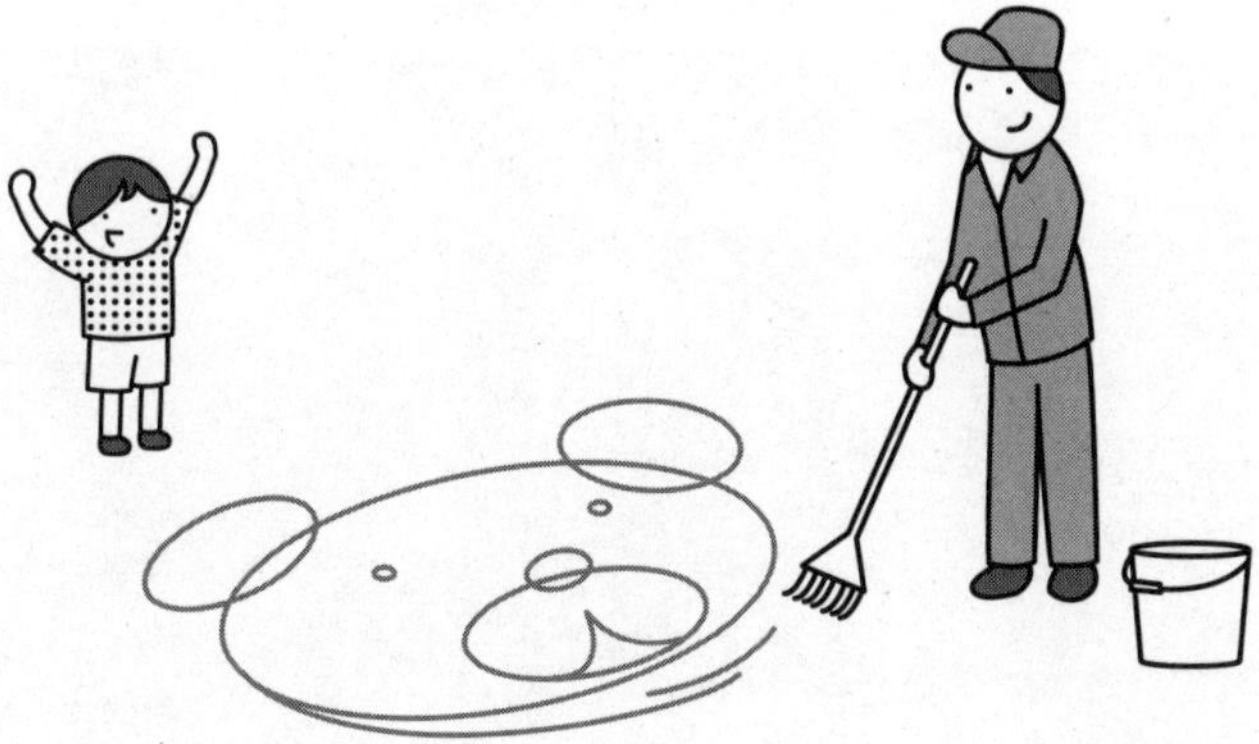

たところ、自分の役割はただのイヤな守銭奴ではなく「顧客と家族をケアする仕事」なのだ。そうとらえ直し、示談を進めてお金の問題を解決し、速やかに家族に保険金を支給することにやりがいを見出すようになった。結果、後ろめたさはうそのように消え、前向きに仕事ができるようになったという。

メンタルヘルスMEMO

落ち葉や水でミッキーの絵を描くのもジョブ・クラフティング

ディズニーリゾートで働くカストーディアルキャスト（清掃員）は写真撮影や道案内だけでなく、ときにミッキーの絵を落ち葉や水で描いたりもする。主体的かつ柔軟に自分の仕事に取り込んでいくのがジョブ・クラフティングだ。

メンタルヘルスの名言

習慣が変われば
人格が変わる。
人格が変われば
運命が変わる。

哲学者、心理学者

ウィリアム・ジェームズ

第４章

悪しき習慣がストレス源だった！

ストレスを
コントロールする生活習慣

スマートフォン漬け、夜更かし、運動不足など
現代人の生活はストレスを生む原因だった!?
ストレスをためない、作らない習慣をはじめよう！

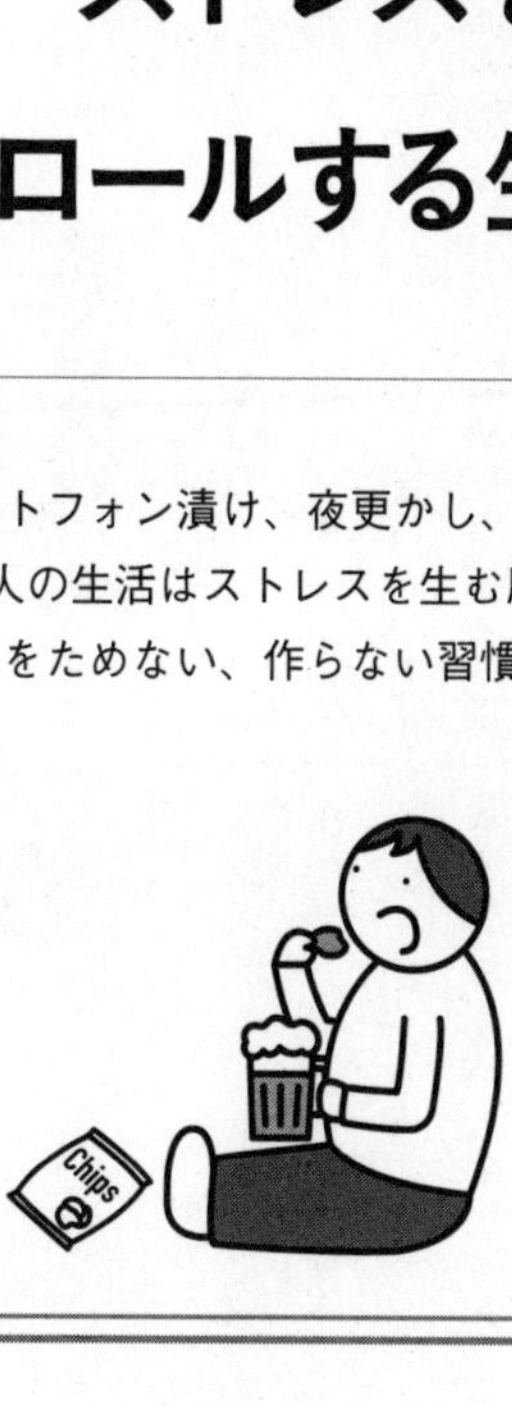

性格や行動パターン、大丈夫？その習慣がストレスを生み病気を作る！

キーワード　生活習慣とストレス

習慣というのは第二の天性のようなもの

なぜかストレスをためがちな人というのは、さまざまな生活習慣によって自分の体にストレスがかかるように、わざわざ追い込んでいるふしがある。

生活習慣というものは「早寝早起き」「規則正しい食事」などといった言葉で簡単に片づけられがちだが、実はとても深い意味合いを持っている。たとえば、その人が何を最優先に考えているか、人生でどう成長し、何を成し遂げたいと思っているか、どういった対人関係を築きどのような人脈を持っているか、どういった病気になるリスクを持っているか、といったところまで深く関係してくる。

生活習慣は、一見すると人の心とは直接的に関係していないようである。ただし問題が多い生活を主体的に続けているのは本人であり、一人ひとりの人生観や価値観が強く反映

人間理解の3つの方向性

「構造面」からのアプローチ	「内省面」からのアプローチ	「機能面」からのアプローチ
自然科学的 物理的	人文科学的 比喩的	行動科学的 確率論的
生物学、 身体医学	文学、哲学、 精神分析学	行動心理学、 データ分析法

されていると考えたほうがいいだろう。

よく知られているところでは、高血圧なら塩分の多い食事、糖尿病は運動不足や食べすぎ、肺がんなど多くのがんには喫煙が関係している。こうした行動を主体的に選び取り、体にストレスを与え続けているのは自分なのである。

メンタルヘルスMEMO

仕事中心の生活は脳も体も衰える一方！

仕事が生活の中心になり、生活リズムが不安定になると脳のパフォーマンスは衰え、体力もすり減っていく。むしろ食事や睡眠を生活の中心に置き、それ以外の時間に仕事を詰め込んだほうが締め切り効果で効率よく働ける。

規則正しい生活を送ることが最大の健康の秘訣

現代病として肥満も大きな問題となっているが、実は体だけでなく、脳の機能も狂わせることがわかっている。肥満の人の脳を調べてみると、たとえ人から「体に悪いから腹八分目にしなよ」と言われても延々と食べ続けてしまうなど、食への衝動や行動をコントロールしにくくなる傾向が見受けられるのだ。その結果、さらに太ってしまうのは自明の理である。また、血糖値が高い人には衝動的な行動が目立つという結果もあるという。

こうして見ると、肥満や糖尿病はある意味、脳の病気であるとも言えそうだ。単なる生活習慣に思っていたことが体にも脳にもストレスを与え、まわりまわって生活習慣そのものも壊していく。体を健康にしたいと思っても、そのときにはもう脳がついていかないというわけである。いい習慣をきちんとすることが、脳や体もよくしていくというのは、こうした理由による。

では、健康にいい習慣とはどういったものだろうか？ いささか教科書的にはなるが、復習の意味も込めて大阪大学医学部の森本兼《かね》曩《ひさ》氏らが提唱する「8つの健康習慣」を紹介しよう。

①毎日朝食を食べる
②毎日平均7～8時間眠る
③栄養バランスを考えて食事をする
④喫煙をしない
⑤身体運動・スポーツを定期的に行う
⑥過度の飲酒をしない
⑦毎日平均9時間以下の労働にとどめる

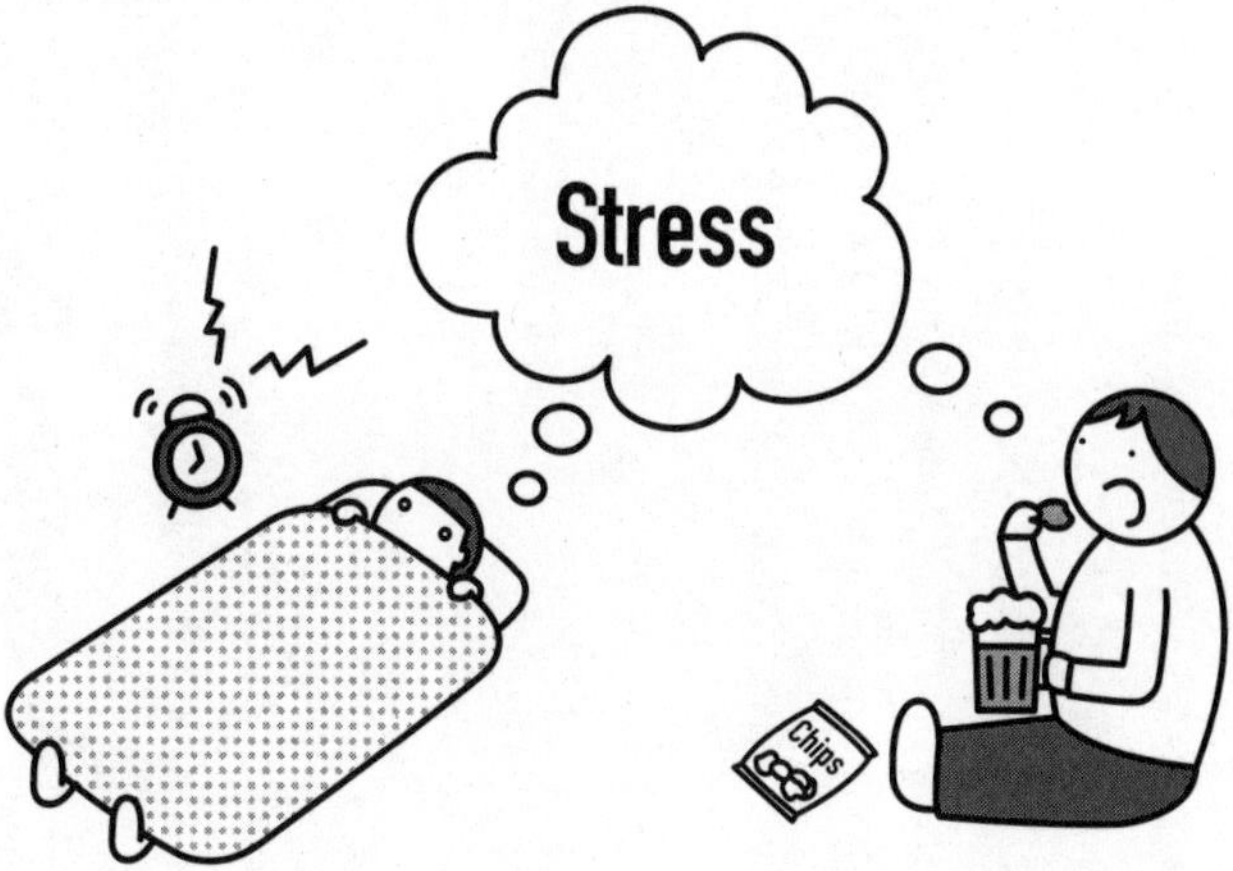

⑧自覚的ストレスが多くない

８つの習慣のうち４個以下は不良、５~６個は中庸、７~８が良好とされる。あなたは何個当てはまっただろうか？　こうした健康にいい習慣を保ち、ストレスをためない・作らない数々のアイデアを、次のページから紹介していこう。

メンタルヘルスMEMO

ダラダラ残業の習慣が脳のパフォーマンスを下げている

なんとなく毎晩残業を続けてしまうのは非常に効率が悪い。右脳はデッドラインがないとダラダラと堂々巡りをはじめ、作業効率が格段に下がる。デッドラインを決めると右脳も左脳も効率よく働き、仕事がはかどるようになるのだ。

mental ni
iikoto
chou taizen

世界中で注目されている瞑想トレーニングを生活に取り入れよう

キーワード　マインドフルネス

無我の境地になって ストレスコントロール

ストレスを軽減できる、疾病を予防できるとしてＧｏｏｇｌｅ社などが取り入れて話題になった「マインドフルネス」。瞑想のトレーニングを応用したもので、「今この瞬間、経験していることに評価や判断をせず能動的に注意を向ける」ことを指す。最近では医療の分野でも応用されるようになり、世界中で注目を浴びている。瞑想というと特別なもののように感じるかもしれないが、それだけではない。呼吸や姿勢、睡眠、食事といった日常の行動を一つひとつ改善することが「マインドフルに生きる」ということだ。

マインドフルに生き、疲れない脳を作るために心がけたい、１日の理想的な過ごし方を紹介しよう。

まず、朝は決まった時間に起床する。代謝を促進し、血糖値をあげて覚醒を促すホルモ

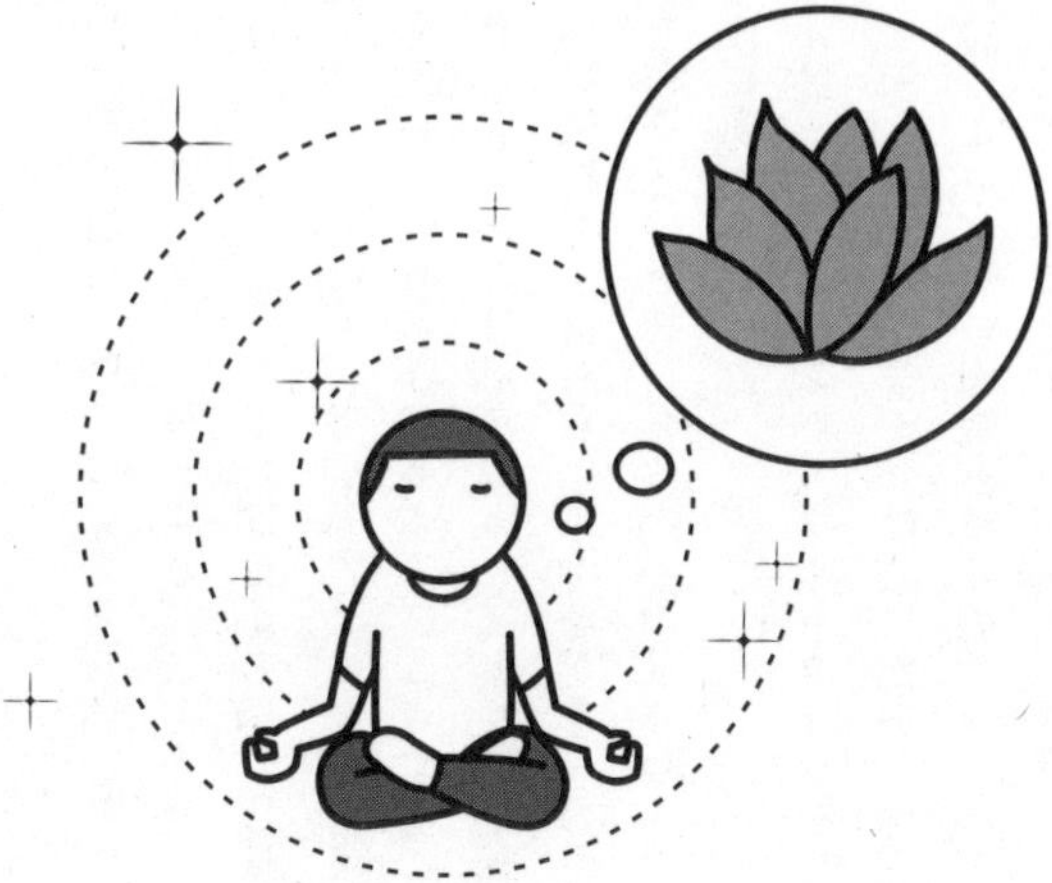

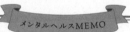

ン、コルチゾールを味方につけるとスッキリ起きることができる。体内時計を一定に保つため、休日も同じ時間に起きるようにしたい。
朝食は必ず食べる。脳が飢餓の恐怖を感じると、昼食時にインスリンを大量に分泌することになる。結果として血糖値の急降下や肥満リスクを高めてしまうのだ。

メンタルヘルスMEMO

人間は元来
保守的な生き物だからこそ
マインドフルネスが必要

人間の脳は「古い脳」「真ん中の脳」「新しい脳」の３層からなるが、習慣と強い関連のある「古い脳」は変化を嫌う。つまり人間はそうそう変わらない。だからマインドフルネスで対処できる方法を身につけることが有効なのだ。

午前から夜まではこう過ごす！
マインドフルネス実践編

出社後、自分の席についたら背筋を伸ばしてゆっくりと深い呼吸をする。このとき、鼻から5秒吸ったら口または鼻から10～15秒かけてゆっくり吐く、といったように、吐く時間を長めに取るよう意識する。こうすることでセロトニンの分泌が増え、ストレスが軽くなって気持ちが落ち着いてくる。2～3分呼吸を整えることで、仕事のパフォーマンスは格段にあがるはずだ。

昼食時はパソコンやスマートフォンを見ながらの〝ながらランチ〟は避けたい。味覚に鈍感になり、噛む回数も減るのでマインドフルな状態からは遠くなってしまうのだ。

ランチが終わって席に戻ったら、朝と同様に呼吸と姿勢を整える。午後は作業に集中して座りっぱなしになる人も多いが、30分～1時間は歩く時間を確保するようにしよう。

ランチ後で眠気を感じるなら仮眠を取るといいだろう。眠気を我慢して作業をしても、思考能力がダウンしてパフォーマンスを発揮できないためだ。椅子に座ったまま楽な姿勢になって目を閉じるだけでも効果がある。

夜は質の高い睡眠を取ることを意識しよう。まず、胃を休めた状態で寝るために夕食は就寝時間の2～4時間前に済ませる。

睡眠ホルモンであるメラトニンの分泌は強い光で妨げられる。明るすぎる光はできるだけ避けるようにしたい。就寝1時間前には入浴や軽いストレッチをするといい。眠る頃に体温が下がりはじめるので、脳が眠気を感じやすくなる。

「マインドフルネス」を取り入れた１日の過ごし方

朝の習慣
- 毎日、決まった時間に起床
- 太陽の光を浴びる
- 朝食を食べる
- 体を動かす

午前中の習慣
- ウォーキングで出社する
- デスクでは深い呼吸をして、背筋を伸ばす

昼食の習慣
- 低GI値のメニューを選ぶ
- サラダ→タンパク質→炭水化物の順番に食べる
- “ながらランチ”をしない

午後の習慣
- 3～5分の瞑想トレーニングをする
- 座りすぎない
- 水を飲む
- 仮眠を活用する
- 間食は選んで食べる
- 肩ストレッチをする

夜の習慣
- 自炊する
- 夕食はゆっくり食べ、就寝2～4時間前に済ませる
- 刺激の強い光を浴びない
- 就寝1時間前に軽いストレッチをする
- お風呂の温度はぬるめにする
- 毎日、寝る時間を決めておく

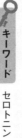

「早起きは三文の得」は正しい 朝日を浴びてセロトニン神経を活性化！

キーワード　セロトニン

起きたらカーテンを開けて セロトニンをグッと出そう

神経伝達物質のひとつである「セロトニン」は、生体リズムを整え、心身の安定や心の安らぎなどをもたらす。セロトニン神経の特徴は、日中だけ一定のリズムでセロトニンを出し続けること。朝起きたら太陽の光を浴びることで活性化のスイッチが入る。つまり、毎朝起床し、カーテンを開けることではじめてセロトニンが分泌され、私たちの体は正常に動きはじめるのだ。

起床後、外に出て軽く散歩をしたり、運動したりするのもいいだろう。セロトニン神経活性化のために重要なのは目の網膜に光が入ることなので、日焼け止めなどで紫外線を防いでも問題はない。ただし、網膜に光を入れるといっても太陽をじかに見なければいけないということではない。太陽の光を浴び、明るいと感じれば十分である。むしろ、太陽を

明暗によるセロトニン量の変動

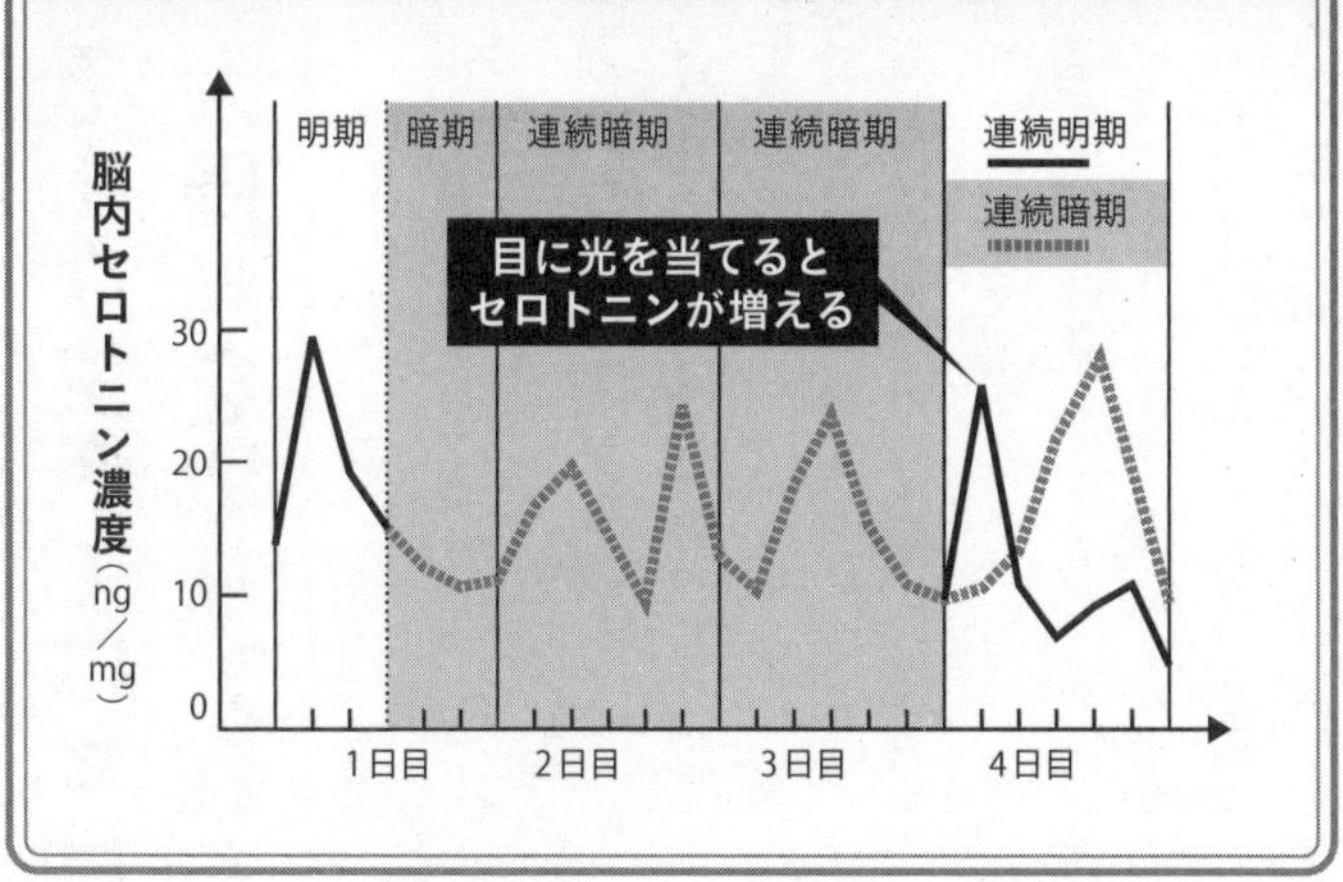

直視することは目の不調を引き起こすので絶対にしてはならない。

太陽の光は長くても30分程度で十分。特に真夏などは光が強く、ストレスや疲労につながってしまうこともあるので、短時間でもいいだろう。室内でもカーテンさえ開ければ十分である。

メンタルヘルスMEMO

蛍光灯の光では セロトニンは 活性化しない

セロトニン神経活性化のためには、光であればなんでもいいわけではない。セロトニン活性化のためには2500～3000ルクスの光が必要だが、蛍光灯では100～200ルクス程度しかないので、セロトニン活性化には足りない。

そんな生活ではセロトニン活性化できない！太陽光を取り入れる工夫をしよう

キーワード　太陽光を生活に取り入れる

「太陽を浴びる時間がない！」という人のための生活術

朝起きたら太陽の光を浴びることがセロトニン神経を活性化し、体内リズムが整って体が活動モードに切り替わる。

朝の過ごし方は人それぞれだが、太陽光を浴びながらヨガをしたり、洗濯物や布団を干したりするのは理想的だ。ベランダで朝食を摂るなど、優雅な朝もいいだろう。足や手など脳の運動系と呼ばれる部分を使うと各精度もアップするので、通勤時間を使ってひと駅分歩くというのは出社前に脳をシャキッと目覚めさせる効果もある。小さな子どものいる家庭なら、公園などへ出かけるのもいい。

しかし「そんなの無理だよ！」という人も多いだろう。遅刻ギリギリまで寝ていてカーテンも開けずに駅に走り、会社に飛び込むという生活では、十分な量の朝日を浴びることは難しい。幼児を抱えて家事に育児にと、こ

太陽光を取り入れる朝の習慣

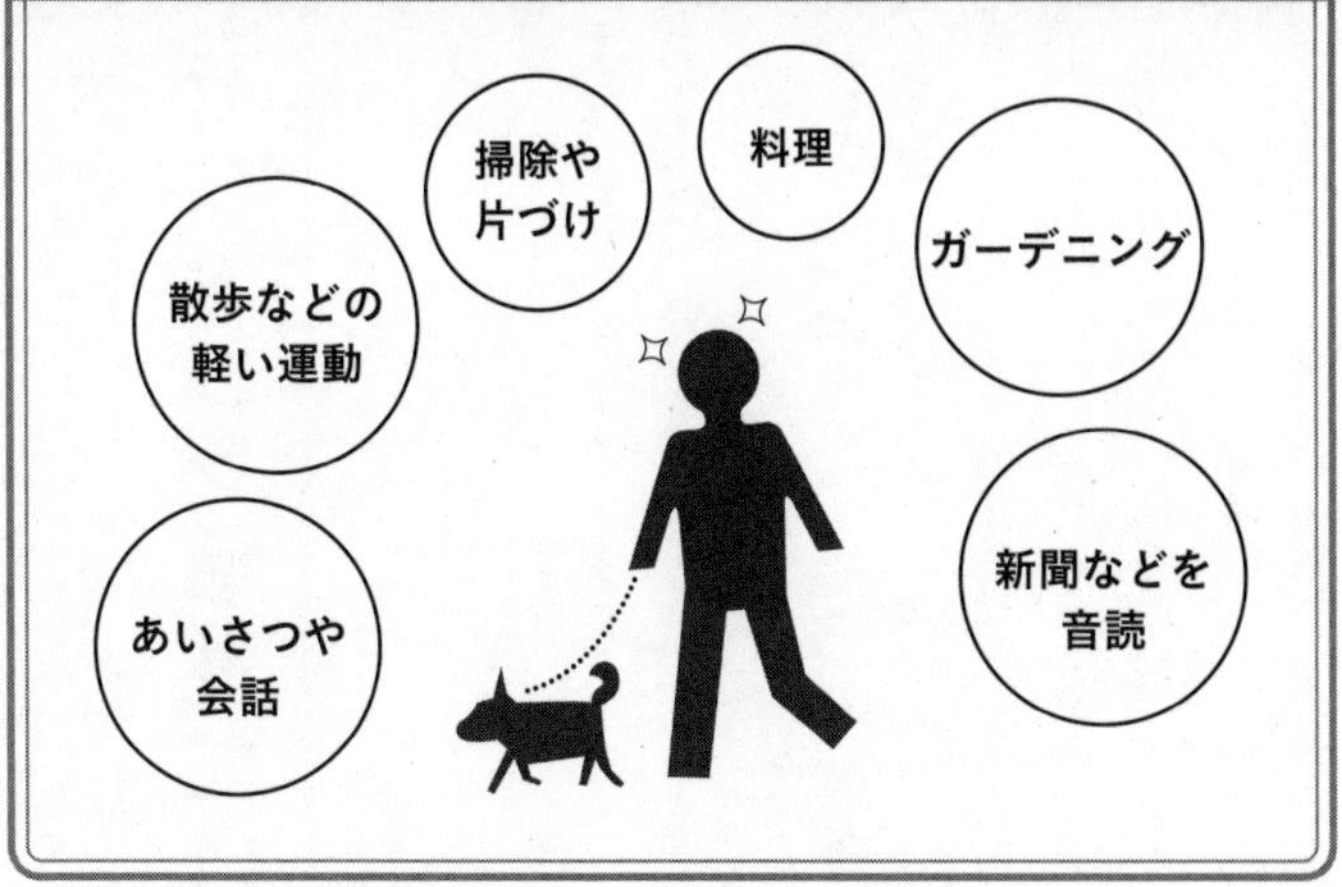

もりきりな主婦も要注意だ。
　そんなときは、無理に時間をひねり出そうとするよりも1時間早く起きるのが手っ取り早い。脳の覚醒度が下がる21時以降にダラダラ残業するのをやめて早めに帰宅し、朝日の当たるカフェのテラス席で仕事をしたほうが、よほどはかどるというわけである。

メンタルヘルスMEMO

和の住宅は
セロトニンを増やす
理想的な環境

セロトニンを増やすという観点から言えば、理想的なのは和の住宅。壁で区切られた閉鎖的な洋風住宅と違い、開放的かつ障子で区切るので光がふんだんに入る。強すぎる光はストレスになるが、障子やよしずなら心配ない。

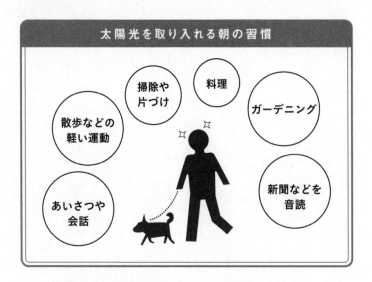

太陽だけじゃない！ 繰り返し運動でもセロトニン活性には有効

キーワード リズム運動

ウォーキングやジョギングを毎日の生活に取り入れよう！

セロトニン活性に欠かせないのは太陽光。それに加えて「リズム運動」を取り入れると、セロトニン神経をもっと効果的に鍛えられる。

リズム運動とは、一定のリズムで筋肉の緊張と弛緩を繰り返すタイプの運動だ。ウォーキングやジョギング、サイクリング、ダンスなどが当てはまる。激しい運動である必要はない。疲れない程度の負荷のもので、自分に合ったものを長く、最低でも3カ月程度を継続することが大切だ。難しいものや不慣れなものはストレスにつながるので、「これならできそう」と思えるものをチョイスするといいだろう。

リズム運動を行う時間帯は朝でも夜でもかまわない。両方取り入れることができれば理想だが、特に朝のリズム運動は脳をシャキッと覚醒させるウォーミングアップにつながる

音楽を聴きながらウォーキングのセロトニン量の変化

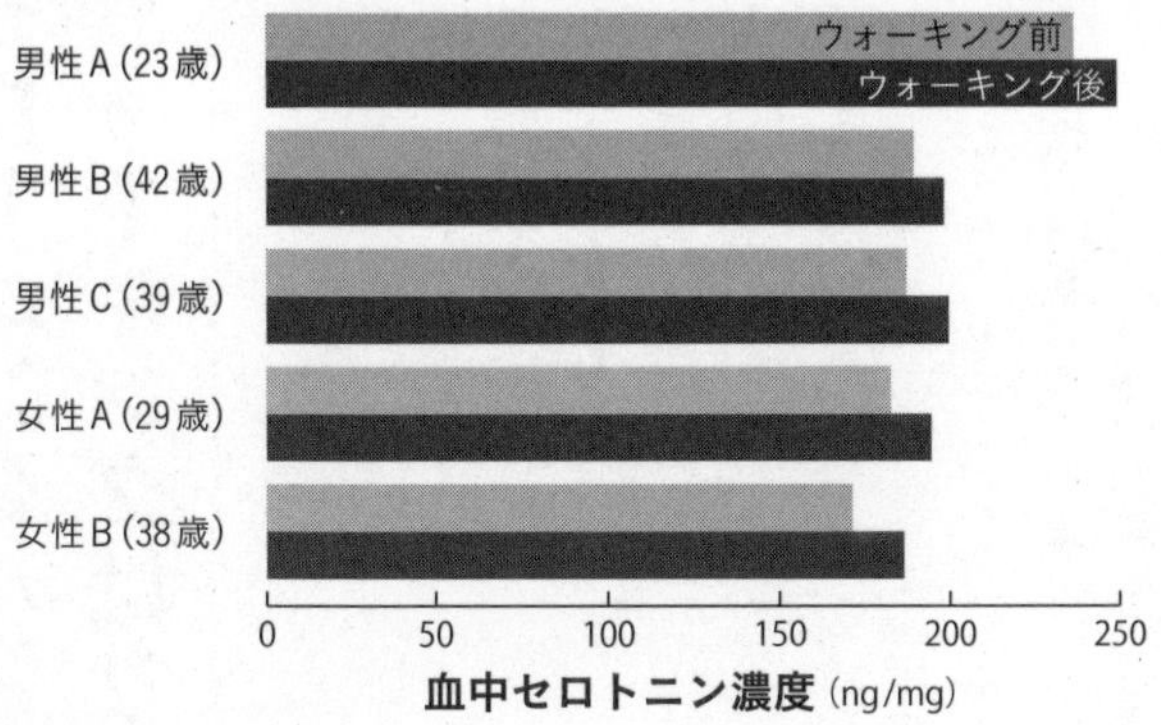

うれしい効果が期待できる。

ひとつだけ注意したいのが、セロトニン神経を活性化させるためには、意識の集中が必要であるということだ。つまり、おしゃべりをしながらウォーキングをするなど〝ながら運動〟ではセロトニン活性につながらない。やるなら黙って、運動に集中することだ。

メンタルヘルスMEMO

音楽であれば“ながら運動”も効果がある

セロトニン活性のためには“ながら運動”は基本的にNG。ただし歌詞がなく、メロディが複雑でないミドルテンポの曲であれば脳がリズムに集中し、運動に意識が向く。イヤホンかヘッドホンで聴くようにしよう。

mental ni
iikoto
chou taizen

セロトニンをバンバン出すならこれ！ウォーキングはリズム運動の王様

キーワード　セロトニンを増やすウォーキング法

朝イチで脳に刺激を与えないコースを歩こう

リズム運動は特別にやろうとしなくても、日常の動作の中にたくさんある。なかでも歩くことは老若男女すべてにおすすめのリズム運動と言えるだろう。しかし現代では歩くことを筆頭にリズム運動の機会が減り、それに比例してセロトニンの分泌量も減少の一途をたどっている。セロトニンを上手に増やすウォーキングを心がけてみよう。

セロトニンを増やすという視点から見ると、気ままに散歩するだけでは不十分だ。20～30分程度、歩くことに集中することが必要なのだ。普段よりもやや速めに、１km10分くらいを目安にするといいだろう。

時間は目が覚めたらできるだけすぐに、というのが理想だ。起きたらまずテレビを見て……と脳を働かせてしまう前にリズム運動をすると、効率よくセロトニン神経を活性化さ

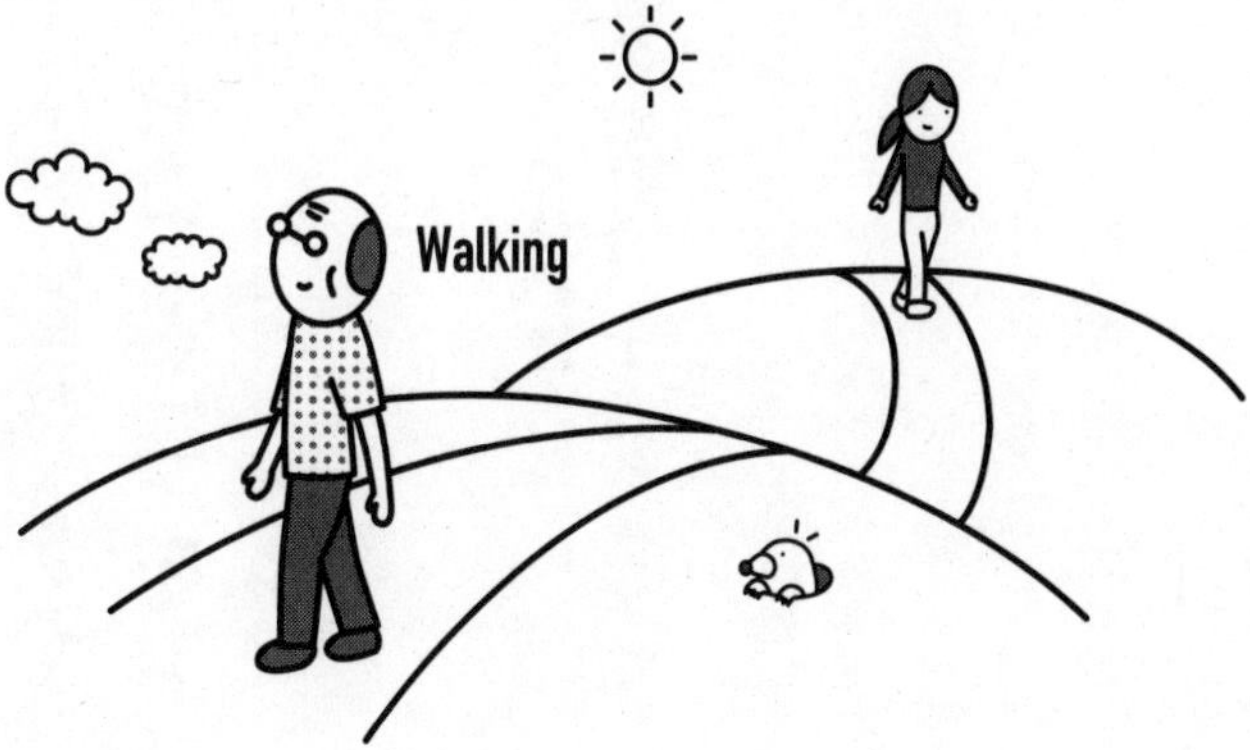

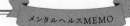

せることができる。ただし、疲れると効果が下がるので、適度な運動量を心がけたい。
コース選びも重要だ。街中は看板や人に気を取られて意識が散漫になるので、セロトニン活性という意味では不向きである。車などに気をつける必要がない公園、歩き慣れた近所の道、障害物のない河原などが最適である。

メンタルヘルスMEMO

エアロビはNGなのに フラダンスや盆踊りは OKなのはなぜ？

エアロビは動きが複雑なため左脳が働き、セロトニン活性にはつながらない。動きも激しく、身体的なストレスのほうが大きくなってしまう。一方、フラダンスや盆踊りは動きが単純でそう激しくもないため、効果が期待できる。

人や動物とスキンシップしてセロトニンをドバドバ出そう！

キーワード スキンシップのすすめ

セロトニン神経は人との触れ合いで活性化する

セロトニン神経がもっとも活性化するのは、実は人が人と触れ合うときである。夫婦や親子、恋人同士が手をつないだり、ハグをしたりといったスキンシップをはかると、共感脳を刺激することになり、最高の神経活性化につながるのだ。マッサージや肩たたき、握手なども同じ効果が期待できる。友人など、触られてイヤな相手でなければスキンシップの効果は得られる。

ちなみにこのスキンシップ、相手は人でなくてもいい。犬や猫をなでたり抱っこしたり、一緒に遊んだりして癒やされる人は多いが、これらの行為はセロトニン神経を活性化することにつながる。室内にたくさんの猫が放し飼いになっていて自由に触れ合える「猫カフェ」は、人が知らず知らずのうちにセロトニン活性を求めていることの表れなのかもしれない。

スキンシップ行動が誘発される経路

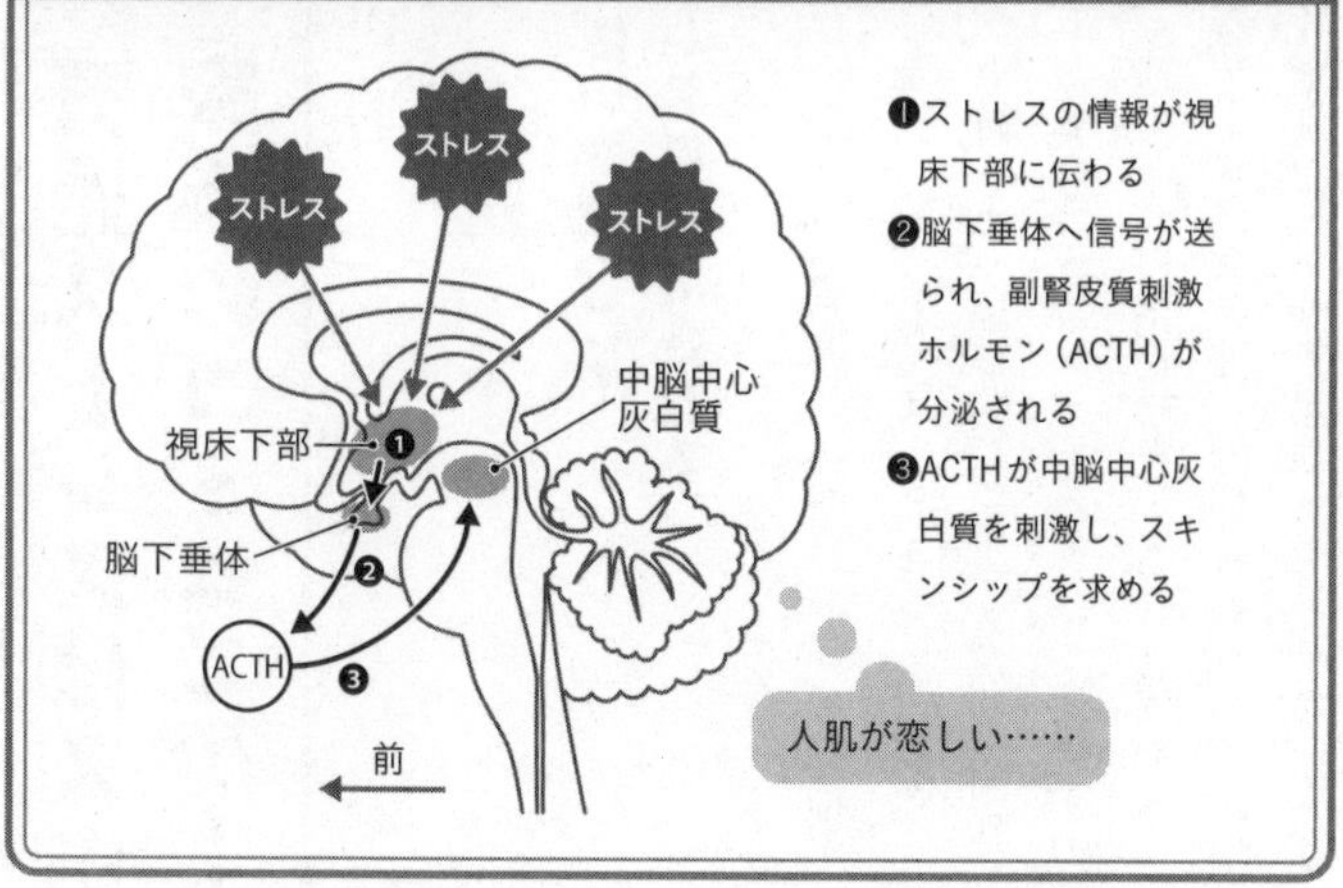
ストレス
ストレス
ストレス
視床下部
脳下垂体
中脳中心
灰白質
ACTH
前
人肌が恋しい……
❶ストレスの情報が視床下部に伝わる
❷脳下垂体へ信号が送られ、副腎皮質刺激ホルモン（ACTH）が分泌される
❸ACTHが中脳中心灰白質を刺激し、スキンシップを求める

セロトニン神経を活性化させると、ストレスから立ち直る力もわいてくる。不安になったとき、またストレスを感じたときなどは、両手を握り合わせたり、自分で自分の肩を抱きしめたりするなどの行為をすることがあるが、これは知らず知らずのうちにスキンシップを求めている表れなのだ。

メンタルヘルスMEMO

おしゃべりや カラオケも セロトニン活性の味方

共感脳の活性化に重要なのは「感情を共有する」ということ。互いの存在を理解し、共感し合えることが大切なのだ。世間話やランチ、お茶をすることも重要な意味がある。カラオケでほかの人に合わせて歌うのもセロトニン活性だ。

育児ストレスはスキンシップで解消！家族のコミュニケーションを大切にしよう

キーワード　オキシトシン

おっぱいや抱っこでストレスは解消される

子育てをするなかで、育児ストレスを抱える人は多い。しかし、人とスキンシップすることがセロトニン活性につながるのと同様、子どもと触れ合うことでセロトニン活性が促され、ストレス解消につながることがわかっている。正確に言えば、直接セロトニンが出るわけではなく、「オキシトシン」というホルモンが放出されることでセロトニン活性が促されるのだ。

たとえば赤ちゃんがお母さんのおっぱいを吸うと、お母さんの脳内ではオキシトシンが作られ、セロトニン活性を促して幸せを感じるようになっている。一方で、赤ちゃんのほうも抱っこされておっぱいをもらうというスキンシップによってストレスを解消する。

子どもが成長するとスキンシップの機会は少なくなるのが普通だが、小さな頃から個室

家族のスキンシップにいい間取り

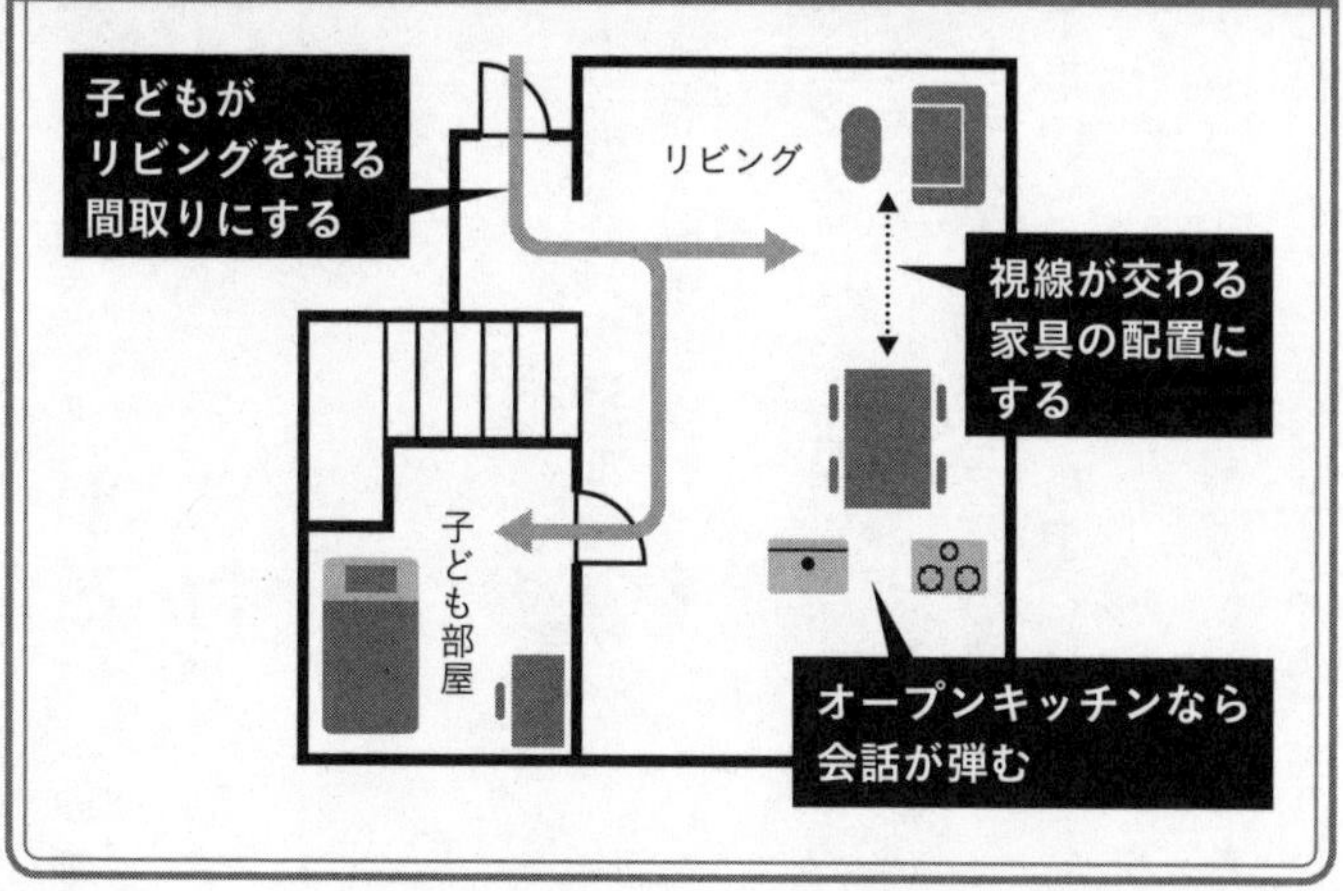
子どもが
リビングを通る
間取りにする
リビング
視線が交わる
家具の配置に
する
子ども部屋
オープンキッチンなら
会話が弾む

で過ごした子どもはコミュニケーション能力が欠けがちになるという指摘もなされている。リビングやオープンキッチンなど、家族が集まりやすい空間は大切にしたいものだ。個室を持たせるにしても、リビングを通って出入りする位置の部屋にするなど、自然とコミュニケーションが生まれるよう配慮するといい。

メンタルヘルスMEMO

話せない赤ちゃんもコミュニケーションが取れている！

赤ちゃんはお母さんの呼吸、心音、姿勢から共感脳を働かせてお母さんの感情を読んでいる。呼吸や心音が感じ取れるように赤ちゃんを抱っこして肌を触れ合わせ、視線を合わせると赤ちゃんの安心につながるのだ。

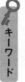

するほうもされるほうも癒やされる！ ただ触るだけでもストレス解消の効果あり

キーワード　タッピングタッチ

セロトニン神経を活性化して癒やされる簡単テクニック

「タッピングタッチ」とは、臨床心理学者の中川一郎氏が開発したホリスティック（統合的）でシンプルなストレスケアの技法のこと。2人1組になり、1人が相手の背中などをゆったりとしたペースでリズミカルにタッチを繰り返すことを基本とする。マッサージとは異なり、指の腹を使って左右の手で交互に触れたり離したりし、背中や肩をやわらかく刺激する。このリズミカルなタッチによってセロトニン神経が活性化され、緊張がほぐれてストレスを解消することができる。心理的・身体的に効果があるだけでなく、対人関係が和やかになり交流が深まったり、安心感や信頼感が生まれたりするなど人間関係にも効果が見られることがわかっている。

このタッピングタッチは、するほうもされるほうもセロトニン濃度が上昇する。つまり、

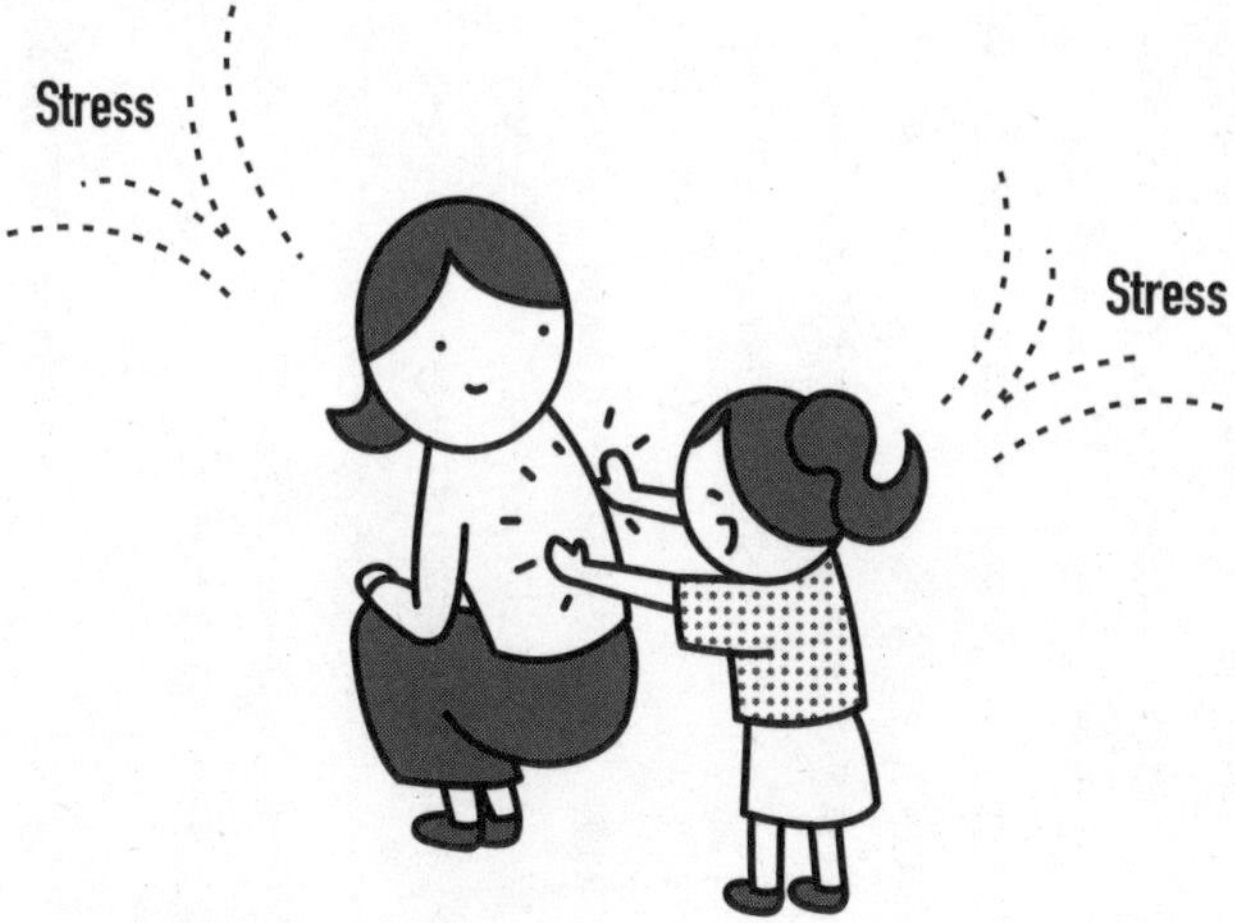

相手にしてあげることで、自分も癒やされる効果があるのだ。

タッピングタッチには痛みや緊張などの心身症状を和らげる効果もあるので、看護や介護などの現場で心身のケアに利用されているという。末期がんで苦しむ人が、症状が緩和されたという報告もある。

メンタルヘルスMEMO

病気やケガで寝たきりの人にはケアタッピングを

横になった人に行うタッピングタッチを「ケアタッピング」という。副交感神経が活発になるのでリラックス効果も得やすい。通常のタッピングタッチよりもソフトに行うのがコツ。指先ではなく手のひら全体で触れるのもいい。

タッピングタッチを実践してみよう！

タッピングタッチをするには、まず両腕を自然に下ろして肩と腕の力を抜き、手と腕をぶらぶらと振って心身の緊張をほぐす。

タッチする手の形は4種類。指先の腹を使う「タッピング」、手を丸める「ネコの足踏み」、両腕を横に下ろしてぶらぶらさせ、相手に軽く手の甲を当てる「ゾウの鼻」、手のひら全体を使ってやさしく触れる「ソフトタッチ」だ。

2人1組になって背もたれのない椅子を並べ、タッピングタッチをする人の後ろに座る。まず肩甲骨の内側に手を添え、その場所から軽く弾ませるようにタッピングを行う。左右交互にタッピングしながら下へ移動し、背中の半分くらいまできたら「ゾウの鼻」でタッチする。

次に肩からひじにかけてタッピングを行っていくが、肩たたきのように強く触れるのではなく、あくまでタッピングを心がける。ひじまでタッピングしたら、首と頭をやさしくタッピングする。ここは敏感な場所なので、「首と頭もタッピングしていいですか？」と声をかけるといい。

再度椅子に座り、背中に「ネコの足踏み」でタッチする。強く押さず、腕の重みを軽く載せるイメージがいい。ひととおり終わったら相手にタッチしてほしいところを聞き、最後に手のひら全体で左右交互に触れるソフトタッチをする。仕上げに背中や腕を上から下へ数回さすって終わりにする。これらの工程を、だいたい10～15分くらいかけてリラックスしながら行うといい。

基本のタッピングタッチ

1

肩甲骨の内側に手を添え、タッピングを行う。左右交互にタッピングしながら下へ移動し、背中の半分くらいまできたら手をぶらぶらさせてタッチする。

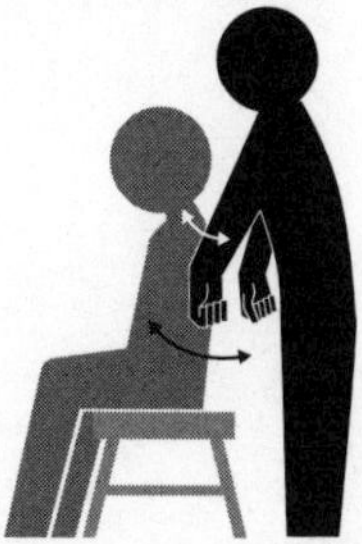

2

肩からひじにかけてタッピングを行っていく。ひじまでタッピングしたら、首と頭をやさしくタッピングする。背中に「ネコの足踏み」でタッチする。

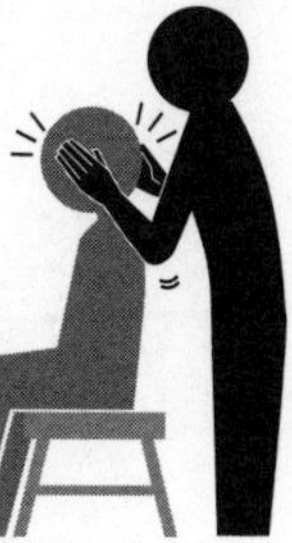

3

最後に手のひら全体で左右交互に触れるソフトタッチをする。仕上げに背中や腕を上から下へ数回さすって終わりにする。

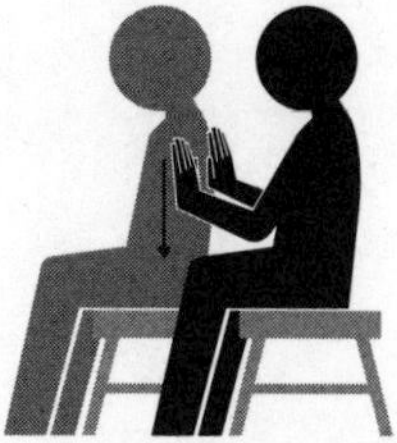

聴くだけでリラックス&ストレス解消！脳にいい影響を与える音楽とは？

キーワード　右脳に効く音

ストレス解消に効果があるのは右脳が心地いい音楽

人間は左脳でメロディや歌詞のある音楽を聴き、右脳で自然音や太鼓のリズムといった音を聴く。脳をリラックスさせ、セロトニン活性を促すのは右脳に効く音楽だ。右脳が喜ぶ音楽を選んで聴くと、ストレス解消に役立つだろう。

自然音というのは小鳥のさえずりや海の波音、川のせせらぎ、風の音などを指す。右脳はこうした音をしっかりキャッチするのではなく、ほとんど無意識のような形で受け流す。これが、左脳を休めて右脳を働かせることにつながるのだ。リラックスに効果のある音楽CDなども多数販売されているので、利用してみるのもいいだろう。

時間帯によって効果的な音楽を聴き分けるのもいい。朝は太鼓のようなリズム音などテンポのいい音楽でセロトニン活性を促すと頭

ストレスが消える右脳に効く音

右脳

イメージ
無意識

- 受け流す音
- 小鳥のさえずり
- 川のせせらぎ
- 海の波音
- 太鼓などのリズム

など

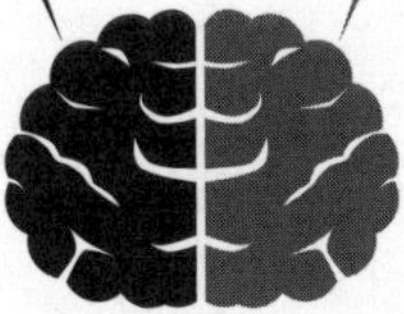

左脳

言語
意識

- 認知する音
- メロディのある音楽
- 和音（ハーモニー）
- 歌詞

など

がすっきりと目覚め、1日の刺激を受け入れる準備ができる。リズムは人の脈拍に近いものを選ぶとより効果的だ。クールダウンし、良質な睡眠につなげたい夜ならリラックスできる自然音が向いている。これらの音楽は音に意識を向けず「受け流す」ことが大切。読書をしながら聴くなど、ながら聴きもいい。

メンタルヘルスMEMO

クラシックのモーツァルトを聴くと記憶力が高まる!?

モーツァルトの音楽は記憶力を高めるという説がある。アルファ波が出るのでそれが効果をもたらすと分析する人もいるが、アルファ波はリラックスと関連は深いものの、記憶力を高めるといった科学的証明はなされていない。

マッサージでは疲れが取れない!? 自分の疲れを数値化してとらえよう

キーワード　自分のコンディションを把握する

プロのアスリートでも他人任せでは疲れは抜けない

疲れたときにマッサージをしてもらうと気持ちがいいものだが、それだけでは効果がない。どんなに腕のいい整体師でも高いお金を払っても、他人任せのリカバリー方法では疲労は抜けにくいのだ。現に、プロのアスリートはサポートチームや施設など疲労回復のための環境に恵まれているが、その環境に甘えて依存すると疲労は抜けにくいのだという。

その理由は「個人差」にある。今のコンディションがどうか、自分はどのような状態でもっともパフォーマンスを発揮することができるのかがわかっていないと、ケアの専門家であってもどうにもできないからだ。まずは自分の体を正確に知ること、これが疲れを取るための第一歩である。

そのためには、痛みや筋肉の張りなどの疲労レベルを数値化して、客観的に考えること

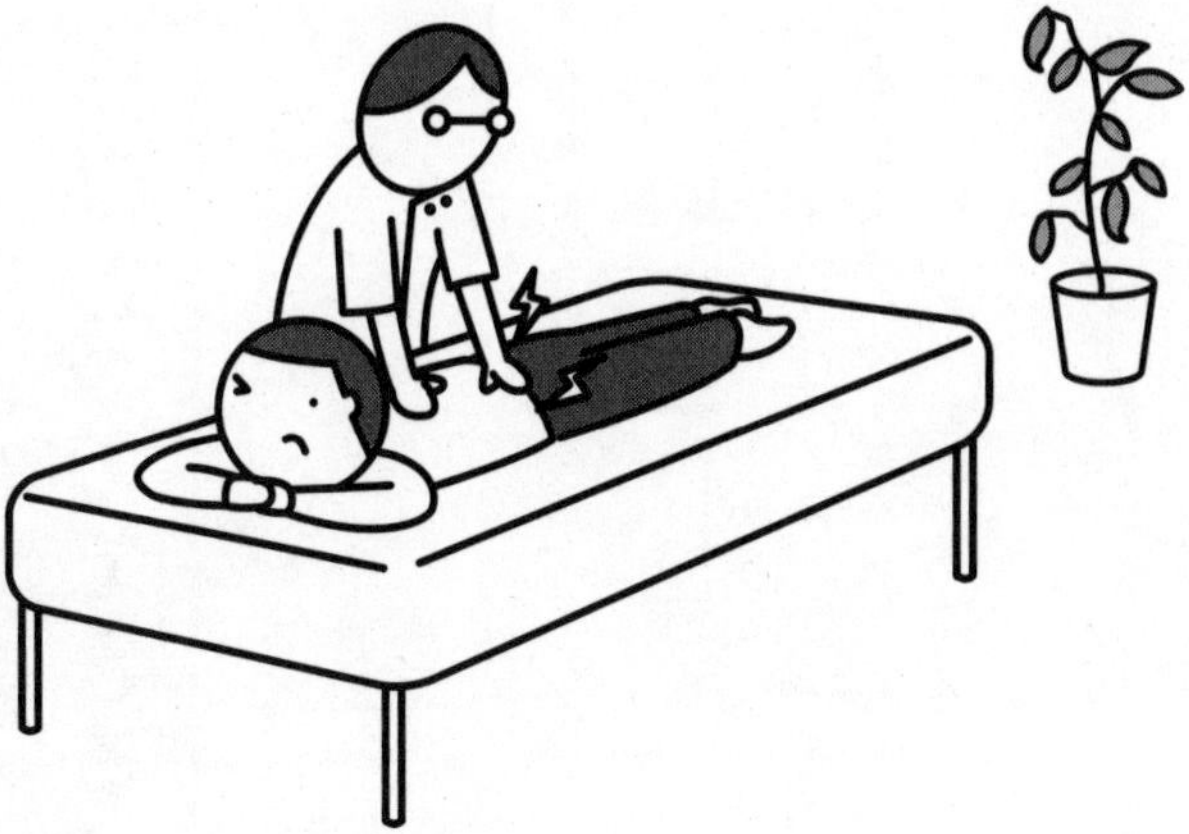

が大切だ。「腰が張っている気がする」ではなく、「一番ひどい状態が10としたら今は7」といったふうにとらえる。「腰痛を放置して3〜4日するとぎっくり腰になる」と過去のパターンがわかっているなら、2日目にケアをする。こうすることではじめて、効果的に疲れを癒やすことができるのだ。

メンタルヘルスMEMO

本当のケアは
オーダーメイドで
考えるべき

万人に合うケア方法はない。ある人には効果的だった方法が自分に効くとはかぎらない。肩に効いたケアが腰に効くともかぎらない。一つひとつ丁寧に感じながら、オーダーメイドでケア方法を組み立てていくしかないのである。

体の中心に意識を向ける！体ひとつでできるメンタル調整

キーワード　センタリング、グラウンディング

イメージの力で心や体を整えよう

心の落ち着きを手に入れたいとき、ストレスから解放されたいとき、イメージや意識の力でメンタルや体を整えることができる。「センタリング」と「グラウンディング」、２つの方法を紹介しよう。

「センタリング」は冷静になりたいときや集中力を高めたいとき、力を発揮したいときなどに効果的な方法だ。座ってでも立ってでもいいので、背筋をまっすぐにして体の中心線を意識する。そして、へその下10cmくらいのところにある臍下《せいか》丹田《たんでん》に意識を向ける。この一点に集中するだけで、何事にも動じない心を手に入れることができる。ホームラン王と呼ばれた王貞治《さだはる》選手がスランプに陥ったとき、この方法で集中力を取り戻したという。

「グラウンディング」はまず体をまっすぐにして床に両足をつける。地球の中心からエネ

中心に意識を向ける「センタリング」と「グラウンディング」

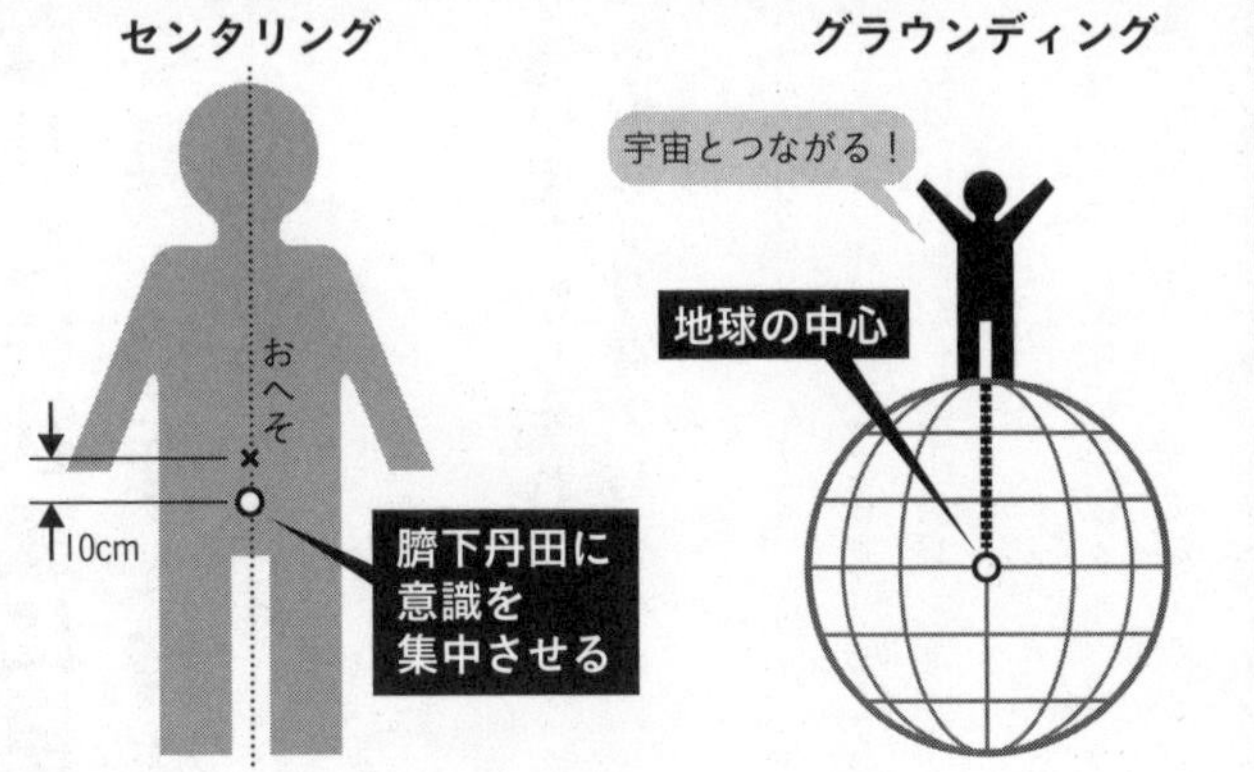

ルギーがほとばしっていて、それをどんどん自分が引き寄せて地球のエネルギーをチャージするイメージを描く。さらに自分の上に広がる宇宙の中心とつながっているところをイメージする。こうすることでストレスから自由になり、さまざまな問題解決ができるコンディションに心を整えることができるのだ。

メンタルヘルスMEMO

自分の心を守る シールディングで ストレスを防ぐ

心を守るための方法のひとつに「シールディング」がある。これは自分の周りに好きな色や形のバリアがあると想像するもの。受け入れがたいものはシャットアウトでき、受け入れたいものはなんでも通すとイメージして心を守る。

なりたい状態に自分を切り替える！写真・動画・音楽を活用しよう

キーワード　お気に入りの思い出

見たり思い出したりすれば　いつでも心を切り替えられる

元気ややる気を出したいとき、楽しい気分になりたいとき。そんなときにうまく心を切り替えるには、写真や動画、音楽などが効果的だ。

たとえば写真は、撮影当時にタイムスリップし、気持ちを切り替える効果がある。好きな人や好きな場所、うれしかったときの思い出の写真などをフォトフレームに入れたり、携帯電話やスマートフォンの待ち受けにしておいたりすれば、気持ちを切り替える効果が期待できる。好きな写真を集めてコラージュを作るのもいいだろう。

動画や音楽にも同様の効果がある。「この映画を観たときに『がんばろう』という気持ちになったな」「この曲を聴くとやる気が出る」というものがあれば、観たり聴いたりすることで気持ちは簡単に切り替えることがで

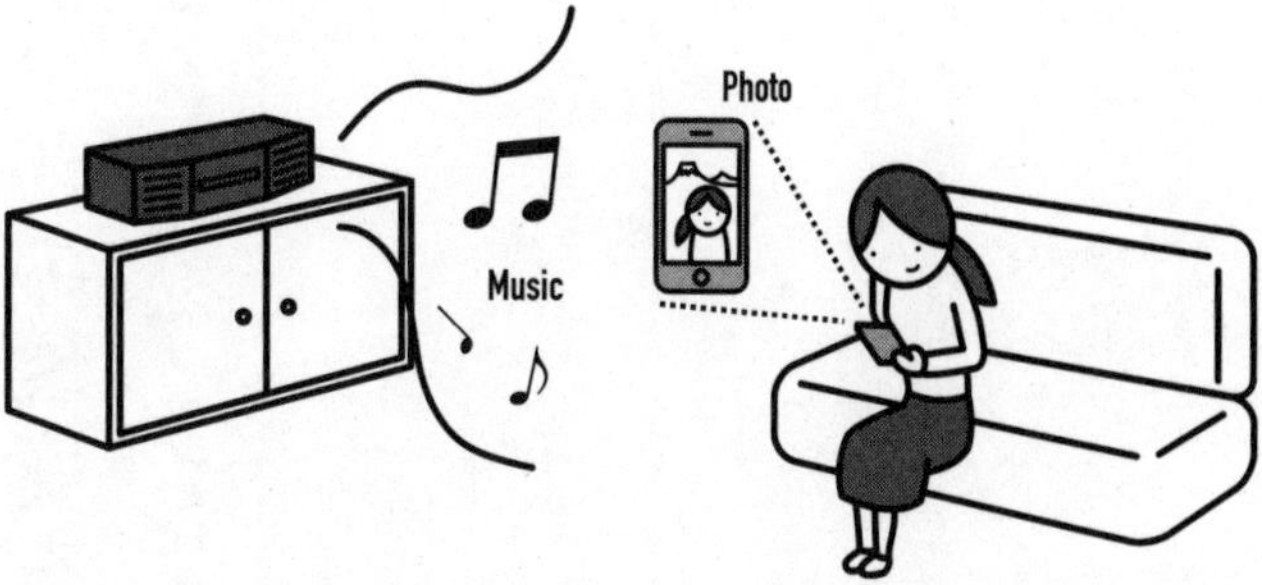

きる。実際に観なくても、頭の中で感動のワンシーンを思い出したり、曲をリフレインしたりするだけでも同じ効果が得られる。頭の中にお気に入りの動画や映画、ドラマのワンシーン、音楽などをライブラリーのようにストックしておき、気分に合わせて再生して気持ちを効率よく切り替えよう。

メンタルヘルスMEMO

お気に入りの香りで気持ちを切り替えたり落ち着かせたりしよう

多くの刺激は神経の伝達回路を通って脳に到達するが、香りは脳にダイレクトに伝わる。そのため一瞬でストレス状態から気持ちを切り替えることにつながる。アロマならグレープフルーツやラベンダー、ジャスミンなどがいい。

目の前の現実を歪めてとらえてしまう!? ポジティブシンキングのワナ

キーワード

ネガティブな感情も使いよう

怒りや不安にも ちゃんと意味がある

一般的には、ポジティブシンキングは「いいこと」とされている。ストレスからネガティブな思考や感情が高まりすぎると心身の健康に害を及ぼす。しかし、ストレスを避けようとして「何がなんでもポジティブでいるべきだ」と考えるのは危険である。ポジティブな発想はたしかにいいことには違いないが、過剰になると現実を直視せず、都合のいい解釈や歪《ゆが》んだ認識をすることにつながってしまうからだ。これでは困難を克服したり、目の前の問題事を解決したりすることは不可能だろう。

ネガティブな感情を持つのは悪いことではない。納得のいかないことがあれば怒りを感じる、将来に不安を抱く、失敗を恐れるといったことは実に自然な人間の心理だ。そして、怒るからこそ「正しいことをしよう」という

ネガティブな感情にもポジティブな面がある

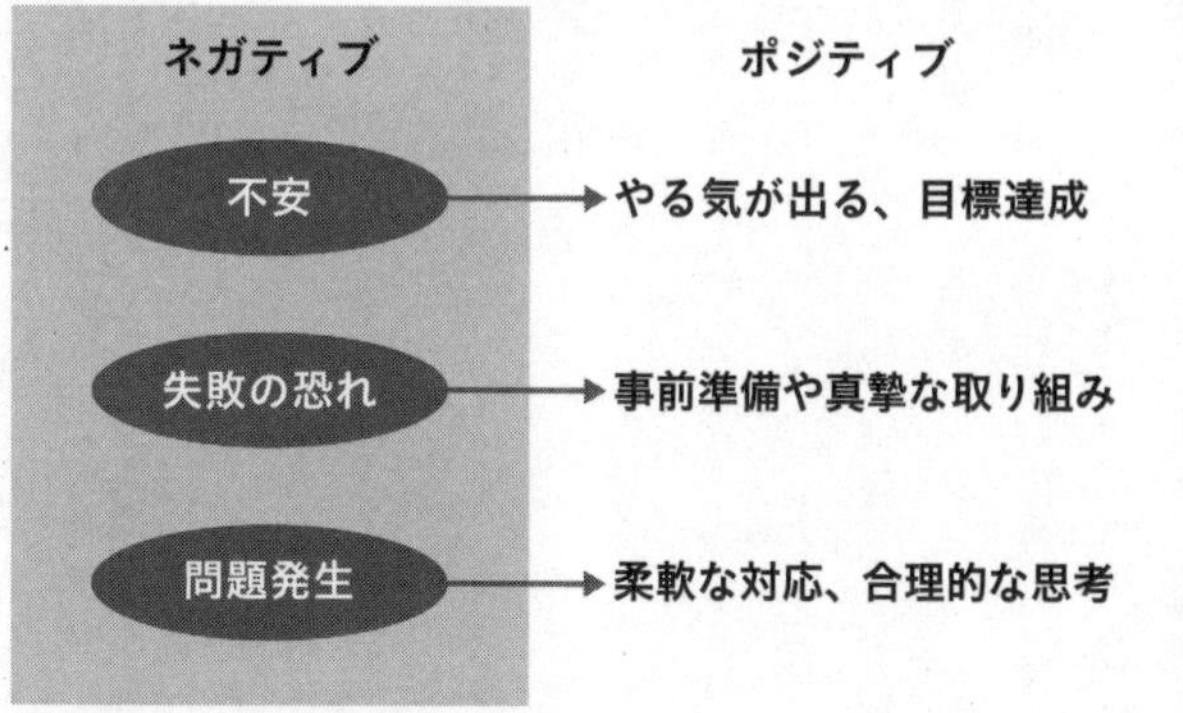

意欲がわき、不安があるからきちんと準備や努力をして目標を達成しようとする。失敗したくないという気持ちがあるから、慎重に物事を進めるのだ、ネガティブな感情も使いようで、決して悪ではない。現実を直視し、物事を柔軟にとらえ、合理的な思考を持つことを常に忘れないようにしたい。

メンタルヘルスMEMO

心が強い有名人は生まれつき強いのか？

メンタルが強い人材は著名人にも多い。元野球選手のイチローや黒田博樹、ビジネスなら松下幸之助や孫正義、柳井正などは筆頭だ。心の強さには家庭環境が関係するが、理屈を知って習得することも可能ということがわかっている。

「泣いてスッキリ」は気のせいではない！脳にも身体的にもストレスを減らす涙の効用

キーワード
涙とストレスの関係

涙を流すことでストレスが和らぐ

悔しいことや悲しいことがあったとき、泣くだけ泣いたら妙にスッキリした、という経験はないだろうか。実は、涙はストレス解消に大きく貢献している。

体の機能を調節している自律神経には2種類ある。ひとつは交感神経で、日中の活動のために活発に働く。ストレスを受けて活発化するのは交感神経だ。

一方、リラックスしているときに働くのが副交感神経で、体温を下げて体を休める。要は睡眠だが、涙を流すとこの副交感神経が活発に働き、睡眠と同じようにストレスを和らげる役目を持っているのだ。

涙には3つの役割がある。1つ目が、常に目の表面を守るために分泌される「基礎分泌の涙」、2つ目が異物を流す「反射の涙」、3つ目がスポーツや映画などで感動したり、悔

涙とストレスの関係

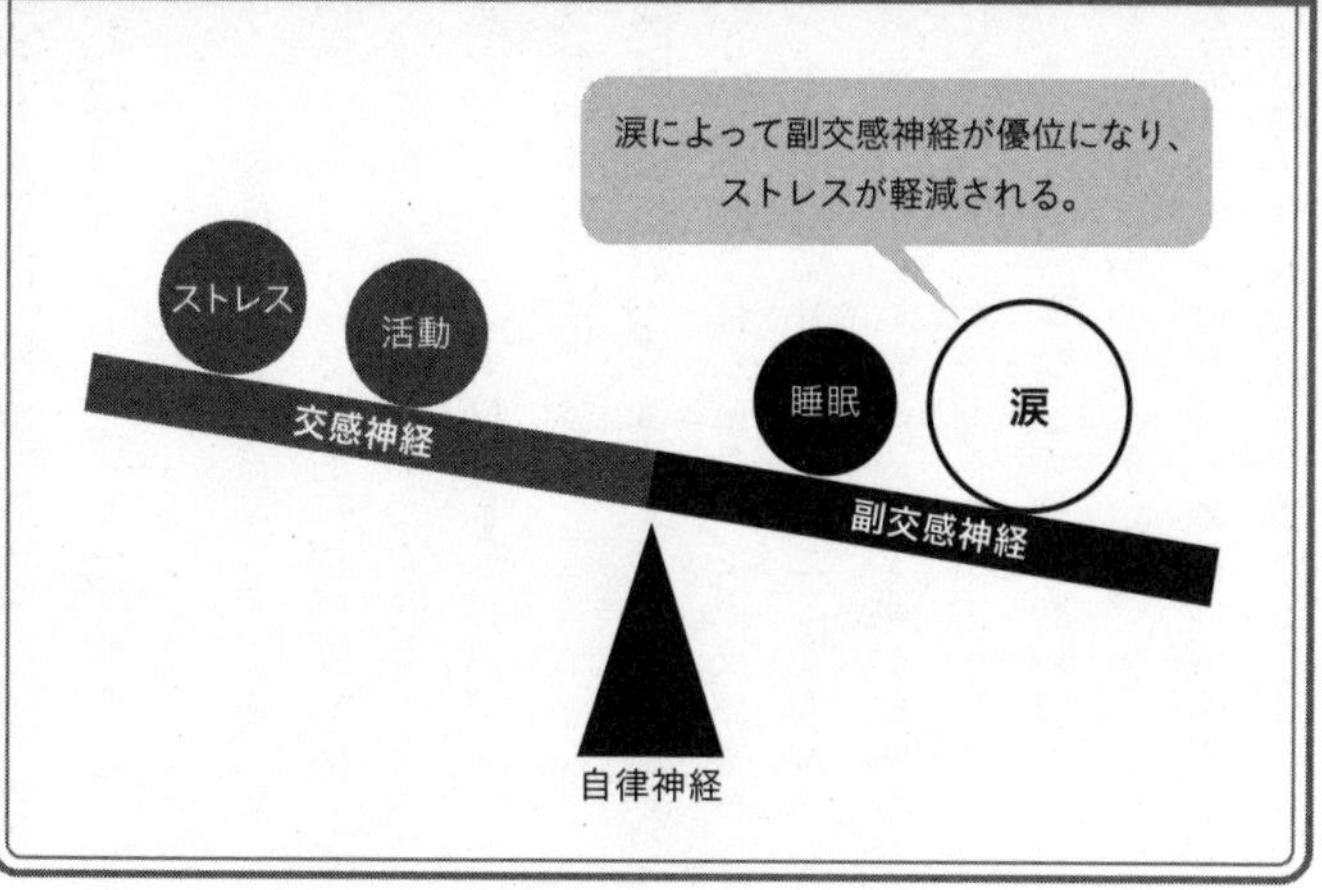

しい出来事に直面したりして流す「情動の涙」である。これは人に共感して流すため共感脳と深い関係を持っている。この情動の涙を流すと、内側前頭野の血流量が増加する。それによって共感脳が鍛えられるとセロトニンの分泌が活発になり、泣くことでストレスが消えやすい脳が作られるという。

メンタルヘルスMEMO

感動の涙を流すのは大人だけ！

子どもはよく泣くが、ストレスの緩和や不快感を伝える涙で、感動の涙は流すことができない。人生経験が少なく、共感脳の発達が十分でないからだ。感動の涙を流せるようになったら、大人に一歩近づいたと言えるのかもしれない。

「泣きそうだ」と思ったら泣いたほうがストレスを減らせる

ドラマや映画で泣きそうになるとき、実は脳の中では泣く1～2分前には感動の準備として、共感脳の血流量が増えていく。交感神経が優位となり、心拍数と血圧があがってストレス状態を呼び起こす。

共感脳への血流の量は泣く直前に急上昇し、激しい興奮が脳全体に伝わって副交感神経優位にスイッチが切り替わる。ここで涙があふれはじめる、という仕組みだ。副交感神経が優位になることでストレスも解消される。そして泣き続けるうちに脳の興奮が収まり、心拍数や血圧が下がってくるのだ。

涙を流す効果をはかるために、緊張や不安、混乱などの一時的な気分をはかる心理テストを使って泣ける映画を観る前後の人の気持ちを調べた実験がある。それによれば、映画でしっかりと泣いた人は、観る前よりも「緊張・不安」と「混乱」の2項目が大きく低下しており、感想を聞かれると「スッキリした」と答えた人が多かった。一方、泣かなかった人はほとんど変化が見られず、感想を聞くと「モヤモヤした」と答えたということだ。「泣きそうだ」と思ったなら、思いっ切り泣いたほうが気持ちはスッキリすることになる。

しかし、泣くことがいくらストレス発散になるとしても、泣く頻度があまりに多い場合は少し注意が必要になる。イライラしたり、不安が続いたり、食欲が減退したり、悲しみが長引いたりという自覚症状や、他者から見ても涙もろかったりと、ちょっと普通じゃないなと感じられたら、うつ病の可能性がある

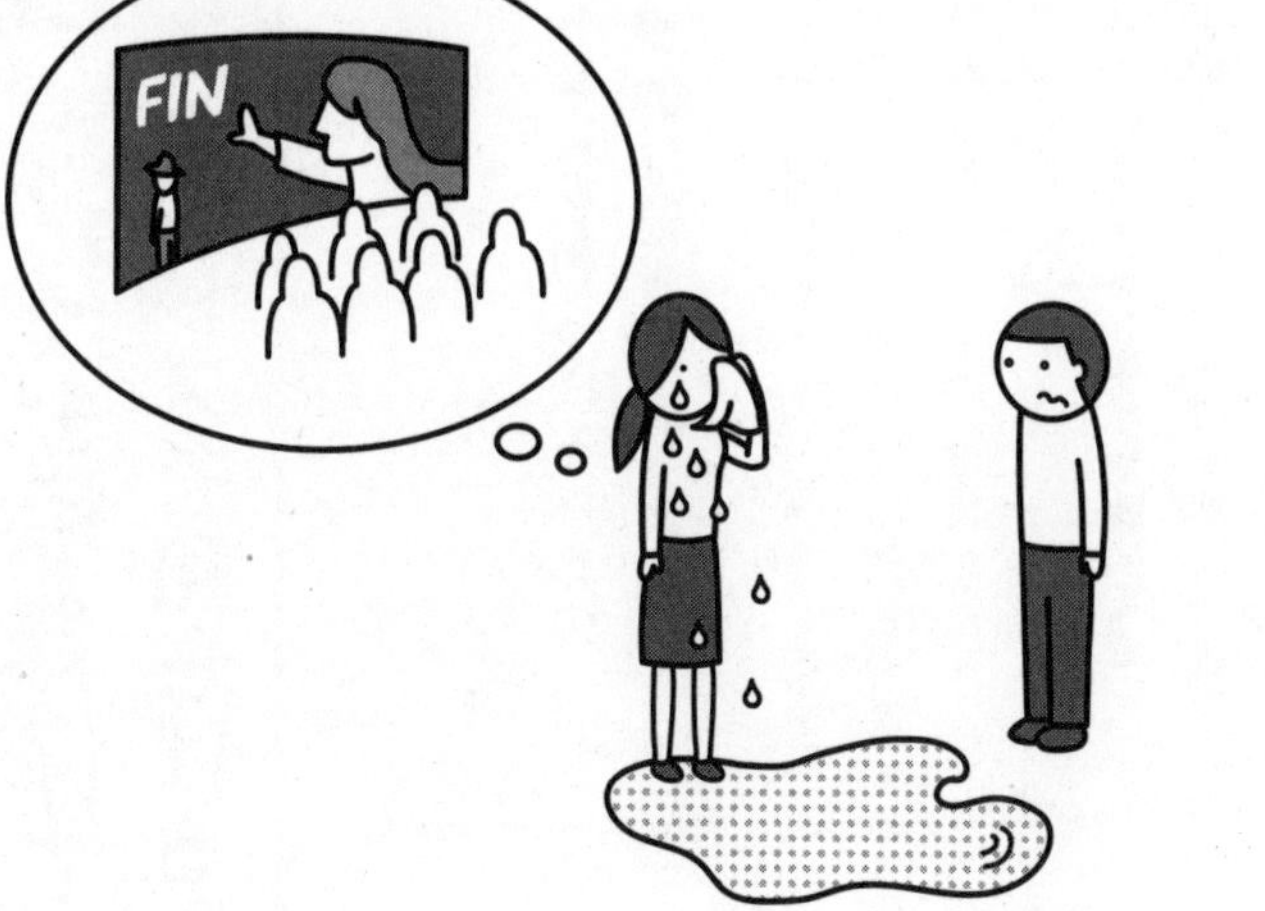

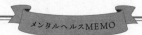

かもしれない。

不安や心配などのストレスでイッパイイッパイになってしまい、突然泣きだしてしまうことがあったら、それは体の防衛本能ととらえよう。心の病にかかる前に、ひとりで悩まないで専門の機関の助けを借りるのも心の健康維持のひとつの方法だ。

メンタルヘルスMEMO

人はなぜ泣くのか？
泣いたあとは
どうなるのか？

ウィリアム・フレイによると、感情的な涙の原因の内訳は、女性の場合、悲しみが５割、喜びが２割、怒りが１割で、同情・心配・恐怖がこれに続く。また、女性の85％、男性の73％は、「泣いたあと、気分がよくなる」と答えたという。

ただ涙を流すだけではダメ ストレスを和らげるためには「泣き方」が大事！

キーワード
効果的な涙の流し方

ストレスを和らげるための効果的な泣き方

泣けば必ずストレスが解消できるわけではない。ストレス解消には共感脳を刺激する「感動の涙」を流すことが重要なので、いくつかコツを押さえておこう。

コツ①感動できるドラマや映画を選ぶ

恋愛ドラマでも泣けるテーマを選ぶといい。ただしホラー映画は共感脳の血流量を減らし、泣いてもセロトニンは出ない。

コツ②週1程度でOK

涙の効果は持続するので週1くらいでもいい。ストレスがたまったタイミングでもいい。

コツ③涙を流す時間は5分程度で十分

主人公に感情移入して感動すれば、実際に泣くのは5分程度でいい。

コツ④夜に泣くのがおすすめ

朝よりも夜のほうが感情が高ぶりやすいので涙も出やすい。また1日のストレスを洗い

号泣の神経回路

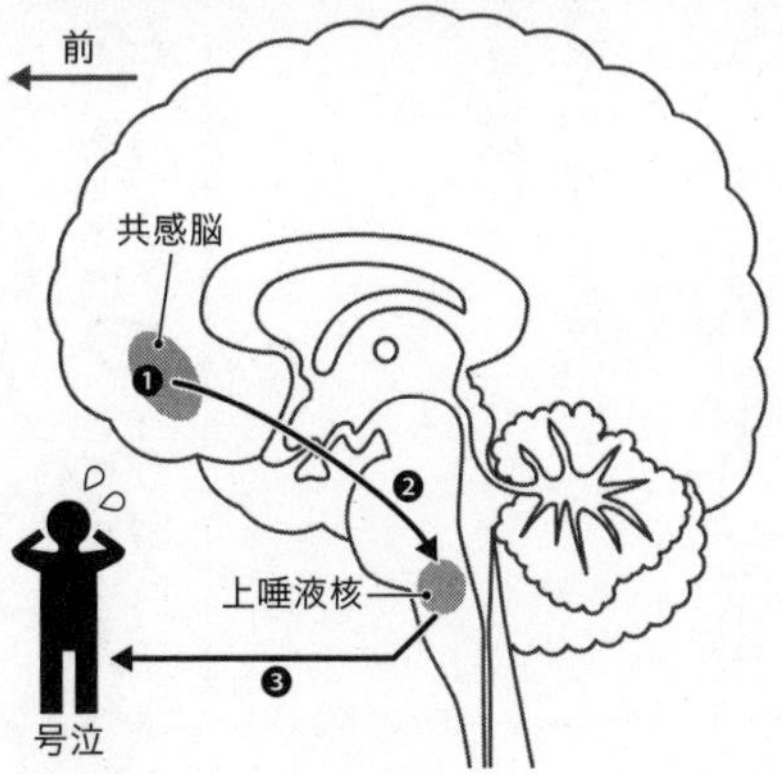

❶共感脳が興奮
❷交感神経が緊張した（ストレス）状態から副交感神経が興奮した（リラックス）状態にスイッチする
❸涙を流す信号が発信される

流す効果も。

コツ⑤泣きたくなったら我慢しない

無理に泣くのを止めると交感神経が高まったままになり、強いストレス状態が続いてしまう。結果、モヤモヤが消えなくなる。

難しく考える必要はない。人に共感することに意識を集中し、涙が流れるに任せよう。

メンタルヘルスMEMO

週末号泣で1週間のストレスをスッキリさせよう

涙でセロトニン活性をはかるなら週末がおすすめだ。１週間たまったストレスを一掃できるだけでなく、多少寝る時間が遅くなっても翌日を気にせずに済む。泣いて目が腫れても、翌日が休みなら大丈夫というわけだ。

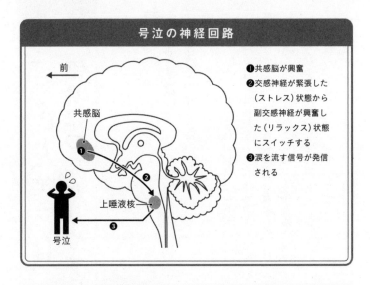

「泣く」と「笑う」は、どちらのほうが幸せにつながりやすいのか？

キーワード　泣く・笑うの効果

ときどき泣いてよく笑うのが一番いい

「泣く」と「笑う」は対極にある行為のようだが、脳という視点から見れば両者はとてもよく似ており、どちらも前頭前野の血流量が増加する。そしてセロトニン活性と免疫機能アップに効果が見られる。ただし、泣いたときのほうが大きな反応が長く続くという違いがある。

泣く前後と笑う前後の気持ちの変化を心理テストで調べてみると、泣いたあとには「緊張・不安」「混乱」の感情が落ち着きを見せ、笑ったあとでは「活力」が増加していた。笑うことは、泣くことほどストレス解消効果は強くないものの、活力がわいて元気になることだ。また、泣くというのは想像以上に負担が大きい行動である。感動の涙を流すにはその前に一度強いストレスを感じるからだ。一方、笑うことならいつでもできるのが大きな

「泣き」と「笑い」の違い

泣き	笑い

●不安や緊張を和らげる ●ストレスを軽減させる ●自律神経のバランスを整える ●免疫システムを活性化させる ●1回の効果が大きい！	●活力がわいてくる ●セロトニン神経をやや活性化させる ●ストレスをやや軽減させる ●自律神経のバランスを適度に整える ●免疫システムを活性化させる ●リズム運動になり、実践しやすい！

メリットだ。最近では笑いが持つ免疫力アップの効果が医療現場で活用されているが、それも取り入れやすさを重視したものだろう。

笑うときはクスクス笑いより、お腹が痛くなるほど大笑いをすると効果が高まる。よく笑って、ときどき泣くような毎日を送ってストレスを減らしていこう。

メンタルヘルスMEMO

ときには パートナーや友人と 涙を共有してみては

感動の涙はひとりで流すのが基本だが、人と感動を共有して泣くのは互いの共感脳が共鳴し、ひとりで泣く以上に効果がある。恋人やパートナー、友達と映画やスポーツ観戦に行くのは非常にいいストレス解消になるだろう。

メンタルヘルスの名言

「無理して早寝早起きをする」
のではなく、
「生体リズムに従って、
睡眠をスキルとして
使いこなす」という発想が、
忙しいビジネスパーソンには
求められると思います。

作業療法士

菅原洋平

第5章

時間管理のキモとなる！

その日のストレスをリセットする睡眠術

たまったストレスは、質のいい睡眠で
その日のうちにリセットするのが理想的。
睡眠をコントロールすることは、時間管理にも役に立つ。

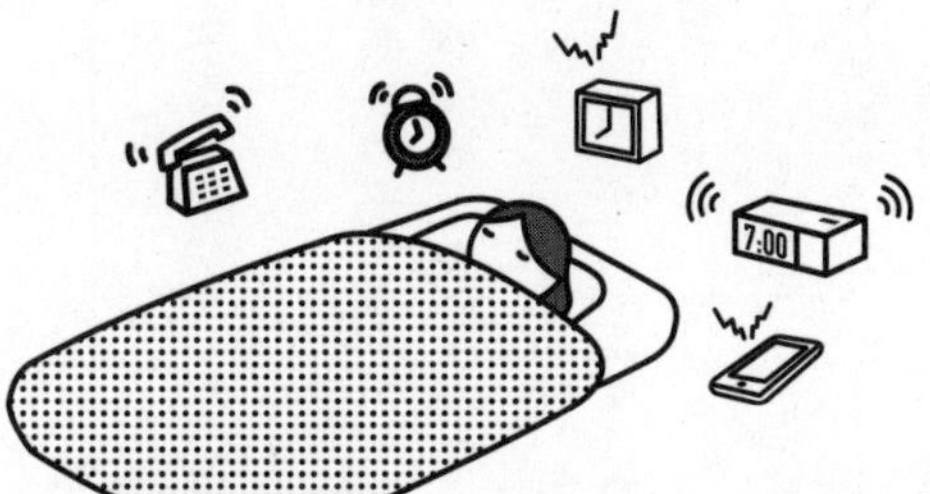

なぜ眠らないとダメなのか？人間と睡眠の深い関係

キーワード
眠る脳、眠らない脳

眠らない脳と眠らなくてはいけない脳

なぜ、人は眠るのだろうか。夜通し遊んだり、徹夜で仕事をしたりすることはあるかもしれないが、永遠に起きていることは不可能である。集中力がなくなってボーッとしてくるだけでなく、3日以上睡眠を取らずにいると幻視や幻聴に見舞われる人もいるという。

こうした現象は、脳の構造を考えるとわかりやすい。脳は呼吸や体温維持を司る〝眠らない脳〟と、思考や創造、記憶を司る〝眠らなければいけない脳〟に分類される。眠らなければいけない脳の筆頭が大脳新皮質で、生活の中でフル活動して大量の情報を処理し、考えたり創造したり、ものを記憶したりといった高度な精神活動を可能にする。したがって、起きている時間が長くなるにつれて脳に疲労がたまり、どんどん働きが鈍っていくということだ。睡眠という形で定期的に休

睡眠が必要な脳と不要な脳

前 ←

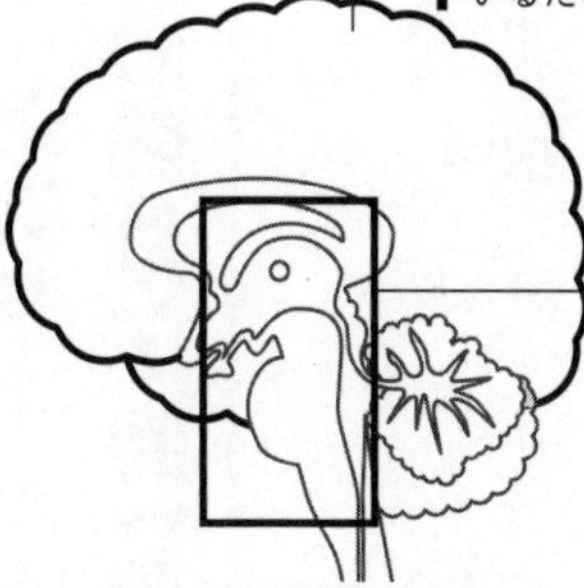

眠らなくてはいけない脳

- 大脳新皮質

思考や創造など、生活の中でフル活動しているため、定期的な休息を必要とする。

眠らない脳

- 視床下部 • 視床 • 中脳
- 橋《きょう》 • 延髄

生命維持をしている脳幹部分が眠ると、呼吸や体温維持ができなくなる。つまり脳幹部分は一度も休まず、死ぬまで働き続けるのだ。

息しなければ、正常な活動ができなくなるというわけだ。

ちなみに記憶を司る海馬は、眠っている間にも活発に働き、海馬の記憶の整理機能は不要な記憶の消去を行う。一夜漬けの勉強より、勉強をしたあとにきちんと睡眠を取ったほうが記憶がよく定着するのはそのためだ。

メンタルヘルスMEMO

脳がキャパオーバーになると本能ばかりが優先されるようになる

睡眠不足が続くと脳がキャパオーバーになる。そうなると理性や思考が働かず、本能が優先されやすくなる。結果として食欲過剰、キレやすい、情緒不安定といったコントロールのきかない状況が呼び起こされるのだ。

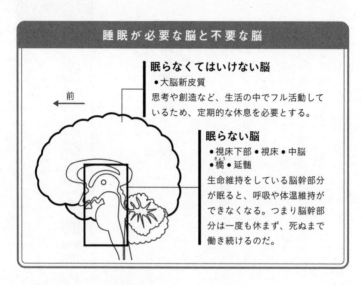

ショートスリーパーは効率ダウン！睡眠時間は7時間程度が望ましい

キーワード　適正な睡眠時間

最適な睡眠時間には個人差がある

書店に足を運ぶと、短時間睡眠のハウツー本は少なくない。働き盛りのビジネスマンなどは、寝る時間を惜しんでも仕事をしたいと思うのだろう。その意欲は素晴らしいことだが、脳の観点から言えば短時間睡眠で長時間労働の疲れをカバーするのは難しい。活動時間が長くなればなるほど、疲労回復には時間がかかるからだ。日中の疲労を夜の睡眠で解消するという昼行性動物の生理は、どんなに人の生活が進化しても変わらないのだ。

厚生労働省の調査によれば、睡眠時間は加齢とともに短くなる。10代前半までは8時間以上、25歳で7時間、45歳で6時間半といったところだ。20～40代くらいであれば7時間あたりがベストと言えるだろう。

ただし、適正な睡眠時間は個人差がある。自分にとって何時間がベストなのか、朝起き

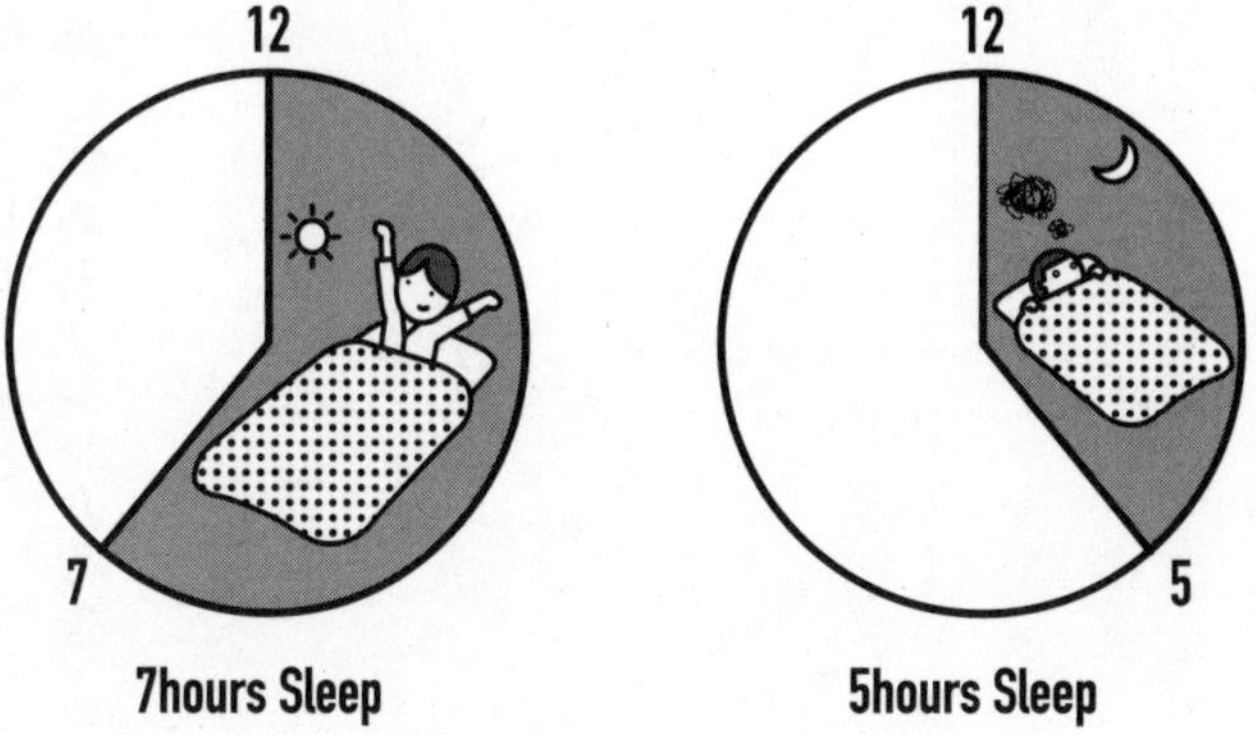

たときの感覚をしっかりと観察して見極めるようにしよう。起きてからだるさや眠気を感じるのであれば前日を振り返り、行動や食生活、睡眠時間などを確認する。なお、睡眠時間は長ければいいというものでもない。眠りすぎは脳を活動モードにするのに時間がかかってしまうからだ。

メンタルヘルスMEMO

人口の5%くらいはショートスリーパーの人も存在する

最適な睡眠時間には個人差がある。人口の5%くらいは6時間未満の睡眠でOKのショートスリーパー。ナポレオンやエジソンがそうだったといわれている。また同じく5%程度は9時間以上眠りが必要なロングスリーパーである。

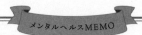

心を休めるレム睡眠と脳や体を休めるノンレム睡眠

睡眠は心身を休め疲労を回復する意味合いがあるが、ずっと休息状態にあるわけではない。一般的に「浅い眠り」と呼ばれるレム睡眠と、「深い眠り」と呼ばれるノンレム睡眠があるが、入眠してからしばらくするとまずノンレム睡眠に向かう。30分くらいかけてもっとも深い眠りに達し、そこから60分ほどかけてレム睡眠に向かう。この90分のサイクルを、眠っている間に繰り返すのだ。

両者の睡眠の質はかなり違いがある。レム睡眠のときは目を閉じていても眼球は動き続け、脳が活発に働いている。脳の中では海馬が特に活発に動いており、記憶を定着させる働きをしている。近年の研究では、レム睡眠には感情的なストレスを和らげる効果があるという報告もなされているそうだ。

ノンレム睡眠のときは眼球運動が停止し、脳や体が休息している。脳が疲労を回復しているのと同時に、特に入眠から3時間は成長ホルモンの分泌が活発になり、筋肉や肌の再生にプラスの影響を与える。記憶に関しても重要な働きを持っており、レム睡眠が記憶を定着させる一方で、ノンレム睡眠は記憶を統合させる効果があるという。起きているときは比較的狭い範囲でのネットワークでしかリンクされない記憶が、レム睡眠の中では脳内のあちこちにある記憶とリンクされる。

睡眠は休息や疲労回復の意味合いが強いが、記憶や肌、筋肉の再生など攻めの意味合いもある。最適な睡眠時間を把握し、心身の健康に役立てよう。

睡眠の仕組みを知り適正睡眠時間を見つけよう

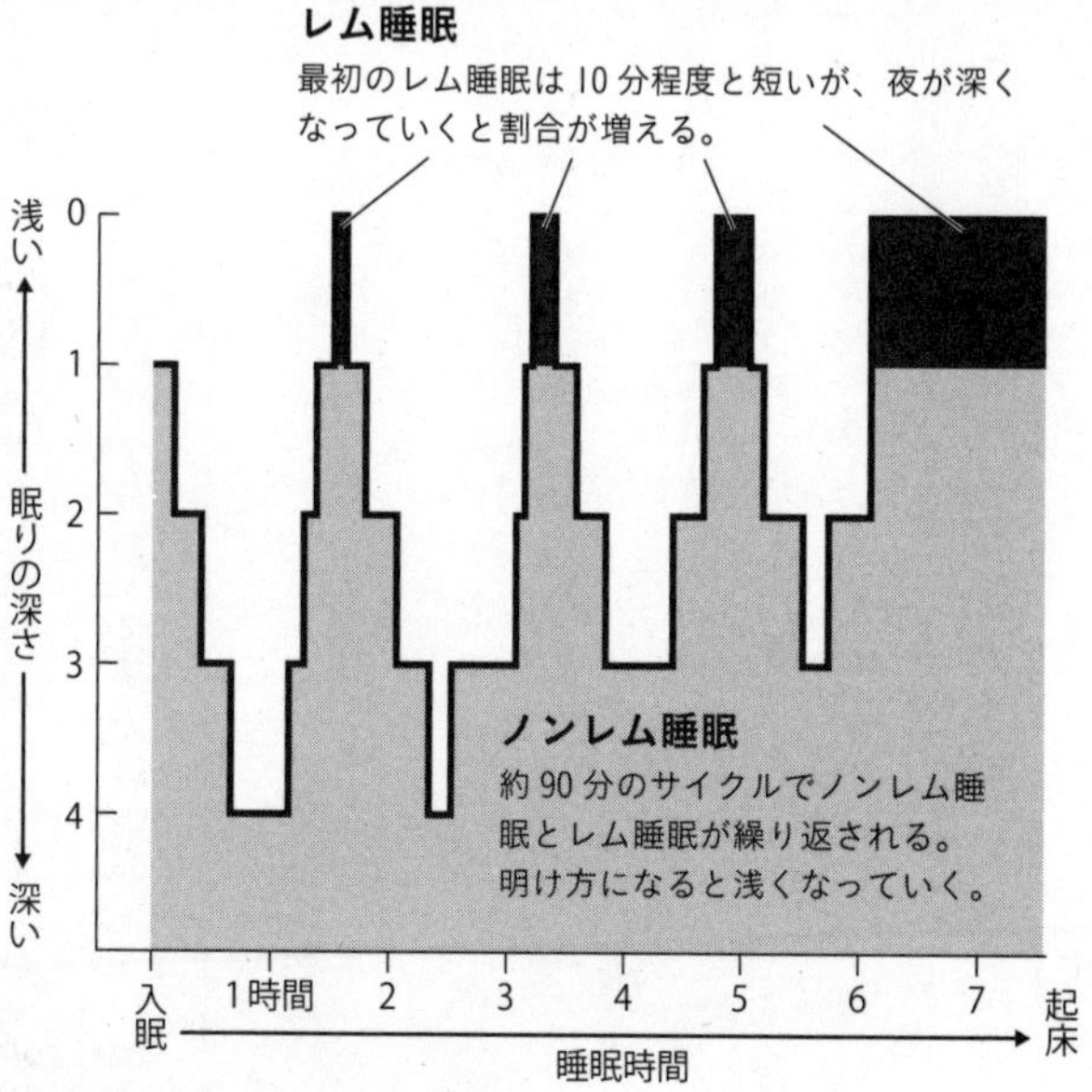

レム睡眠

- どんな動物にも見られる原始的な眠り
- 眼球が小刻みに動く
- 体は活動を停止しているが、脳は浅い睡眠状態にある
- 夢を見ていることが多い
- 脈拍、呼吸、血圧などの自律神経に変化がある

ノンレム睡眠

- 大脳の発達した哺乳類や鳥類だけに見られる進化した眠り
- 眼球は動かない
- 熟睡状態であるのに、筋肉の緊張は保たれているので寝返りなどができる
- 夢を見ていることは少ない
- 成長ホルモンが分泌されている

上手に眠ることでストレス解消！ セロトニンの効果を活用しよう

キーワード　交感神経、副交感神経

自律神経のバランスがよければ ストレスもしっかり修復される

「質のいい睡眠」という言葉はよく聞かれるが、そもそもこれはどういった状態を指すのだろうか。ストレスを癒やすという観点から言えば、自律神経のバランスがしっかり取れていて、きちんと身体的ストレスを修復できる睡眠と言うことができる。

昼間に活動をしたり、ストレスを感じたりするときには「交感神経」が働く。一方、睡眠中やくつろいでいるときは「副交感神経」が働き、昼のストレスを癒やす。

このバランスが取れていれば問題ないのだが、交感神経ばかりが活発になって副交感神経がうまく働いていないと、身体的ストレスが修復できず翌日に疲労や不調を持ち越すことになる。セロトニンを活性化して副交感神経をしっかりと働かせることが、良質な睡眠のカギなのだ。

自律神経が乱れているとストレスはたまる

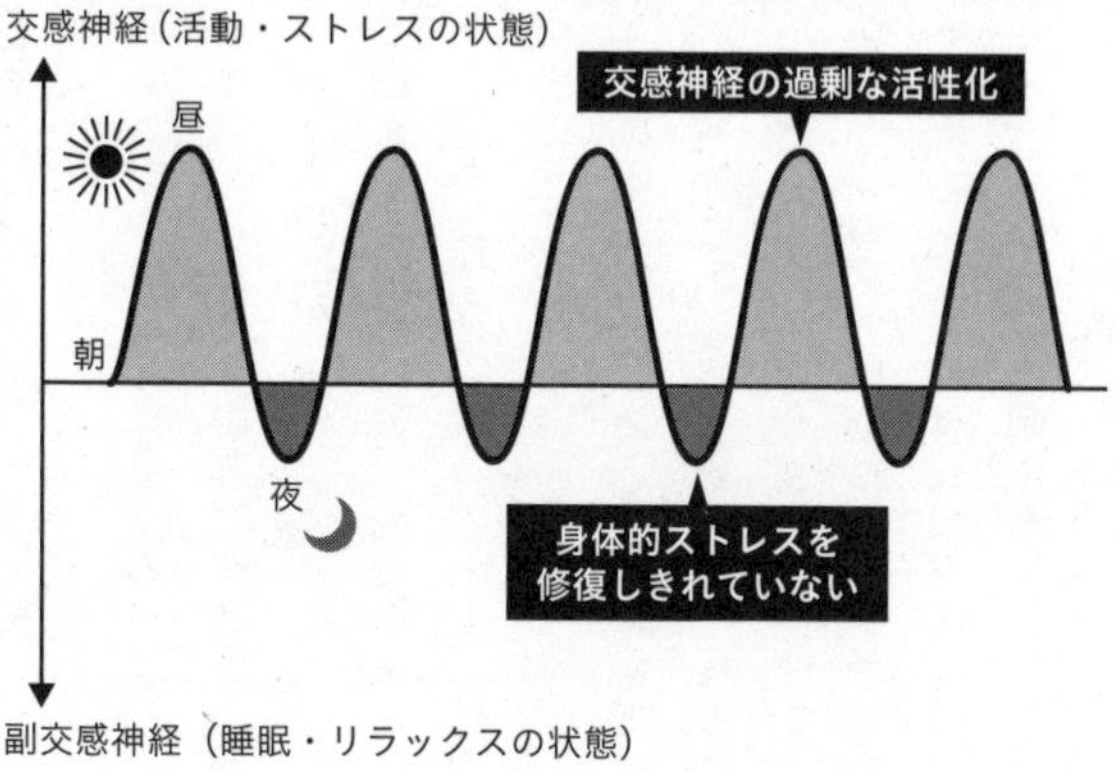

セロトニン活性で良質な睡眠を取ると……

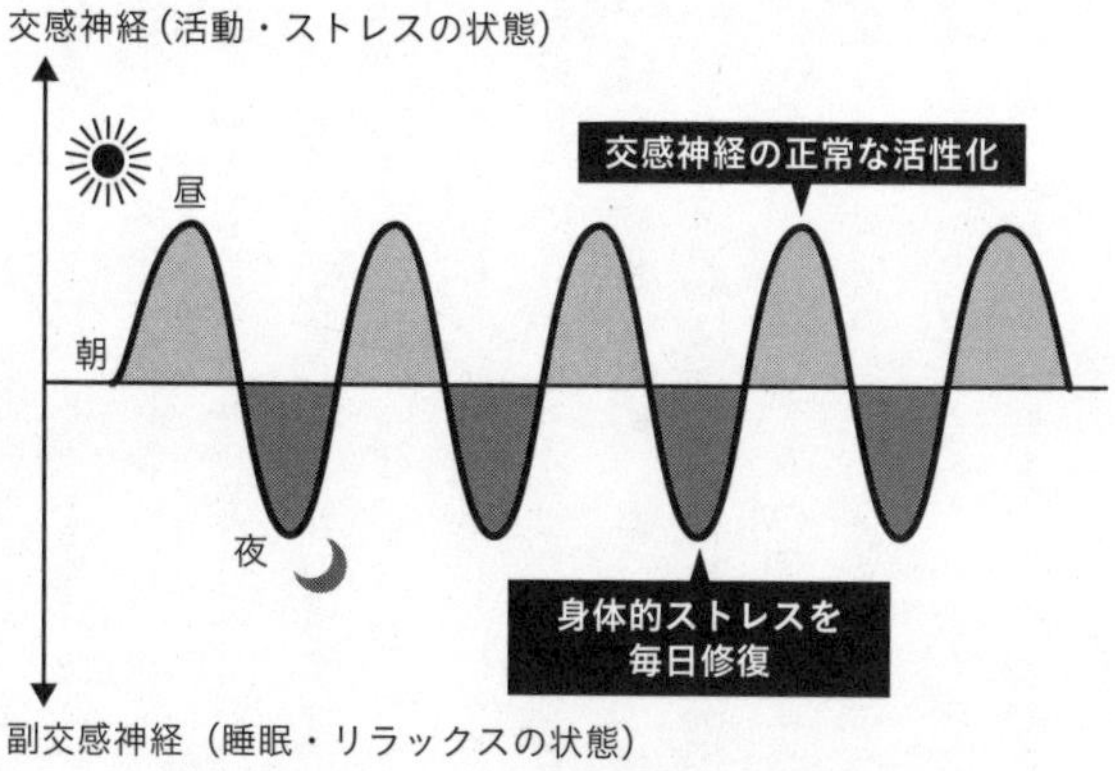

若返りの効果も！
体内睡眠薬「メラトニン」

人間の体は明るくなると目が覚め、暗くなると眠くなる。これは〝体内の睡眠薬〟と異名を取るメラトニンの働きによるものだ。これをうまく働かせるためには、おなじみのセロトニンが重要なカギをにぎっている。両者の関係について説明しよう。

朝、起きて太陽光を浴びると、脳の中ではセロトニンが放出される。それによって脳が目覚め、心身ともに活力が出るのだ。そして夜、暗くなると脳の中ではセロトニンを材料にして、メラトニンが合成されはじめる。いよいよ眠る段階になり、照明を消して目を閉じるとメラトニンが分泌されるのだ。

メラトニンは脳の松果体という部分から分泌され、体温を下げて眠気をもたらすという働きをする。分泌される時間帯は午前0時から2時をピークとし、そこからは少しずつ減少していく。正常に分泌されていれば熟睡でき、身体的ストレスは緩和される。

朝、目覚めて太陽の光を浴びるとメラトニンの分泌はストップし、代わりにセロトニンの分泌が促されるのだ。規則正しい生活をしていれば無理やり起きようとしなくても、ほぼ同じ時間帯に目が覚め、眠くなるのはこういった脳の仕組みによるものだ。「朝起きられない」「寝ても疲れが取れない」と感じているなら、セロトニンやメラトニンが不足している可能性も考えられるだろう。特に昼夜逆転の生活を送っているような人の場合、セロトニン不足からメラトニン不足を引き起こし、睡眠のリズムを崩すケースが多い。

セロトニンとメラトニンの分泌量

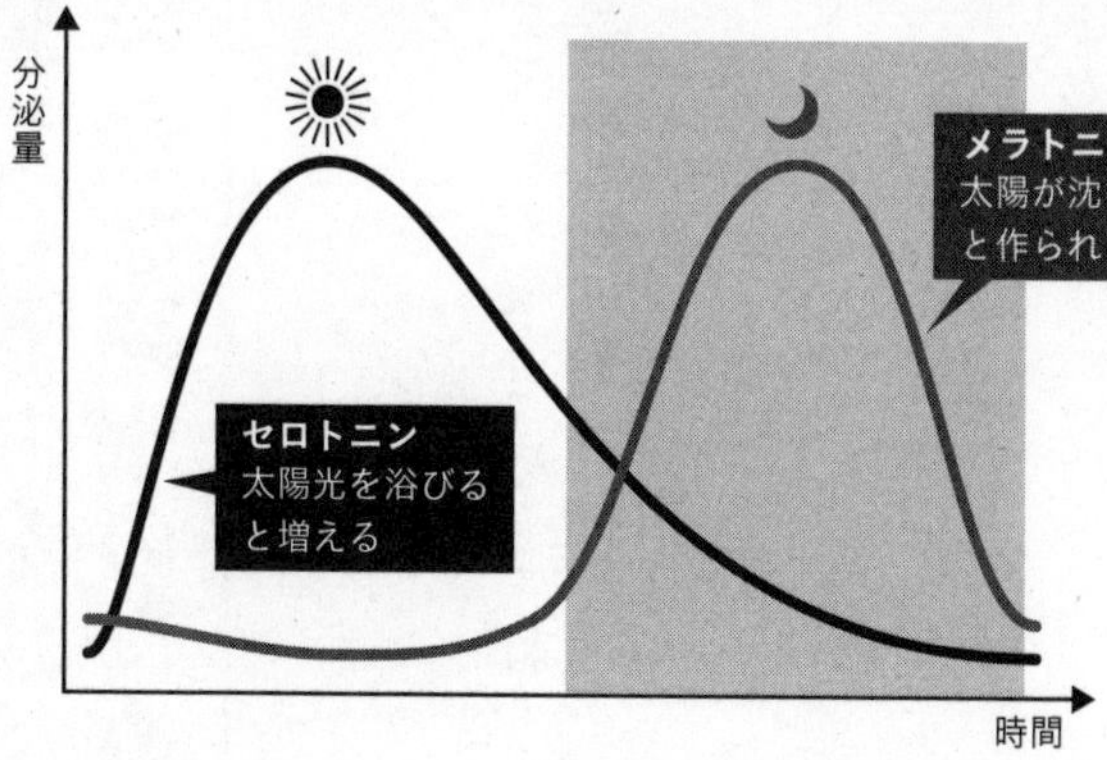

ちなみに、メラトニンは睡眠に影響するだけではない。免疫力向上や心臓血管系の保護などにも効果を発揮する。老化の原因のひとつである活性酸素を取り除き、アンチエイジング効果もあるスーパーホルモンなのだ。健康にも美容にも、メラトニンを活性化させない手はないのである。

メンタルヘルスMEMO

怒りのホルモン・ノルアドレナリンとセロトニン

睡眠と覚醒を操作する神経伝達物質がセロトニンとノルアドレナリンだ。セロトニンは睡眠に関わり、別名「幸せホルモン」といわれる。ノルアドレナリンは覚醒に作用し、別名「怒りのホルモン」といわれている。

寝酒は眠りを浅くする!?
快適な睡眠のために飲んじゃいけないモノ

キーワード
質の悪い睡眠

酔っ払うとすぐ寝ちゃう……は快適な睡眠にあらず

とある調査によると、日本人は男性の約48・3%、女性の18・3%が週に1回以上寝酒をするそうだ。アルコールはたしかに眠気を強く催すが、質の高い睡眠を目指すならアルコールは絶対避けるべきと言えるだろう。というのも、酔って眠ると深いノンレム睡眠が減り、浅いレム睡眠が増えてしまうからだ。

そうなると、疲労回復が十分に行われない。加えて、アルコールの利尿作用で夜中に起きてしまったりすれば睡眠時間も短くなってしまう。飲酒することで、睡眠時無呼吸症候群という睡眠障害が悪化する可能性もあるという。食事に合わせて楽しむのはいいが、寝酒に頼るのは避けたほうがいいだろう。

強い覚醒作用をもたらすカフェインを含むコーヒーや紅茶を避けるのは常識だが、カフェインの作用は3～4時間と、意外と長く

アルコールは中途覚醒の原因になる

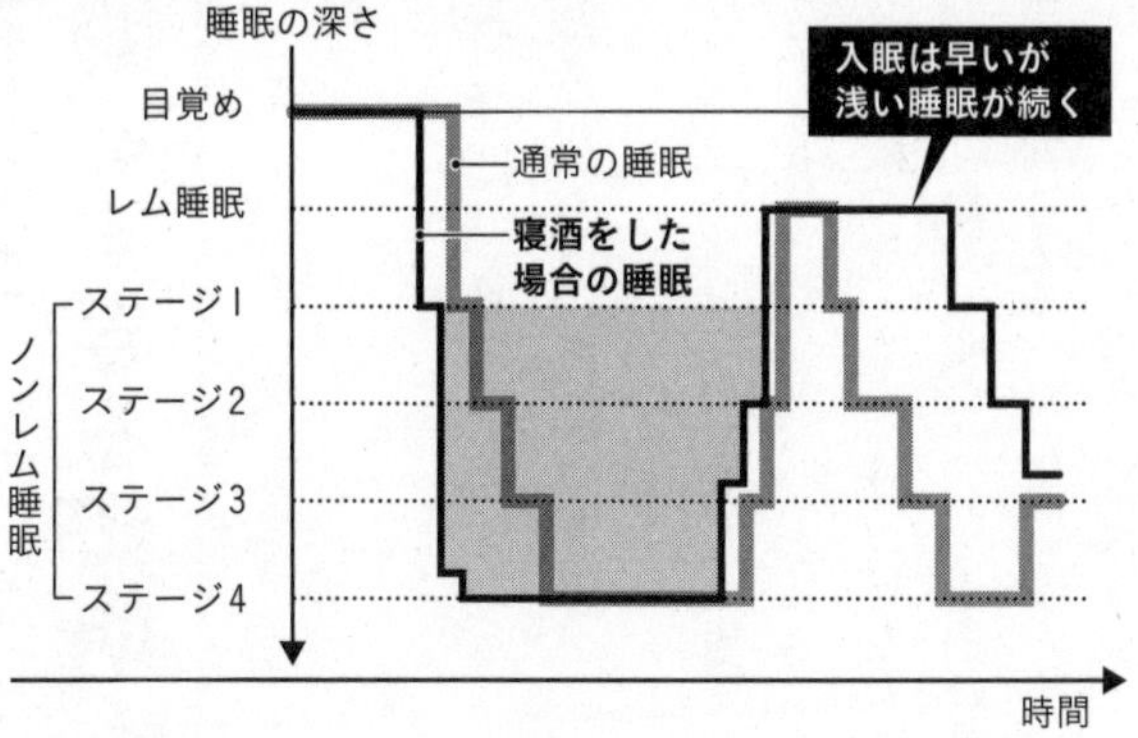

続くことを知らない人も多い。つまり、夕食時のコース料理のあとに飲んでしまうと、夜中まで眠れなくなってしまうということも起こりうるのだ。カフェインがどのくらい効くかは個人差があるが、寝つきにくいなら夕方以降は控えたほうが安心と言えるだろう。カフェインレスの飲み物を選ぶのもいい。

メンタルヘルスMEMO

こんなものにも カフェインは 含まれている！

カフェインはコーヒーや紅茶、ウーロン茶、コーラ、エナジードリンクに多く含まれている。また眠気覚ましのガムやチョコレート、チョコ味のお菓子、アイスやコーヒーゼリーなどはうっかり食べてしまいがちなので要注意。

夜にスマートフォンの見すぎは厳禁！明るすぎる照明も眠りを妨げる

キーワード　ブルーライト

明るい環境にいると体は「まだ眠らなくていい」と判断

起床後14～16時間ほどが経過して周囲が暗くなるとメラトニンの合成が促される。人は暗くなったら眠くなるようにプログラムされているのだ。しかし、夜に強い光を浴び続けると、体は「外は明るいんだな。まだまだメラトニンはいらないだろう」と判断し、メラトニンの合成がストップしてしまう。つまり眠気が訪れず、快適な睡眠に至りにくくなるのだ。夜のオフィスや部屋の照明は一部を消したり、間接照明を使ったりしてできるだけ暗くしておいたほうがいい。

しかし、たとえば24時間営業のコンビニは生活の強い味方だが、その照明の明るさはオフィスの2～3倍にもなる。帰宅途中に立ち寄って長時間過ごせば、それだけでメラトニン合成が妨げられてしまうのだ。遅い時間に行くなら、買い物はできるだけ早く済ませて

ブルーライトは睡眠によくないと実証されている!

オックスフォード大学の研究チームは、人工照明の明かりが入眠時間や睡眠継続時間にどのような影響を与えるか実験を行った。マウスに緑、紫、青の3色をそれぞれ与えたところ以下の結果が得られた。

緑の明かり………睡眠開始時間が1〜3分早まった
紫の明かり………睡眠開始時間が5〜10分遅れた
青の明かり………睡眠開始時間が16〜19分遅れた

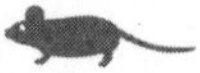

人工照明光の中でも特に青色の明かりが睡眠に悪影響を及ぼすことがわかる。

立ち去ることだ。
また、パソコンやスマートフォンの画面からは「ブルーライト」と呼ばれる刺激の強い光が出ており、これもメラトニンの分泌を妨げる。ブルーライトをカットするフィルムを貼るのもいいが、こうした機器の使用を減らすことも大切だ。

メンタルヘルスMEMO

夜に強い光を浴びると影響はずっと続く

メラトニンは寝ている間も分泌され、それは朝起きて太陽の光を浴びるまで続く。夜、強い光を浴びてしまうとずっと阻害され続けることにつながりかねないので注意が必要だ。睡眠の質のために、生活習慣を振り返ってみよう。

寝だめはまったくのムダ！昼寝をしたほうが100倍マシなわけ

キーワード
社会的時差ボケ

週末の寝だめで体内時計は狂いっぱなしに

平日は睡眠時間をけずって働き、週末はその分を取り戻すように寝だめをするという人は多い。しかし、これは睡眠時間を補うどころか、体内時計をメチャクチャにする愚行でしかない。たとえば毎日7時に起きている人が昼まで寝ていたら、脳はこれを5時間の時差と認識する。海外旅行で5時間の時差があるところに行くのと同じで、睡眠と覚醒のリズムが崩れてしまうのだ。「社会的時差ボケ」と呼ばれる現象である。こうなると体が起床の準備をするためのコルチゾールが十分に分泌されず、交感神経も活発化しにくくなる。よって、頭がぼんやりして体が重たく感じるなど、調子が出にくくなってしまうのだ。加えて、遅く起きたから朝食と昼食を兼用してブランチを……などとやっていると、中枢も末梢も体内時計も大幅に狂ってしまう。

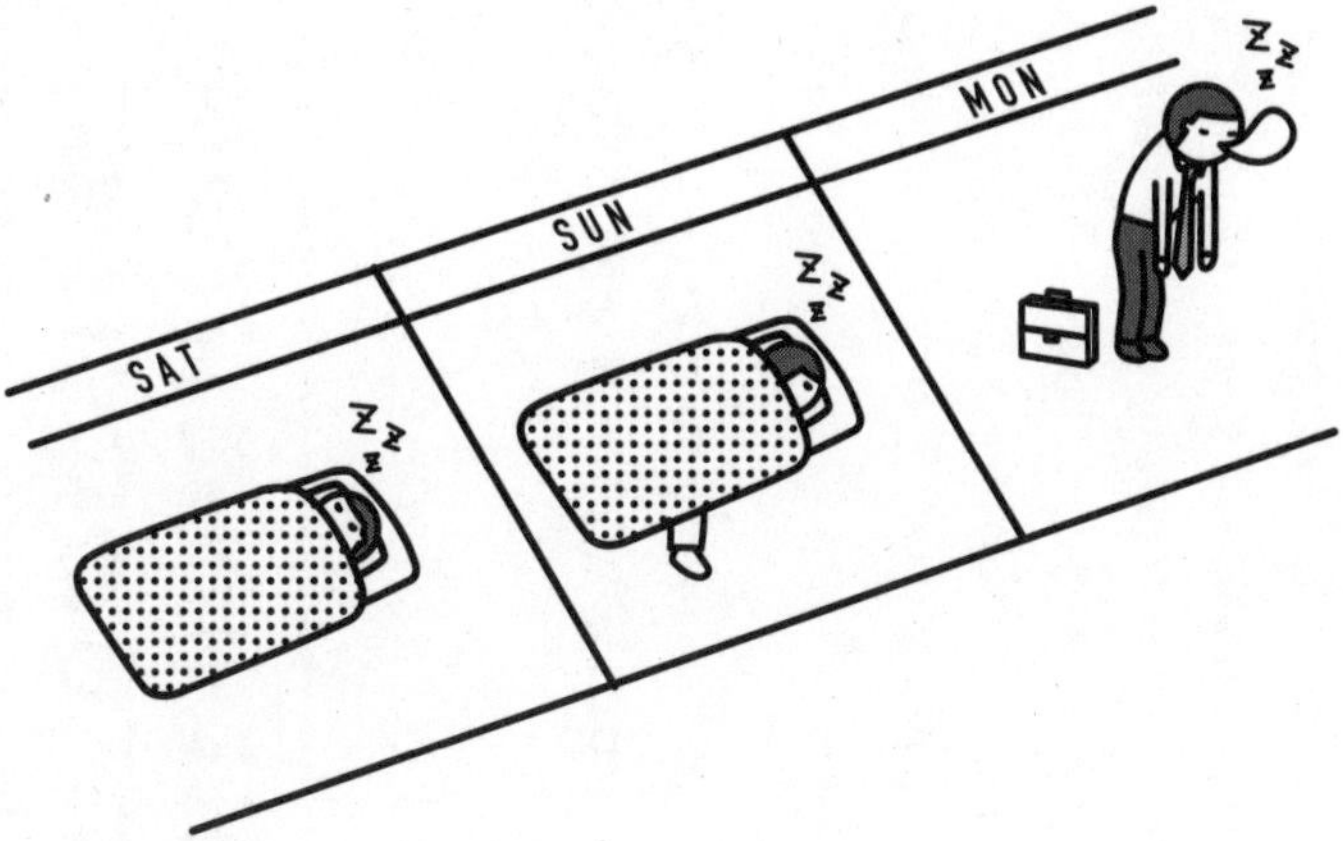

週末にしっかり休んだはずなのに、週明けは今いちボーッとして憂うつな気分にとらわれる……「ブルーマンデー」に陥ってしまう人の原因は、実は寝だめが影響している可能性も少なくないのだ。平日も休日も同じ時刻に起きることが、快適な休み明けの日を迎えるカギとなるのだ。

メンタルヘルスMEMO

「攻めの休暇」を意識して休む力を身につける

常に膨大な仕事を抱えているアメリカのエリートや経営者はワーカホリックになりがちだ。ただ、結果的に仕事のパフォーマンスを下げることになるので、何カ月も前から休みを決め、「攻めの休暇」を取るのが常という。

「寝る子は育つ」は本当だった！さらに「寝る子は痩せる」ことも事実

キーワード　成長ホルモン

寝不足は代謝が落ちて食欲UP 太らないほうがおかしい！

「がんばってダイエットしようと思っているのに全然うまくいかない」という人がいる。そういった悩みを抱えているなら、一度睡眠の質を振り返ってみるといいかもしれない。

食欲にはグレリンとレプチンというホルモンが関わっている。グレリンは食欲を増進させ、レプチンは食欲を抑える働きをそれぞれ持っているが、寝不足の状態になるとグレリンが増加してレプチンが減少し、食欲が抑えられなくなってしまう。さらには睡眠不足でいると疲れやすく、アクティブに行動できなくなる。そうするとエネルギーの消費量や代謝もガタ落ちとなり、それでいて食欲は暴走しがちという悪循環が起こるのだ。ストレスなくダイエットしたいなら、まずはしっかりとよく寝ることが大切と言えるだろう。

ちなみに「寝る子は育つ」ということわざ

睡眠時間と「成長ホルモン」の分泌量の変化

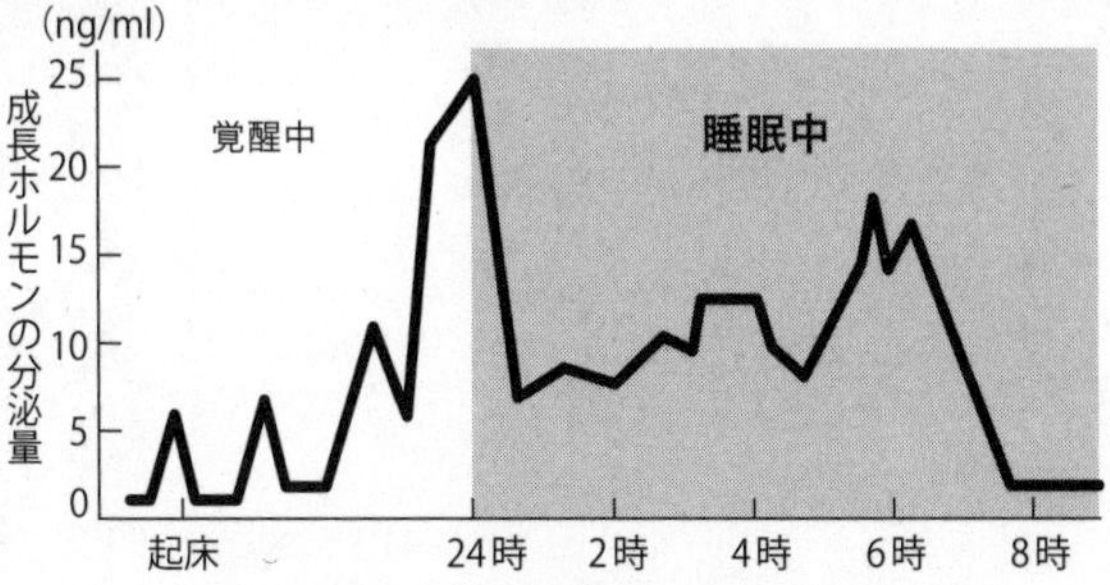

**昼間の活動中よりも、
睡眠中の分泌量が格段に多いのが明らか**

は、脳の働きから見ても正解。脳下垂体から分泌される「成長ホルモン」は睡眠時に分泌されるからだ。成長ホルモンは運動時にも分泌されるが、その量は睡眠時ほどではない。やはり、睡眠がカギをにぎっているのだ。ちなみに成長ホルモンは肌のハリ・ツヤにも効く。コスメもいいが、睡眠も意識してみよう。

メンタルヘルスMEMO

子どもの夜更かしがよくない影響を与えるわけとは

成長ホルモンの分泌量は入眠後1時間くらいにピークを迎える。ただし就寝時間が遅くなると分泌量が減ってしまう。生活の多様化により夜更かしをする子どもも増えているが、やっぱり早く寝るに越したことはないのである。

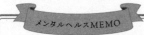

眠れないなら体温変化を味方につけろ！
運動&入浴で効率よく眠るコツ

キーワード　体温変化

眠れる体を作る体温操作術はこれだ！

人間の体温は一定の温度をキープしているようだが、実際は1日の中でゆるやかに変動している。起床前の体温は1日のうちでもっとも低いし、起床後はセロトニンの放出によりゆるやかなカーブを描いて上昇し、午後4～6時にピークとなる。夜になるとメラトニンの働きでゆるやかに下降する。体温が下がると眠くなるため、入眠しやすくなる。

つまり、意図的に体温があがった状態を作り、そこから下げていくという落差を作れば、眠気を感じやすくなるということだ。

体温をあげるためには2つの方法がある。まず1つ目は軽い有酸素運動。ウォーキングやジョギングなどの軽い有酸素運動を20～30分ほど、じんわり汗をかくまで行うと適度に体温があがる。そこから下がるときに眠くなるのだ。もっと手軽な方法は入浴で、みぞお

早朝は低く、夕方に高くなる体温

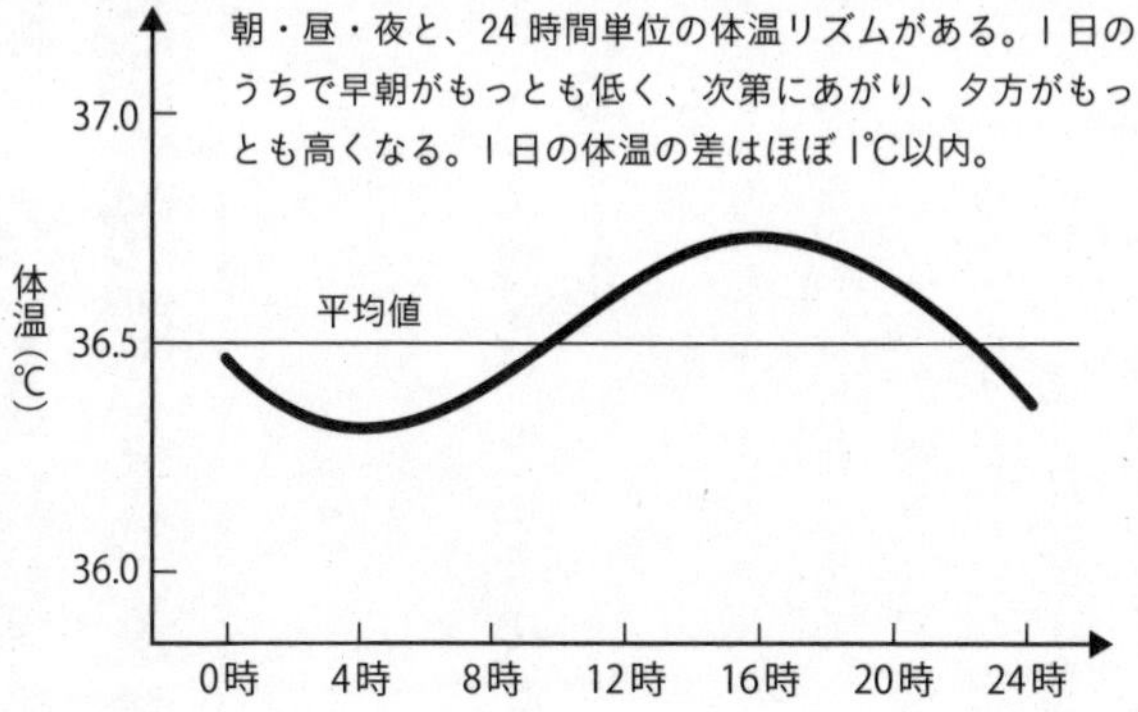

朝・昼・夜と、24 時間単位の体温リズムがある。1 日のうちで早朝がもっとも低く、次第にあがり、夕方がもっとも高くなる。1 日の体温の差はほぼ 1℃以内。

ちあたりまでお湯につかる半身浴で、汗がたらりと流れるまで15～20分程度入るといい。湯冷めの効果により眠くなってくる。

どちらの場合も、激しすぎる運動や熱すぎる湯では交感神経が優位になって寝つけなくなってしまう。試しながら自分が寝つきやすい運動量や時間を探ってみよう。

メンタルヘルスMEMO

アフター5に取り入れたい睡眠のための運動

日中の仕事で座ってばかりになりがちな人は、アフター5を活用して運動をするといいだろう。ジョギングやウォーキングを楽しんだら、銭湯やフィットネスクラブのお風呂でさっぱりすれば飽きずに楽しむことができるだろう。

眠くないのに寝ようとするとストレスに！起床時間から逆算して寝てはいけない

キーワード　寝る時間

眠くなってから寝る、というのが快眠の必須ルール

　睡眠不足は万病のもと。だからといって「明日は6時に起きなければいけないから、23時には床に入ろう」といったように、時間を逆算してベッドに入ろうとすると、思わぬ安眠の妨げになることがある。日の長さは季節によって一定ではないし、日中どのくらい活動したかで疲労度も変わってくる。時間を決めてもそこで眠れるというものではないのだ。

　しかも、ベッドに入ってもなかなか眠れないと「このまま眠れなかったらどうしよう」「明日寝坊して仕事に遅れてしまうかもしれない」といった余計なストレスで脳を覚醒させ、ますます眠りに入りにくくなる。

　そうなるよりも眠気が出てきてからベッドに入るほうが、よほど効率がいい。想定した時間より遅くなっても、起床時刻さえ変えないようにすれば体内時計は狂わず、生体リズ

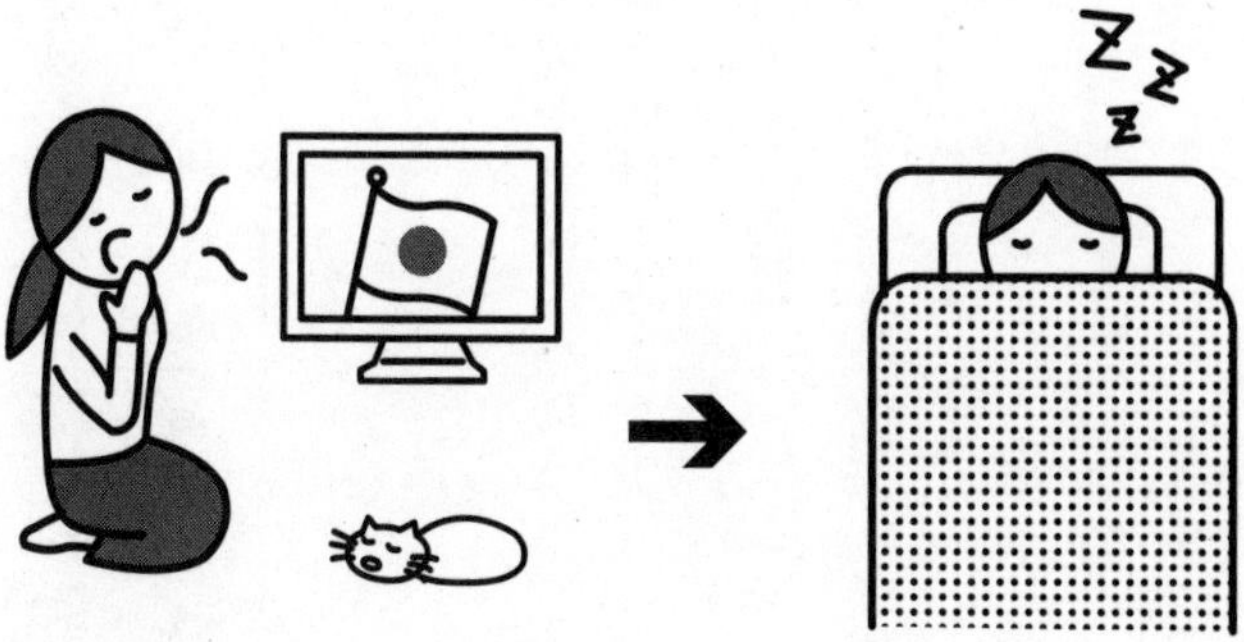

ムは守られるのだ。「翌日は疲れて早めに眠くなるだろう」くらいに考えて、眠気がやってくるのを気長に待とう。とはいえ、パソコンやスマートフォンをいつまでもいじっていると、ブルーライトを浴びることで脳が刺激されるので眠気は遠のく。照明を落とし、ゆっくりと休むようにしよう。

メンタルヘルスMEMO

早く目が覚めても二度寝はしないほうがいい

起床予定より少し早めに目が覚めた場合は二度寝をしたくなる人も多いはずだが、やめておいたほうがいい。多くの場合はそれが寝坊につながるし、さわやかな目覚めが得にくくなる。それよりも昼寝でカバーしたほうが効率がいい。

眠れない夜に試してみよう 不眠対策のアイデアいろいろ

キーワード　不眠対策のアイデア

時計の音が気になったら 逆に耳を傾けてみよう

どうしても目が冴《さ》えてしまって眠れない、という夜もたまにはあるものだ。そんなときはどうすればいいだろうか。

一番簡単なのは、逆説的なようだが、ベッドから一度出てしまうことだ。眠ろう、眠らなければと一生懸命になるのは逆効果でしかない。イライラしたり、翌日のことが心配になったりして脳が興奮するばかりである。それよりも一度ベッドから出て、のんびり雑誌を眺めたり、落ち着いた音楽に耳を傾けてリラックスしたりと、自然に眠気が訪れるのを待ったほうがいい。「眠れない」と気にしすぎると、本格的な不眠症を引き起こしてしまうことも少なくないのだ。「眠りへのこだわり」を捨てるためにも、ベッドに入って30分ほど経っても眠れなかったら、一度起きてみるようにしよう。

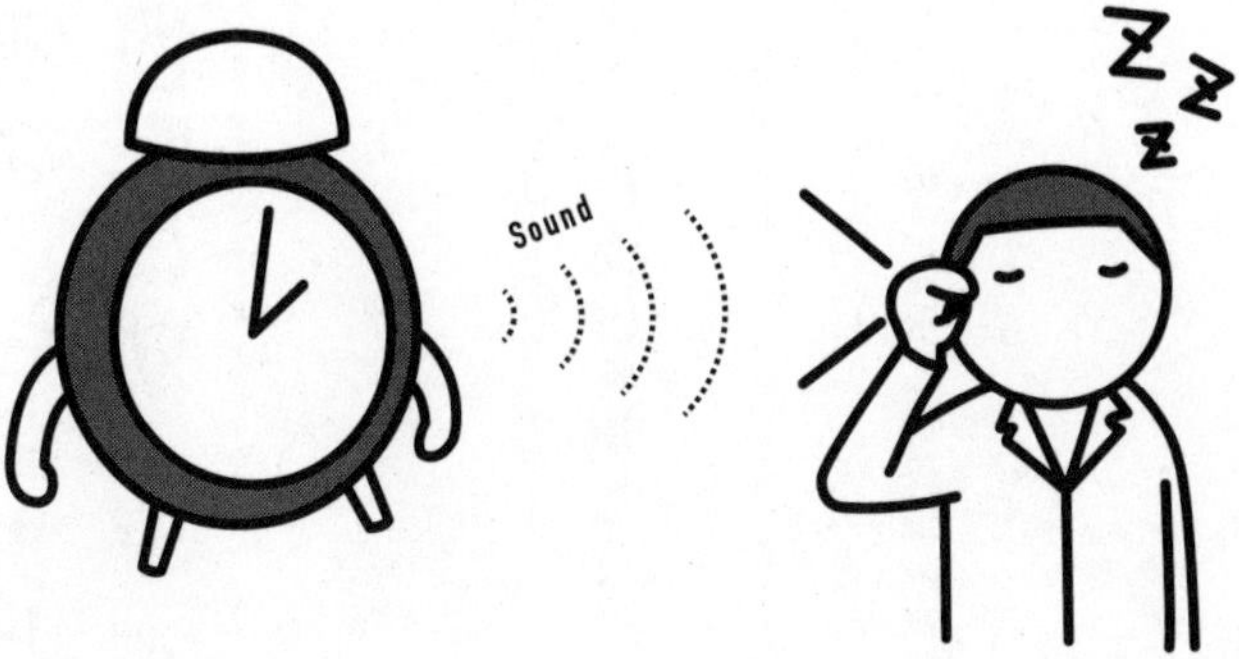

時計の針がカチカチと音を立てるのが妙に気になりはじめてしまうのも、眠れない夜には起こりがちだ。神経質になりかけている証拠なので、逆に時計の音に耳を傾けてみよう。同じ刺激を受け続けると感覚が鈍るので気にならなくなる。リズミカルな音を聴くと脳の興奮性が低下し、眠くなる効果もある。

メンタルヘルスMEMO

玉ねぎが睡眠をもたらす効果があるってホント？

答えはYes。玉ねぎには入眠効果を持つ成分が含まれており、気持ちに働きかけて眠気をもたらしてくれる。生のまま食べるだけでなく、枕元に置いて香りと成分を吸い込む方法が民間療法として有名である。

寝ながら押すと効果的！快眠に効くツボ&マッサージ

キーワード 快眠に効くツボ

覚えやすい3つのツボで思うがままに快眠を招こう

不眠を改善するツボはいくつかあり、なかなか眠れないときには試してみるといいだろう。ここでは北里大学名誉教授・村崎光邦先生が著書『最速熟眠法』で紹介している3つのツボをご紹介しよう。

①百会《ひゃくえ》…頭のてっぺんにあるツボで、体中のすべてのエネルギーが交差する場である。ここを刺激することで体中を流れているエネルギーを落ち着けることができ、それによって精神も落ち着き、眠りやすくなる。

②天柱《てんちゅう》…首の後ろ、生え際のところ2カ所にあるツボ。肩の筋肉を和らげ、頭部に集まった気や血液を体全体に下ろす効果が得られる。気と血液が全身に行き渡ることで体が温かくなり、体を睡眠に適した状態に導くことができる。

③関元《かんげん》…へそから指3本分下がったところに

快眠に効くツボの場所

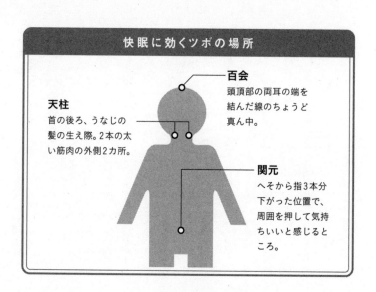

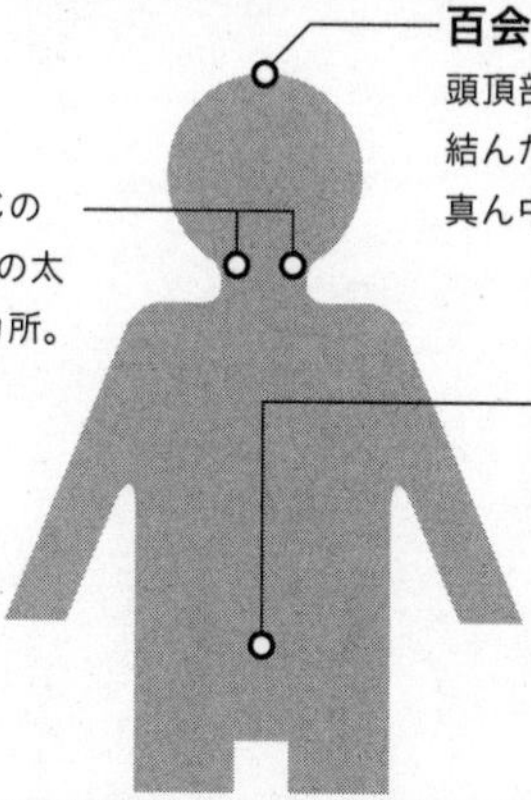

百会
頭頂部の両耳の端を結んだ線のちょうど真ん中。
天柱
首の後ろ、うなじの髪の生え際。2本の太い筋肉の外側2カ所。

へそから指3本分下がった位置で、周囲を押して気持ちいいと感じるところ。

あるツボ。女性特有の疾病に大きく関係している。特に更年期を迎えた女性の場合、ホルモンバランスが乱れたことによって不眠となっている人も多い。その場合はこの関元を刺激することで、不眠解消につながることがある。

ツボは人によって位置が異なる。触れてみて、筋肉の節目やしこりがあり、気持ちよく感じるようならそこがツボだ。刺激するときは指先で、痛みを感じない程度に刺激していく。もみほぐすように、ゆっくりと押してはゆるめるといったイメージで、1分ほど刺激してみるといいだろう。

いくらぐっすり眠りたいからといって、3つ全部のツボを押す必要はない。気持ちや体がリラックスしたら、そこでやめて休んでもかまわない。

ツボ&マッサージで眠れる体を作ろう

眠ろうと思えば思うほど寝つきが悪くなってくるタイプの人は、眠気を誘う副交感神経よりも交感神経が優位に働いて眠れなくなっているケースが多い。ツボを押して副交感神経をより優位に持っていくといいだろう。

刺激するのは足の裏側にある「太白《たいはく》」と「公孫《こうそん》」というツボで、手の親指の腹を使って心地よいと思えるほどの強さでゆっくりとこする「ライン押し」という方法を使う。3分もこすれば、副交感神経が優位になって眠気が訪れるはずだ。このとき、太白から公孫に向けてこすることを覚えておこう。逆の方向にこすっても意味がない。

もうひとつ、韓国の鍼灸師、柳泰佑《ゆてう》氏が考案した健康法「高麗手指鍼《しゅししん》法」を応用したマッサージ「ペン転がしマッサージ」を紹介しよう。柳泰佑氏は手のひらと手の甲は体のさまざまな部位と対応しており、手には全身のツボが集まっていると提唱した。ただ、専門家でもないとツボの正確な位置を見極めるのは難しい。そこで、ペン1本でツボを探り当て、マッサージすることができるようにしたのがこの方法だ。

まず、机などに手のひらを下にして手を置き、反対側の手のひらを使って中指の第二関節から指先までペンを転がす。このときに痛みを感じる部分を、約1分程度ペン先で押す。強く押すのではなく、適度な痛みを感じる強さで押すようにしたい。これを両手に繰り返す。軽い不眠であれば、このペン転がしマッサージをしたあとに、両方の中指の左右を挟

ツボのライン押しの方法

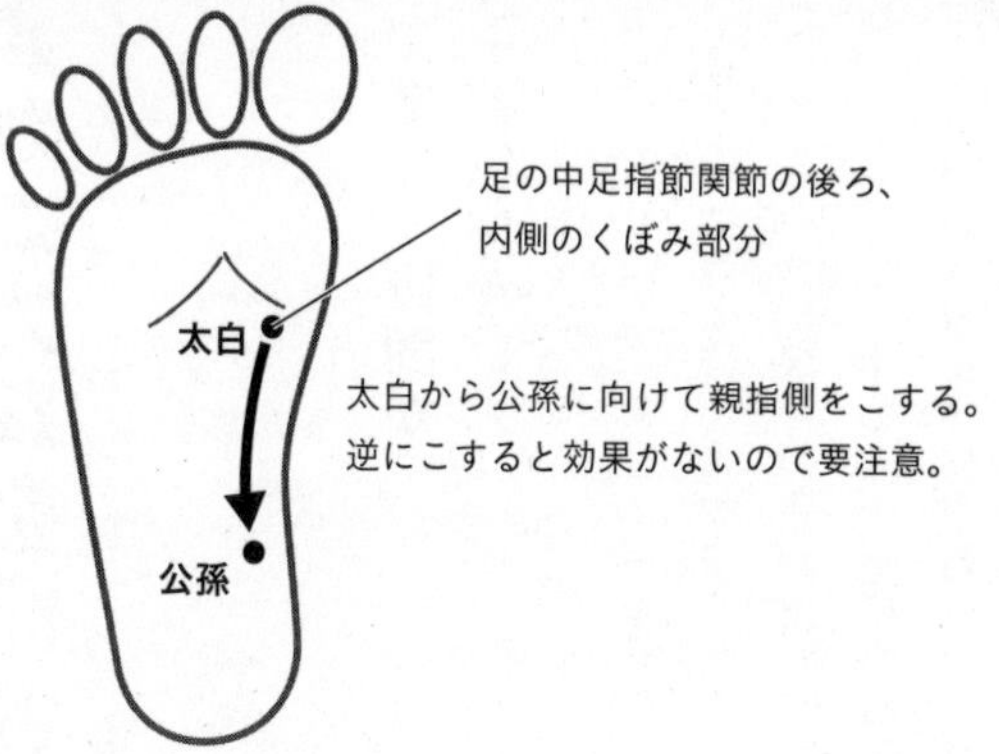
足の中足指節関節の後ろ、
内側のくぼみ部分
太白
公孫
太白から公孫に向けて親指側をこする。
逆にこすると効果がないので要注意。

むようにして上下にマッサージするのもいいだろう。

布団に入ってから、両手を拝むようなイメージですり合わせ、大きく深呼吸をするのもいい。手のひらを合わせることで鎮静作用が働き、全身がリラックスできて自然に眠気がやってくるはずだ。

メンタルヘルスMEMO

二酸化炭素濃度をあげることで穏やかに眠れる

５本の指をそろえた状態で顔をすっぽりと覆い、ゆっくりと鼻で呼吸する。３～５分も続けると呼気の酸素濃度が下がり、二酸化炭素濃度があがる。交感神経が抑えられるので気持ちが落ち着き、穏やかに眠ることができる。

睡眠障害の種類は3パターン！メカニズムを押さえて適切な対応を

キーワード
睡眠障害

ベッドで過ごす時間が長すぎてもいけない

睡眠障害は眠りになんらかの異常が起こることで、日本人は5人に1人がこうした悩みを抱えているという。眠りの質が下がったり、量が減ってしまったりするので日中の疲労が回復せず、蓄積されるようになる。うつ病や生活習慣病のきっかけにもなるので、一刻も早く睡眠外来を受診し、対策を取るといいだろう。睡眠障害のうち、おもな3種類を紹介しよう。

①入眠障害…なかなか寝つけないタイプの睡眠障害。眠くなってからベッドに入り、「眠らなければ」といった無理なプレッシャーを自分に与えないことが大切だ。

②中途覚醒…寝ている間に何度も起きてしまうタイプの睡眠障害。ベッドで過ごす時間が長すぎて、眠りが浅くなったせいで夜中に目覚めるというケースが多い。寝る時間を遅く

おもな睡眠障害は３つのパターン

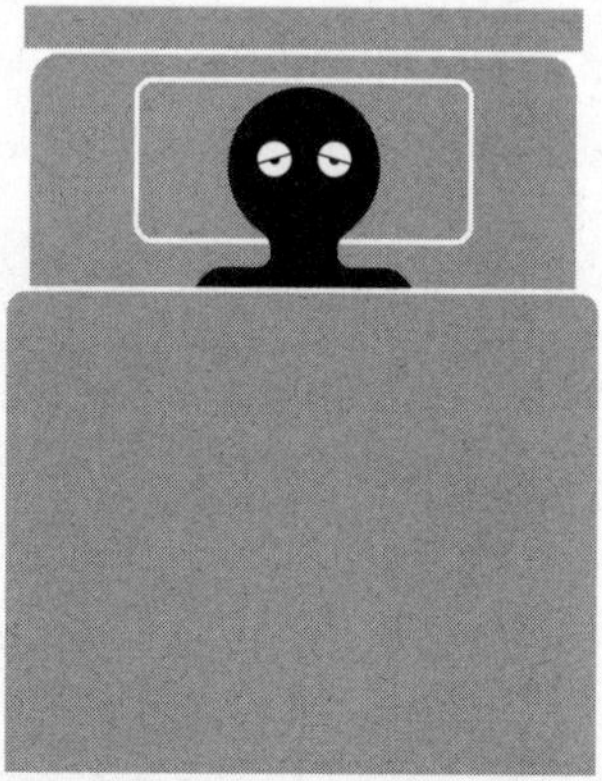

1 入眠障害
なかなか寝つけない

2 中途覚醒
寝ている途中で
何度も起きる

3 早朝覚醒
起きたい時間よりも
早く起きて、
その後眠れない

し、早起きをキープすることで改善する可能性がある。

③早朝覚醒…起きたい時間より早く起きてしまい、眠れなくなるタイプの睡眠障害。眠りが浅くなり、覚醒するチャンスが増えてしまう。飲酒などで無理やり入眠している人がなりやすい。

メンタルヘルスMEMO

自分にとって適切な睡眠時間を見極めるコツ

適切な睡眠時間は人によって異なる。目安となるのは「日中に眠くならない」程度の睡眠時間。仕事中に頭がボーッとしたり、ウトウトしてしまうような場合は、睡眠時間が足りていないと判断したほうがいいだろう。

「寝ても寝ても疲れが取れない」は寝ているときに呼吸をしていないかも!?

キーワード
睡眠時無呼吸症候群

脳がずっと徹夜状態に！太っている人は要注意

睡眠障害のなかでも深刻なのが「睡眠時無呼吸症候群」だ。日本では男性の9%、女性の3%がこれに該当するという。いびきと日中の耐えがたい眠気に気づいたら、睡眠時無呼吸症候群を疑ってみたほうがいいだろう。

睡眠時無呼吸症候群は睡眠時に呼吸が止まる無呼吸と、止まりかける低呼吸を繰り返すことになる。疲労でのどの筋肉や舌がゆるみやすくなると垂れ下がって気道を圧迫し、いびきをかきやすくなる。太った人の場合は気道にも脂肪がたまって狭くなるのでリスクが高まる。アジア人は骨格的に気道が狭いので、さらにリスクは高い。

睡眠中に気道が完全に塞がると命に関わるので、脳は慌てて覚醒して気道を開いて呼吸を再開させる。ひと晩中これを繰り返すことになるので、寝ているつもりでも脳はずっと

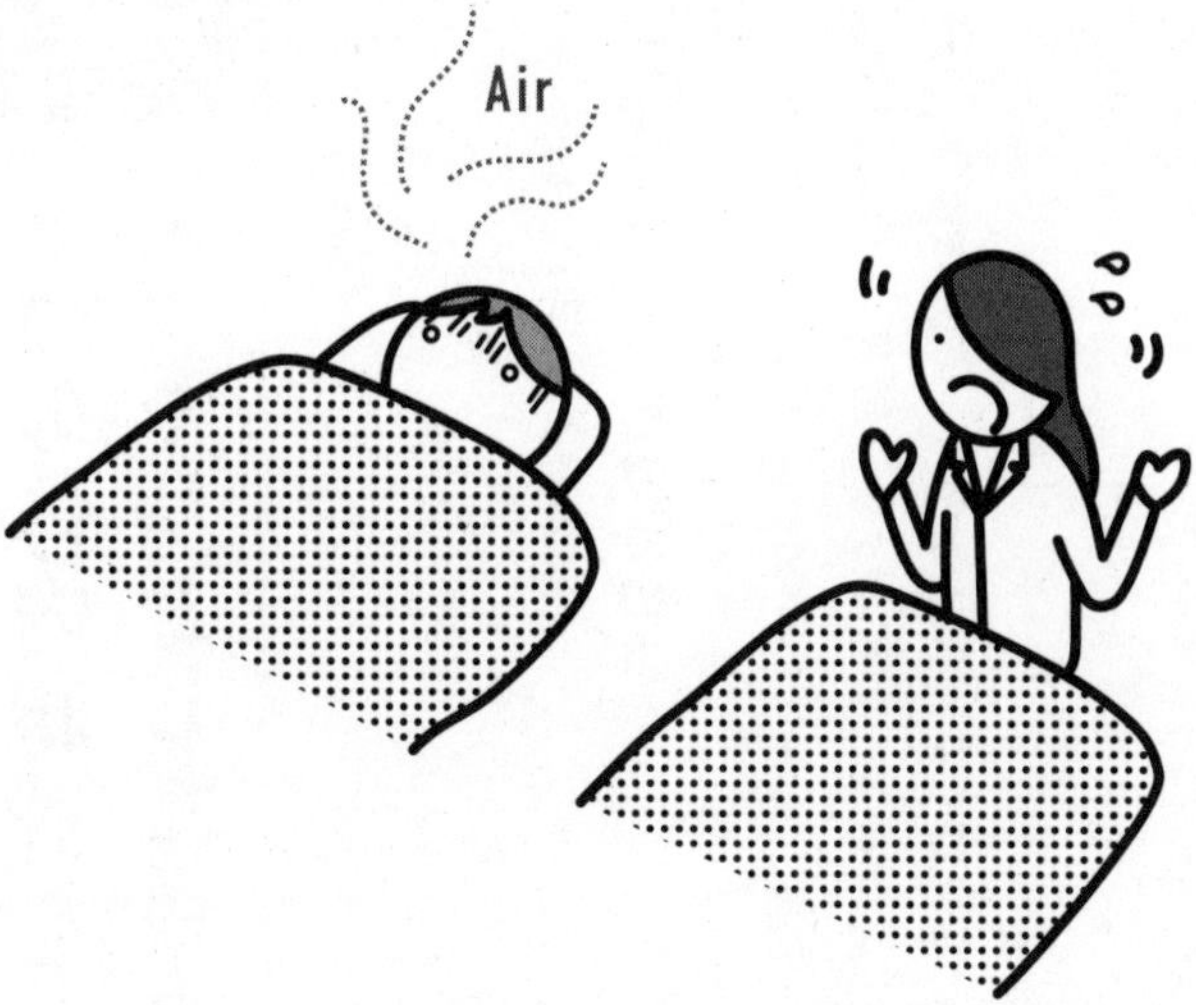

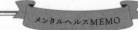

起きているのと同じ。疲労が取れないばかりか新たな疲労が加わり、症状が悪化する。

睡眠時無呼吸症候群は血管にも大きなストレスを与え、高血圧や糖尿病、心臓病、脳卒中など生活習慣病のリスクも高くなる。おかしいなと思ったら、すぐに睡眠外来を受診するようにしよう。

メンタルヘルスMEMO

睡眠時無呼吸症候群の治療法はどう進める？

エアチューブと鼻マスクを介して一定の圧力を加えた空気を鼻から送り込む「CPAP《シーパップ》」という治療が行われる。気道を押し広げ、無呼吸や低酸素を防ぐ方法だ。診断後、一定の条件を満たせば保険も適用される。

2つの体内時計をしっかり働かせてスッキリとした目覚めを得よう

キーワード　主時計、末梢時計

太陽光と食事がスッキリした目覚めのカギ

ストレスホルモンであるコルチゾールは、起床の2~3時間前から分泌量が増加し、起床1時間後にピークを迎える。体が活動するためのエネルギーを準備する命令を出す役割を持っているのだ。しかしこのコルチゾール、体内時計が乱れていると分泌が不安定になり、スッキリと起きることができなくなる。

体内時計には2種類がある。ひとつ目は「主時計」。一般的に言われるいわゆる体内時計で、光によって調整される。朝、太陽の光を浴びることで1日のはじまりを認識し、1日のリズムを作る司令塔として体内の時間を調整する。

もうひとつは「末梢《まっしょう》時計」で、こちらは体内の代謝リズムをコントロールする。主時計からの指示も受けるが、この末梢時計を調節するのは食事による刺激。食事のリズムに

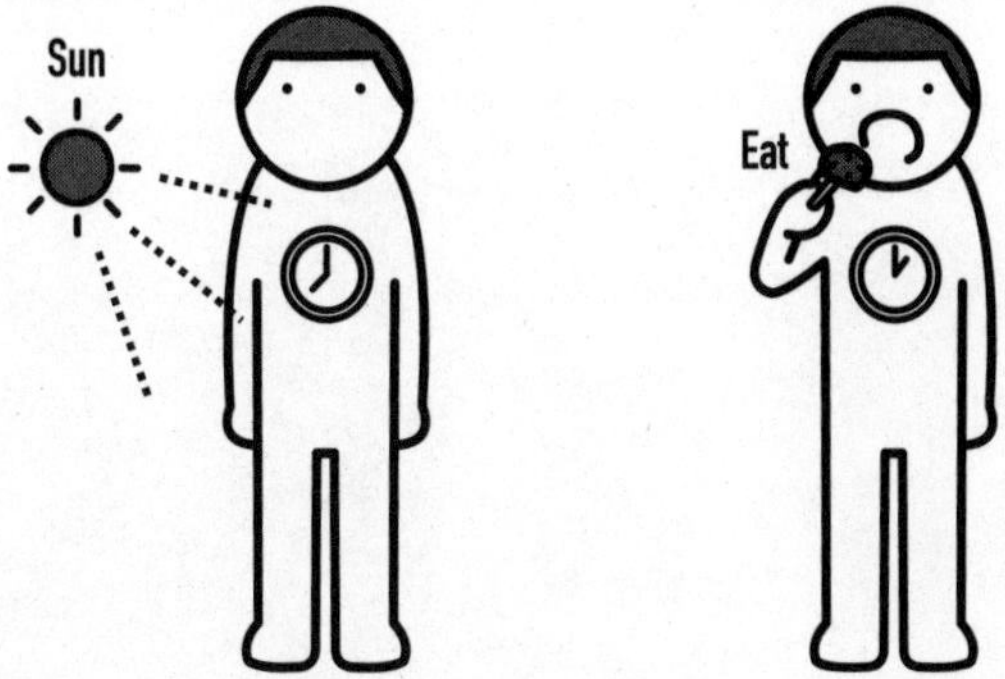

主時計　　末梢時計

左右されながら1日のリズムを刻んでいく。

体内時計は主時計と末梢時計、つまり光と食事が同じリズムを刻むことでしっかりした睡眠リズムを作っていくことができる。起床から1時間以内に太陽の光を浴び、朝食を摂ればきちんと体に1日のはじまりを伝えることができるだろう。

メンタルヘルスMEMO

体内遺伝子の乱れはがんに直結する危険性が高い!?

東京医科歯科大学名誉教授の藤田紘一郎氏は体内時計が狂うとがんのリスクが高まると主張する。体の細胞には「時計遺伝子」と呼ばれる遺伝子があり、ここに異常が起こるとがんが発生することがわかってきたそうだ。

メンタルヘルスの名言

たいていの人は、
剣によるよりも、
飲みすぎ、
食いすぎによって殺される。

医学者、内科医

ウイリアム・オスラー

第6章

健康な体は食事から作られる！

ストレスに打ち勝つ！心を強くする食生活

ストレスがかかると、いつもの食事をしていても
消耗する栄養素が発生し、バランス不足になりがち。
よりよい食事でストレスに強い体作りをしよう！

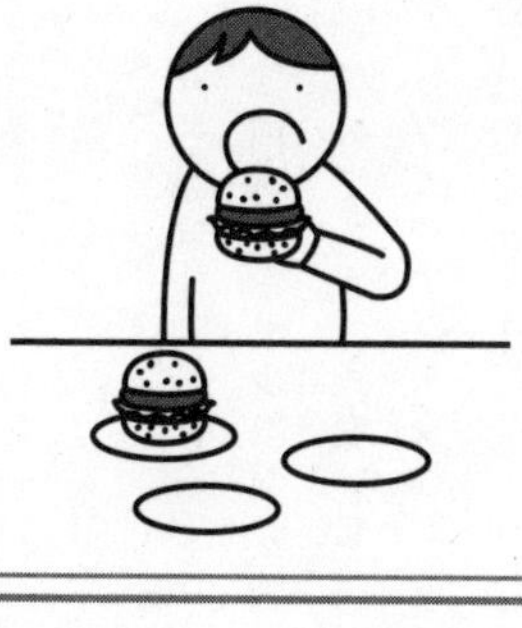

栄養不足は疲労・ストレスに直結！不足してはならない栄養素はこれだ

キーワード　栄養不足

ファストフードやコンビニ食で疲労回復できるはずもない

私たちの体はすべて、私たちが食べたもので作られている。体を作る成分を分解し、また合成することを新陳代謝という。肉体疲労というのは、いわばこの新陳代謝が滞った状態を指すのだ。

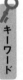

食事から摂取しないと体が作れない栄養素は多い。たとえばタンパク質を構成するアミノ酸20種類のうち、9種類は体内で合成できない必須アミノ酸だ。細胞膜やホルモンを作る脂肪酸の中にも、体内で合成できない必須脂肪酸がある。カルシウムやマグネシウムは骨や歯を作り、鉄分は赤血球を作る。こうした「体を作る」役割の栄養素以外に「新陳代謝をする」「体の機能を調整する」という役割を担っているのがビタミンやミネラルだ。

ファストフードやコンビニのサンドイッチ、おにぎりといった食事を続けていると、こう

暴飲暴食や栄養不足は疲労の原因！

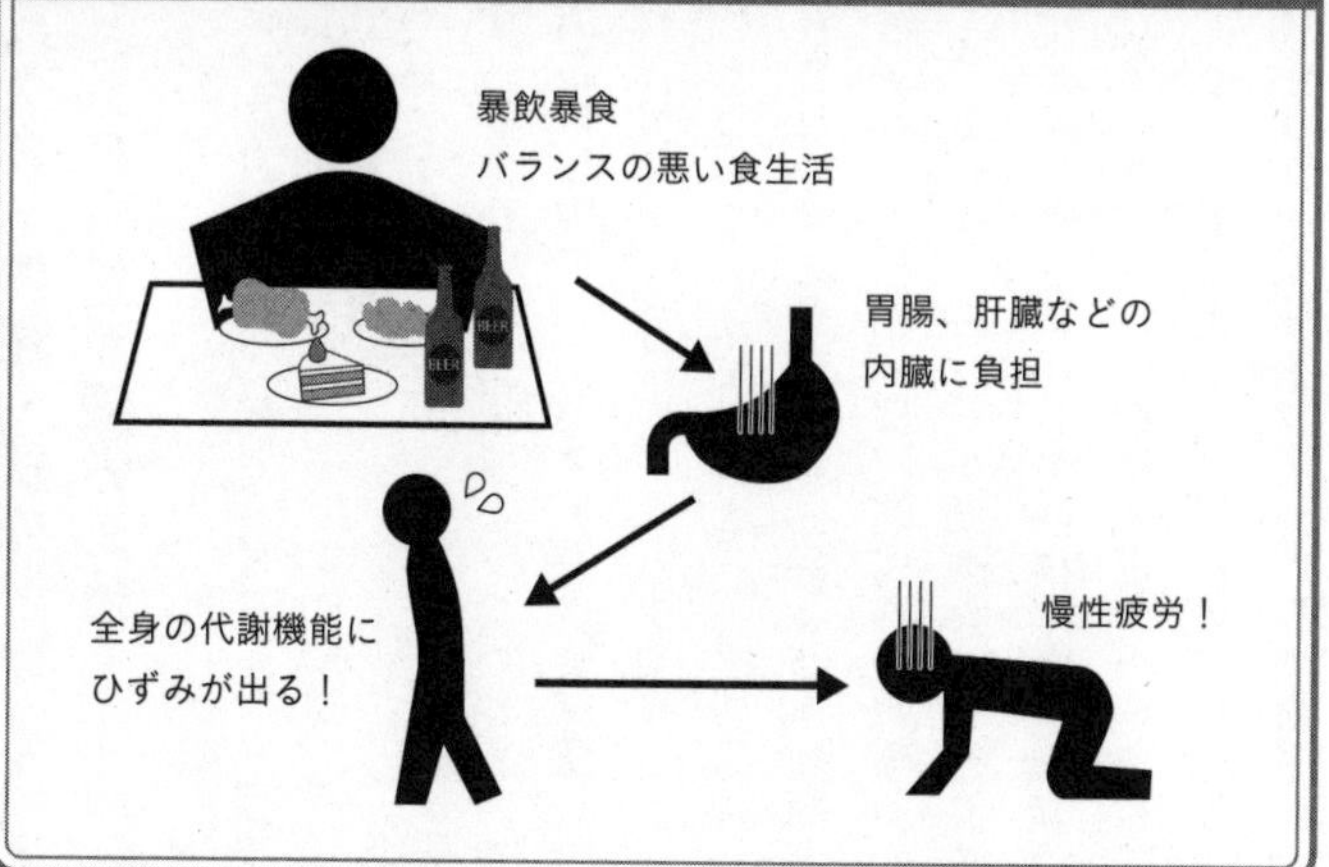

バランスの悪い食生活
胃腸、肝臓などの
内臓に負担
全身の代謝機能に
ひずみが出る！
慢性疲労！

した栄養素を十分に摂取することはかなり困難だ。カロリーは摂取しているのに、「栄養不足」といった事態が起こりやすい。そうなると疲労回復に時間がかかり、仕事の効率はダウンする。より長時間働き続けるハメになり、栄養価の高い食事を摂るのが難しくなり……といった悪循環に陥るのだ。

メンタルヘルスMEMO

栄養ドリンクは疲労回復には役立たない!?

疲労回復がウリの栄養ドリンクはカンフル剤としての効果はあるが、あくまで一時的に血糖値をあげて脳を活性化したり、カフェインでシャキッとしたりするにすぎない。根本的な疲労解消にはならず、常飲と過信は禁物だ。

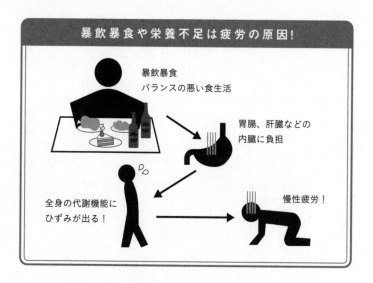

タンパク質・糖質・鉄分・ビタミンC不足が疲労を招く

タンパク質と糖質、鉄分、ビタミンＣは不足すると疲労に直結する栄養素である。一つひとつ見ていこう。

まず、筋肉などを構成するタンパク質。新陳代謝とは体内のタンパク質がアミノ酸に分解され、再びアミノ酸がタンパク質に合成されることなので、食事からタンパク質を補わないと疲れやすくなる。筋トレなど運動をする習慣がある人であれば、筋肉を維持するためにも、なおさらしっかりと摂取する必要がある。タンパク質には疲労回復に直接役立つ成分「イミダゾールジペプチド」も含まれている。脳と筋肉でよく働き、疲労回復を促す。

糖質オフダイエットブームで悪者にされがちな糖質も、人間に欠かせない栄養素だ。運動時に激しく疲労を感じるのは、体内で使える糖質が枯渇するからだ。ストレスや緊張を感じると脳内での消費が増すため、定期的に摂取する必要があるのだ。忙しすぎて食事がろくに摂れないような日は、夕方あたりに糖質が不足してくるはずだ。残業があるならここで糖質を摂取しよう。

鉄分も疲労回復に重要な役割を果たす。血液中で酸素を運ぶ赤血球やヘモグロビンの量が低下すると酸素運搬能力がダウンするため、細胞と組織が低酸素状態になって疲労感が出てくるのだ。食事からの摂取が不足するほか、吸収を妨げるリン酸塩を含むインスタント食品を食べすぎると貧血になる。

ビタミンＣは体内では作ることができないので、食事から摂取する必要がある。ストレ

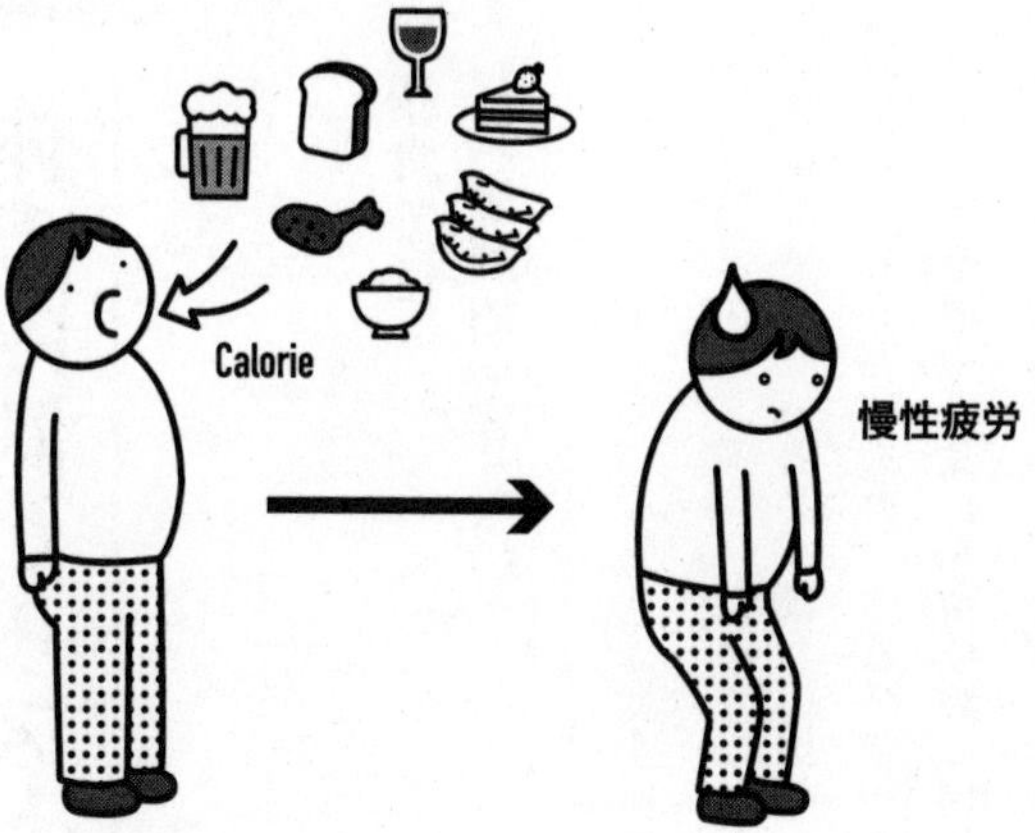

スに対抗するコルチゾールや、男性ホルモンや女性ホルモンといったステロイドホルモンを作るとき、ビタミンCは大量に消費される。抗ストレスホルモンであるコルチゾールが不足すると、ストレスが疲労回復を遅らせる。これらの栄養素をしっかり摂ってはじめて、体は疲労回復できるのである。

メンタルヘルスMEMO

サプリメントを摂るならベースサプリを

体内にある、または食材として普通に摂取できる栄養成分が入ったサプリメントを「ベースサプリ」という。カロリーや手間、食材費などを考えるとサプリに軍配があがるケースも多い。上手に利用するといいだろう。

体にやさしい&セロトニンを増やす食事で体の内側からストレスを予防しよう

キーワード　いい食事

暴飲暴食ではストレスを解消できない

ストレスがたまっているときは暴飲暴食をしたり、お酒でウサを晴らしたりしがちだが、ストレスがたまっているときほど体にやさしいものを食べて心と体をケアする必要がある。

セロトニンを増やす食材を積極的に摂るのも脳によい作用をもたらす。セロトニンは必須アミノ酸の一種、トリプトファンから作られるが、体内で合成しにくいので食事で摂取する必要がある。またトリプトファンとともに脳内でセロトニンを合成するビタミンB_6、トリプトファンを脳内に運んで吸収を助ける炭水化物も摂るようにしよう。トリプトファン、ビタミンB_6、炭水化物の3つがそろってはじめてセロトニンが効率よく作られるようになり、ストレスを軽減しやすくなる。

といっても、高価な食材やサプリメントに頼る必要はない。トリプトファンが含まれて

洋食よりも和食がセロトニンを作る！

和食は魚中心で栄養バランスがGOOD

焼き魚や刺し身など、魚料理は肉料理よりビタミンB_6が多く、脂質も質がいい。そこに煮物や納豆、豆腐などの副菜を組み合わせるので栄養バランスが整いやすい。外食のときもハンバーグやオムライスなどの洋食より、焼き魚定食などを選ぶとよい。

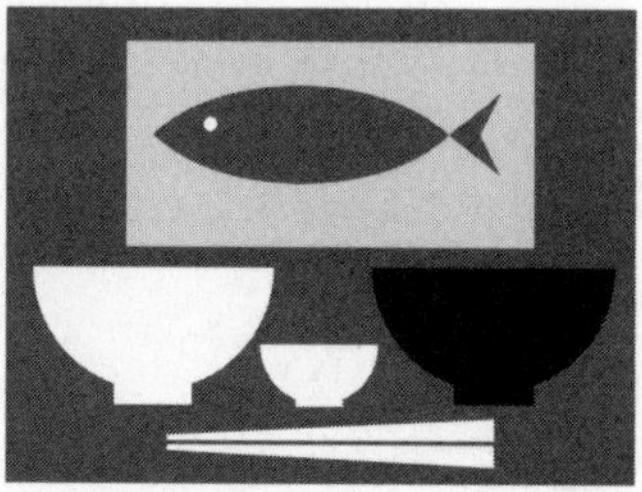

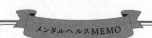

いるのは卵や大豆製品、ごまやナッツ、乳製品。ビタミンB_6は魚や豆、にんにく、しょうがに含まれる。つまり、焼き魚や刺し身、煮物、納豆、豆腐などの和食を食べていれば理想的に摂取できるのだ。なお、3つの栄養素をすべて含むパーフェクト食材はバナナである。朝食やおやつに取り入れてみよう。

メンタルヘルスMEMO

旬の食材を取り入れた和食は理想的な健康食

脳にいい、ストレス防止につながる食事を摂るのはさほど難しくない。脂肪分や塩分を抑え、野菜や穀類、海藻類、きのこ、発酵食品を取り入れた和食なら効率よくストレス防止につながる。旬の食材や地産のものを使うとなおいい。

ストレスをためない食事法「1日14品目法」でムダなく食事を摂る！

キーワード　1日14品目法

1日3食トータルで栄養のバランスを取ろう

フィジカルトレーナーの中野ジェームズ修一氏はストレスや疲労をためにくい、バランスのいい食生活を実現するために「1日14品目法」を提唱している。カロリー計算のように面倒なことをしなくていいシンプルな方法なので続けやすく、栄養バランスが整いやすい。市民ランナーやアスリートにも取り入れている人は多いのだとか。

その方法は、穀類、肉類、魚介類、豆・豆製品、卵、牛乳・乳製品、緑黄色野菜、淡色野菜、きのこ類、芋類、海藻類、果物、油脂、嗜好品という14品目のうち、1日の中で各品目を1回ずつ食べる方法だ。ご飯やパンなどの穀類は例外で、主食として毎食食べるようにする。そして、ひとつ前の食事で食べていない品目を優先にメニューを選んでいくのがポイントだ。

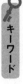

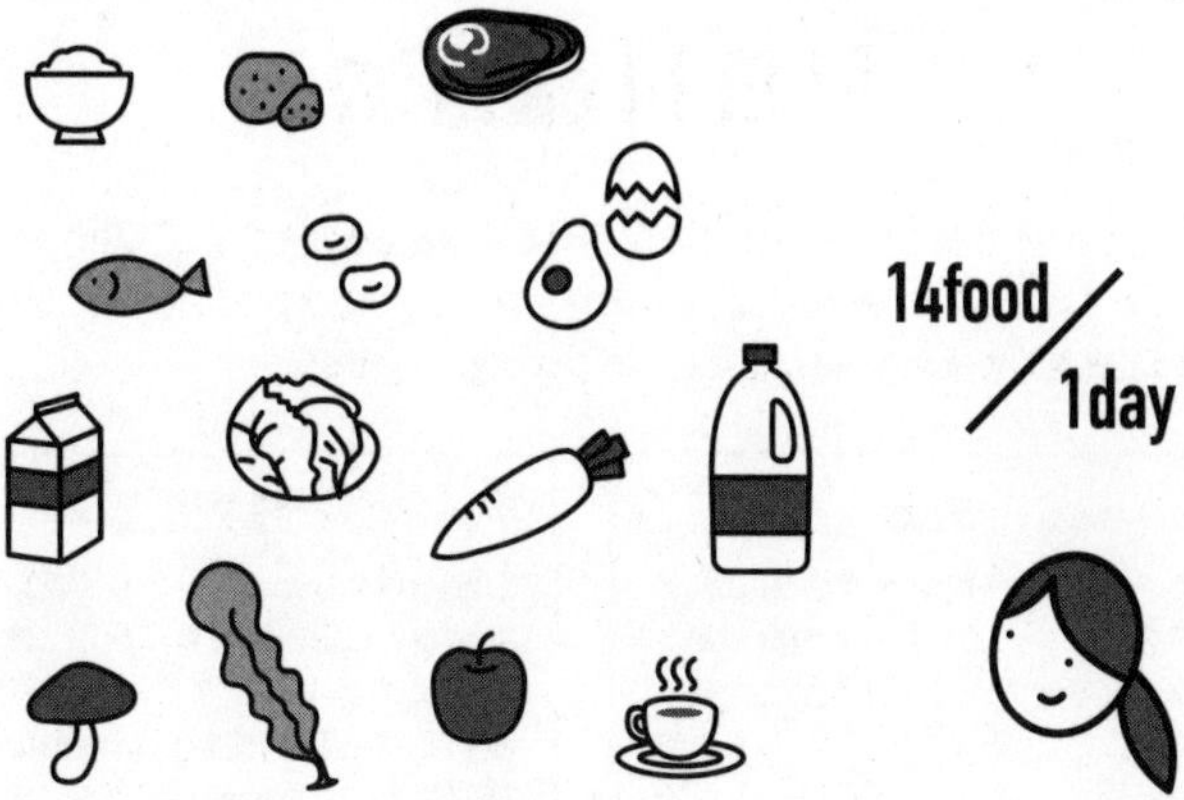

たとえば朝、トーストと目玉焼き、カフェオレという組み合わせなら卵、穀類、牛乳・乳製品の3つが該当する。昼食に焼き魚、小松菜のおひたし、納豆、わかめの味噌汁を食べ、デザートにりんごを食べれば魚介類、緑黄色野菜、豆・豆製品、海藻類、果物がクリアできる。夕食に焼き鳥と焼きしいたけ、サラダ、フライドポテト、ハイボールを注文すれば肉類、淡色野菜、芋類、油脂、きのこ類、嗜好品をクリア。こんなふうに、1日で14品目をそろえるのだ。忙しくて「昼食はコンビニのサンドイッチで」「出先で立ち食いそばで」などということがあっても、ほかの食事でカバーすればいい。

穀物以外は同じものを何度も食べることはないので、自然な形でカロリー過多になることも避けやすいだろう。

簡単に栄養バランスが整えられる「1日14品目法」

食事は大切だが、あまり神経質になって完璧な食事をしようとすると、途中でやる気がなくなることも多く、結局マルチビタミンといったサプリメントに頼りたくなる。1日14品目法の食事なら、簡単に栄養バランスが整えられる。

肉類

食べ物から摂取すべき必須アミノ酸をバランスよく含む。肉類が足りなくなるとタンパク質不足になりやすい。カロリーが気になるなら脂質の多い肉や加工肉は避け、赤身肉や鶏胸肉などを選ぶか、調理法で工夫を。

穀類

ご飯やパンなど、主食として1日3回食べるもの。糖質を多く含み、体と脳のエネルギーとなる。雑穀米や全粒粉など精製度が低いものなら糖質以外にも食物繊維、ビタミン、ミネラルを摂ることができてなおいい。

豆・豆製品

古くから日本人のタンパク源として食生活を支えてきた食材。大豆や大豆製品にはビタミンやカルシウム、マグネシウム、亜鉛などのミネラル、食物繊維が含まれている。大豆以外の豆には糖質も多く含まれている。

魚介類

必須アミノ酸をバランスよく含む。白身魚やいか、えびは低脂質・高タンパクでバランスもいい。また青魚やまぐろ類にはＥＰＡやＤＨＡが含まれ、過剰な中性脂肪を減らし、血栓を作りにくくして、疲労回復にもいい。

牛乳・乳製品

もっとも手軽に摂れるタンパク源で必須アミノ酸もバランスよく含む。不足しやすいカルシウムやカルシウムの吸収を助けるビタミンDも含んでいる。脂質はタンパク質よりも多いので、気になるなら低脂肪タイプを。

卵

完全栄養食品と言われるとおり、タンパク質や脂質、ビタミン、ミネラルを偏りなく含んでいる。コレステロールが多いから控えるべきだとされていたが、コレステロール代謝に異常がない人なら1日2個程度は問題ない。

淡色野菜

ビタミンやミネラルのほか、フィトケミカルを含む。玉ねぎのフィトケミカルには抗酸化作用が、キャベツや白菜のフィトケミカルは肝臓の解毒作用を活性化する。鍋や汁物などの具材にすると多く食べることができる。

緑黄色野菜

赤、黄、緑など色の濃い野菜で、ビタミンやミネラル、食物繊維を含む。栄養素ではないがポリフェノールなどのフィトケミカルも豊富で、疲労の原因となる酸化を防ぐ抗酸化作用がある。厚生労働省で1日120g以上と定める。

芋類

エネルギー源となる糖質を含む芋類。なかでもじゃがいもやさつまいもには消化酵素で消化されにくいデンプン、レジスタントスターチを多く含み、肥満の原因となる血糖値の急激な上昇を抑える。ビタミンCも豊富。

きのこ類

低カロリーでダイエットにもぴったりのきのこ類。食物繊維や葉酸などのビタミン、カリウムなどのミネラルを含む。干ししいたけや乾燥きくらげなど、干したものにはカルシウムの吸収を促すビタミンDが含まれる。

果物

抗酸化作用で疲労を防ぐビタミンC、カリウムなどのミネラルを含む。さまざまなフィトケミカルが含まれ、抗酸化作用を持つものも多い。ただしフルーツジュースは果物の栄養素を摂ったことにはならないので除外する。

海藻類

ビタミンやミネラル、食物繊維を豊富に含む。食物繊維は糖質の吸収を穏やかにして血糖値の急激な上昇を抑え、腹持ちをよくする効果もある。のりやひじき、昆布、寒天などをストックしておくと便利だろう。

嗜好品

お酒やお菓子はカロリー以外の栄養素がないという意味で「エンプティ・カロリー」という。体の栄養にはならなくても心の栄養にはなるので、上手に取り入れて健康的な食生活へのモチベーションにつなげるといい。

油脂

植物油のような液体の「油」、バターやラードのような固体の「脂」がある。α-リノレン酸やリノール酸は体内で合成されない必須脂肪酸だ。ただし外食や加工食品の摂取が多いと摂取過剰になるので摂りすぎは×。

一流の人は血糖値をコントロールしてストレスを防いでいる

キーワード　血糖値コントロール

食事のタイミングと炭水化物の種類が重要

超一流のスポーツ選手やビジネス界で今、注目されているのが「血糖値のコントロール」だ。血糖値とはすなわち血液中に含まれるブドウ糖の量で、食事をするとあがる。これは炭水化物が分解されてブドウ糖になり、小腸で吸収されて血液に乗って体中に運搬されるからだ。ブドウ糖をもっとも必要とするのは脳。血糖値が急激に下がると、ボーッとしたり眠くなったりしやすくなる。イライラして感情が安定しないこともある。だからこそ、仕事やスポーツにおいては血糖値のコントロールが注目されているのだ。

血糖値は食事の間隔と摂取する炭水化物に大きく左右される。食事の間隔が開きすぎると血糖値の変動が激しくなり、低血糖時にパフォーマンスの低下を引き起こす。間食などを取り入れることで、3〜4時間ごとに食べ

糖質と糖類が血糖値をあげる食材

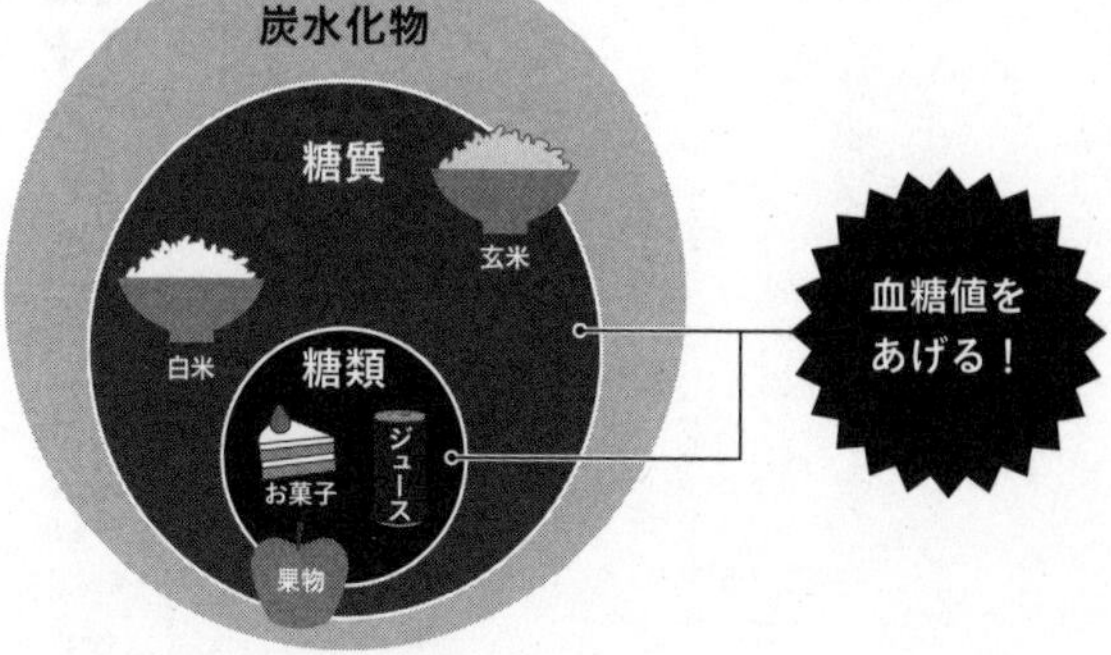

物を摂取すると血糖値を一定に保ちやすくなるだろう。

また炭水化物も、玄米よりは白米が、リンゴよりはリンゴジュースのほうが吸収スピードが速い。そうなると血糖値の上昇と下降が大きく、変動が起きやすいので脳が安定しないのだ。

メンタルヘルスMEMO

NASAが行き着いたイライラを防ぐ有効な手段

宇宙船の中で何日も同じメンバーで働く宇宙飛行士。集中力や他者への共感力が必要であることは言うまでもない。NASAが研究した結果、イライラしないために有効なのは血糖値を一定にコントロールすることだった。

太陽・タンパク質・炭水化物 朝は3つの「た」からはじめよう

キーワード　タンパク質と炭水化物を組み合わせた朝食

トーストとコーヒーだけでは午前中の集中力が保てない

毎日、朝からしっかりとパフォーマンスを発揮していきたいなら朝のはじめ方が重要だ。起床したら1時間以内に、3つの「た」を取り入れよう。すなわち「太陽」「タンパク質」「炭水化物」である。

体内時計は太陽の光でリセットされる「主時計」と、食べ物でリセットされる「末梢《まっしょう》時計」の2つがある。この2つを同調させることで、体内時計を正しく動かしていくことができるのだ。

食事に関しては、脳の覚醒やエネルギー補給につながる炭水化物だけでなく、タンパク質もしっかり摂ることが重要だ。朝食でタンパク質を摂ると血糖値の急激な上昇が抑えられるので午前中にボーッとしたりイライラしたりするようなことが起こりにくくなる。空腹感も抑えることができるので、間食の食べ

朝に欠かせない「3つのた」

朝の太陽を浴び、タンパク質と炭水化物を組み合わせたごはんを食べるのが理想的な朝ごはん。

た いよう　**タ** ンパク質　**た** んすいかぶつ

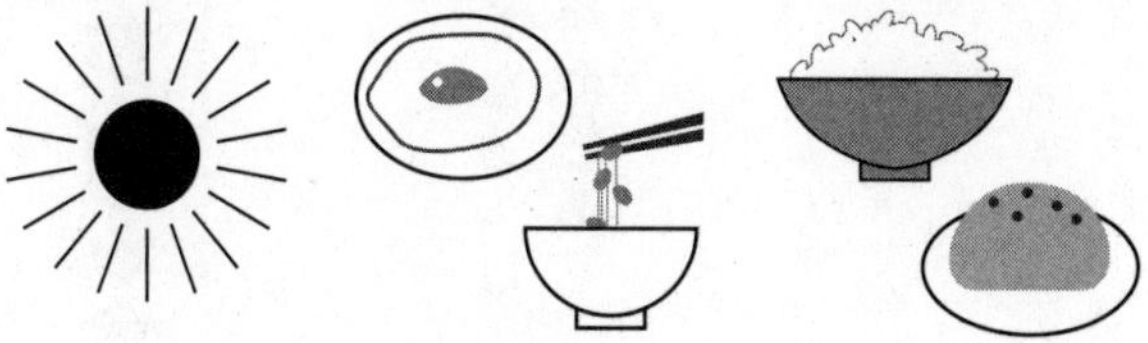

すぎなどを防ぐことができる。忙しいとついトーストにコーヒーだけ、といった朝食になってしまう人もいるが、午前中からしっかりとパフォーマンスを発揮したいなら目玉焼きをつけたり、卵かけご飯、納豆かけご飯にしたりと、タンパク質と炭水化物の組み合わせを選ぶようにしたい。

メンタルヘルスMEMO

朝食には納豆ご飯とアサリの味噌汁がいい理由

ストレス性の不眠に悩まされているなら自律神経のバランスを整えるビタミンB_{12}を摂ろう。味噌やしょうゆ、納豆、サバ、イワシ、乳製品、アサリなどに含まれる。朝は納豆にアサリの味噌汁などの和食でストレスを予防したい。

午後のパフォーマンスはランチ次第！低GI値食材&食べ方で血糖値コントロール

キーワード
低GI食

午後ボーッとして眠くなる人はランチ選びが失敗の可能性あり

ランチ後に眠くなったり、頭がボーッとしたりして、なかなか仕事の効率があがらない人がいる。こうした場合は、ランチで「低ＧＩ食」を心がけてみるといいだろう。

ＧＩとはGlycemic Indexの略で、食品の血糖値のあがりやすさを示す指標である。ブドウ糖よりは炭水化物、タンパク質、脂質の順に低くなっていく。ランチにＧＩ値の高いものを食べてしまうと食後に血糖値が急降下し、それが集中力を奪ったり、眠気を引き起こしたりしている可能性があるのだ。

ＧＩ値は白米より玄米、うどんよりそばのほうが、食物繊維が含まれている分、低ＧＩになる。また、パンよりはパスタのほうが小麦粉の粒子が粗いので低ＧＩだ。つまり、コンビニでおにぎりを3個買うよりも、うち2個をゆで卵やサラダに替えたほうがいい。丼

食品によって血糖値のあがり方は異なる！

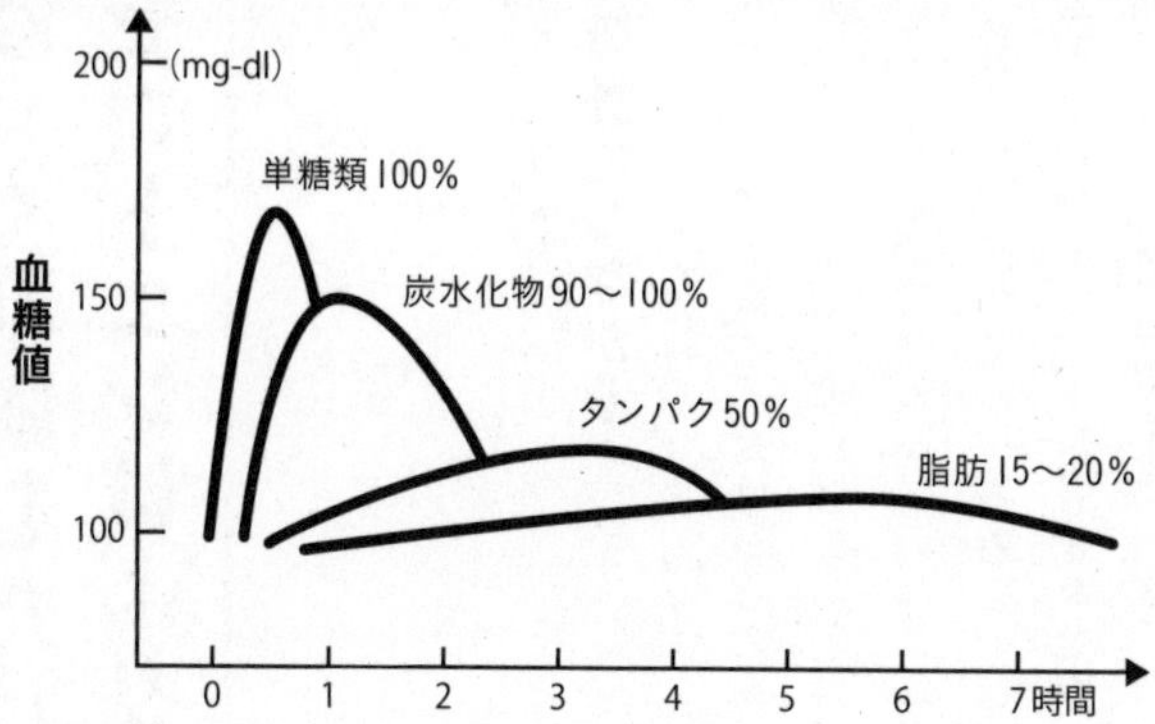

物の大盛り単体で済ませるよりも、並盛りにして野菜のおひたしをつけたほうがいい。

また、食べる順番によっても血糖値のあがりやすさは変わる。最初に野菜など食物繊維が多いおかずを、次にタンパク質のおかずを、最後にご飯をと低ＧＩ食から順番に食べるのが、血糖値をあげすぎないコツとなる。

メンタルヘルスMEMO

間食をするなら血糖値をあげにくいナッツを選ぼう

三度の食事だけではその間に血糖値が下がってしまいやすい。その場合は血糖値が急激にあがらず空腹感が抑えられるナッツを選ぶといい。ポイントは無塩ナッツを選ぶこと。量は手のひらいっぱい程度に抑えること。

ゆっくり噛むだけでセロトニンはより効果的に分泌される

キーワード 咀嚼速度

よく噛むことはリズム運動につながる

セロトニンを作るには、食材から栄養成分を摂り込むだけでなく「噛む」ことが大切だ。セロトニンは一定のリズムを刻むリズム運動によって分泌が促されるが、噛むことは立派なリズム運動のひとつ。1日3食を欠かさずに食べて一定の咀嚼《そしゃく》回数をキープし、口に入れたら20~30回は噛んでゆっくり食事をしよう。1回の食事には20~30分はかけたい。

早食いをしがちな人は、ライ麦パンや玄米など噛み応えのある主食を選ぶか、おかずにゴボウやレンコン、切り干し大根などよく噛んで食べる食材を取り入れるといい。具材は大きめに切ったり、固めに茹でたりしても噛む回数を増やすことにつながる。

食べるときは本や新聞を読んだり、テレビを見たりはせず、噛むことに集中するとセロトニンを活性化しやすくなる。〝ながら噛み〟

咀嚼による血中のセロトニン濃度の変化

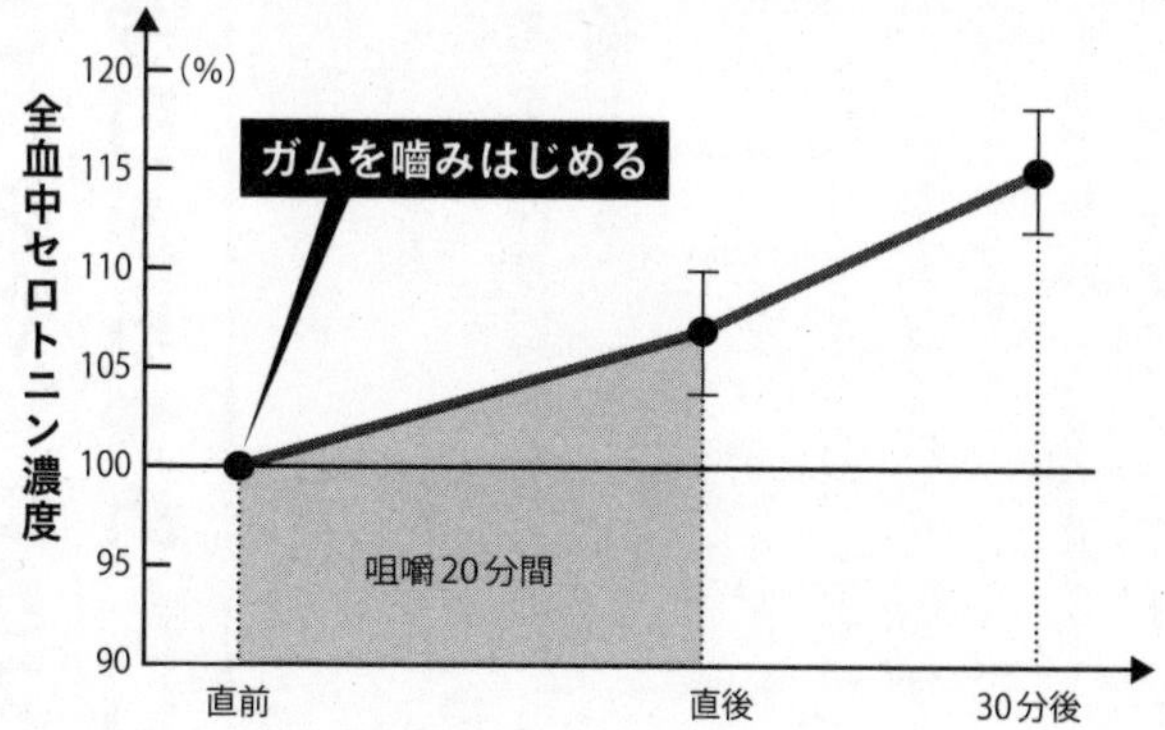

をせず、しっかりと食材の味や食感を味わいながら食べるようにしたい。消化もよくなり、一石二鳥だ。

寝る直前に食事をすると睡眠中に胃や腸を動かすこととなり、疲れが取れない。夕食は寝る2～4時間前に済ませ、夜食を摂るならお茶漬けなどの高GI食を少量が望ましい。

メンタルヘルスMEMO

ガムを噛めば いつでも セロトニンを出せる

食事以外でも咀嚼によってセロトニンの分泌を促すことができるのがガムである。5～20分程度、リズミカルに噛むとイライラや不安が収まるだろう。メジャーリーガーが試合中にガムを噛むのは心を落ち着かせるためという。

これをやったらストレスまっしぐら！今日からやめたいNG食習慣

キーワード セロトニンを作りにくい食事

セロトニンを作りにくくする行動習慣とは？

私たちが何気なくしていることの中に、セロトニンを作りにくくする行動は意外とたくさんある。NGな食習慣を改めて、効率よくセロトニンを分泌させよう。

まず、朝食を抜いたり、サプリメントやゼリーで手軽に済ませたりするのはよくない。セロトニンを含む薬剤は個人輸入で手に入れることもできるが、けいれんや睡眠障害を起こす危険性も報告されている。もともと、セロトニンを合成するための栄養成分は、和食を中心にバランスよく食べていれば十分に摂取できるのだ。

納豆や豆腐、焼き魚など和食のおかずをあまり食べない、セロトニン合成を阻害する肉ばかり食べる人もセロトニンを作りにくくする。栄養バランスを気にせず、食べたいものを食べている人も同じ危険に陥りやすい。

NG

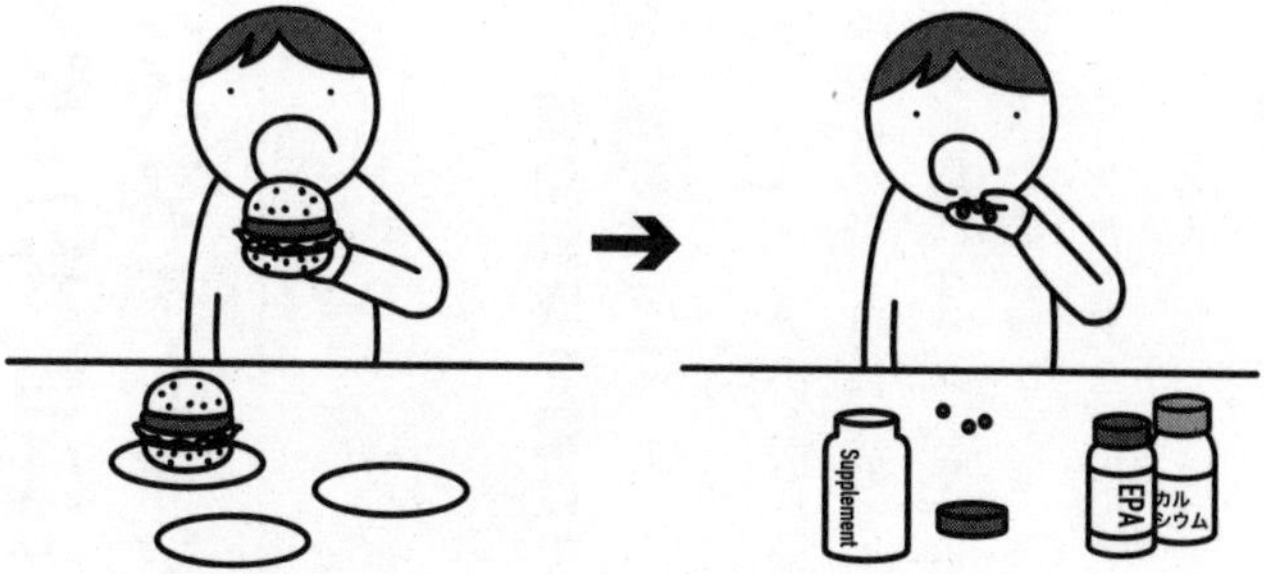

よく噛むというリズム運動によってもセロトニンの分泌が促されるが、あまり噛まずに早食いする習慣がある人はもったいない食習慣と言えるだろう。同じく噛むということにおいて、根菜や干物、玄米など硬いものをあまり食べない人も、セロトニンを分泌するチャンスを逃しやすいといえる。

メンタルヘルスMEMO

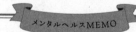

セロトニン分泌を促してくれる精進料理

玄米を中心に、豆腐や厚揚げなどの大豆製品、野菜を使ったおかずで構成される精進料理。セロトニン合成を促す食材が多いので、理想的な食事と言えるだろう。ゆっくりと時間をかけて食べることで、心も落ち着かせることができる。

コンビニ弁当は栄養成分をチェックして脳のパフォーマンスを下げないものを選ぶ

過度な糖分・糖類摂取を避けて脳を安定的に働かせよう

炭水化物はセロトニンの分泌を脳に運ぶためには必須の栄養素だが、現代人の食生活ではどうしても過剰摂取になりがちで、血糖値を急に変化させては食後のパフォーマンスを大きく下げてしまうことがある。過度な糖分や糖類の摂取はできるだけ避けるように注意したほうがいいだろう。

キーワード　原材料名、栄養成分表示

たとえば、コンビニ弁当を購入するときは容器に貼られたラベル等にある「原材料名」「栄養成分表示」をよく確認することだ。原材料名は食品添加物以外のもの、食品添加物、アレルギー表示の順番で記されている。また、使用量が多い順番で記載するという決まりもある。

栄養成分表示は熱量、タンパク質、脂質、炭水化物、ナトリウムの順で記される。

原材料名と栄養成分表示をチェックして、

コンビニ弁当を選ぶときはここをチェック！

1包装当り　熱量634kcal蛋白質18.9g
脂質18.3g炭水化物98.4gNa1.2g
幕の内弁当

名称：弁当
原材料名：ご飯（国産米使用）コロッケ　サーモントラウト焼　エビフライ　玉子焼　肉団子揚　れんこん煮　調味梅干　濃厚ソース　にんじん煮　タルタルソース　野菜入りさつま揚煮　醤油たれ　いりごま　ソルビット　加工デンプン　pH調整剤　糊料（加工デンプン　増粘多糖類）調味料（アミノ酸等）グリシン　リン酸塩（Na）着色料（カラメル　野菜色素　カロチノイド　ウコン　紅麹　ラック　カカオ）酒精　乳化剤　酸味料　酸化防止剤（V．C）イーストフード　V．B1　甘味料（スクラロース　ステビア）V．C　香辛料（原材料の一部に小麦　乳成分　牛肉　豚肉　鶏肉　ゼラチン　りんごを含む）

原材料名
- 食品添加物以外
- 食品添加物
- アレルギー表記

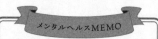

できるだけご飯や加工デンプン、炭水化物の量が少ないものを選ぶといいだろう。ご飯が選べるなら、白米よりも玄米や雑穀入りのものが好ましい。もしご飯の量が多すぎるならば、おかずとおにぎりひとつを組み合わせて購入するのも上手な糖質・糖分コントロールと言えるだろう。

メンタルヘルスMEMO

エナジードリンクは砂糖たっぷり！飲みすぎは糖分の過剰摂取

エナジードリンクの成分表示に表示されている炭水化物はほぼ糖質である。250mlのエナジードリンクでは角砂糖９個分程度の糖質が含まれ、瞬間的に血糖値があがって元気になるもののすぐに急降下し、脳が疲れやすくなる。

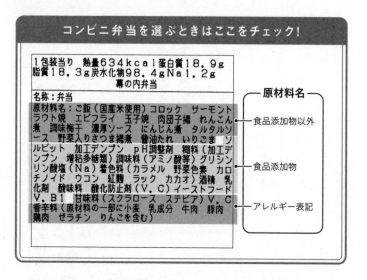

レタスを食べると眠くなる!? メラトニンと同じ働きをする成分とは

キーワード　ラクッコピコリン

昔から知られていた レタスの誘眠作用

プエルトリコの先住民の間で麻酔薬の代わりとして使われたり、ヨーロッパの童話で「食べると眠くなる」と書かれたりしていた食材がレタスである。レタスには「ラクッコピコリン」という成分が含まれており、これが眠り誘導ホルモンと同じように脳の睡眠中枢に作用するため、下垂体から睡眠のための信号が全身に発せられ、筋肉が弛緩したり心臓の鼓動がゆるやかになったりし、人は眠くなる。

もともと、人は夜8時くらいになるとメラトニンが分泌されるようにプログラムされている。ところが、ストレスなどでこのサイクルが狂うと、いつまでも眠気が訪れないということになる。ラクッコピコリンはいつでも気軽に摂取できるうえ、即効性が大きな特徴だ。口から入って消化吸収されると、30分で脳に届けられる。眠れない夜はレタスを食べ

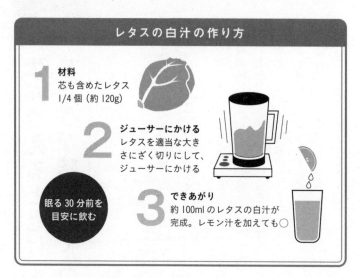

レタスの白汁の作り方

1 **材料**
芯も含めたレタス
1/4個（約120g）

2 **ジューサーにかける**
レタスを適当な大きさにざく切りにして、ジューサーにかける

3 **できあがり**
約100mlのレタスの白汁が完成。レモン汁を加えても○

眠る30分前を目安に飲む

てみるといいかもしれない。
ラクッコピコリンはレタス１００ｇ中に約20mg含まれている。葉よりも芯の部分に含まれているので、芯も一緒に１／４個程度を食べれば睡眠を誘発する。熱に強いので加熱してもいいが、スープの場合は成分が溶け出すので、スープごといただくようにしたい。

メンタルヘルスMEMO

夕食にレバニラや餃子を食べると不眠解消にいい

不眠改善に効果のある栄養素のひとつがセロトニンを作り出すビタミンB_{12}だ。ねぎやニラ、にんにくなどに含まれる硫化アリルも自律神経に作用して精神を安定させる。夕食にレバニラや餃子を食べると安眠しやすいだろう。

体が冷えると老けて病気になる！しょうが味噌汁で冷え取りをしよう

キーワード　冷えは万病のもと

「冷えは万病のもと」は気のせいではない

体を冷やすことはよくないと言われているが、具体的にどういった点が害となるのだろうか。まず、自律神経が乱れると体の痛みを感じやすくなる。代謝機能が低下し、体温が下がると肥満にもなりやすい。

免疫力の低下は深刻だ。花粉症やアトピーなどのアレルギー疾患となりやすく、またウイルスや毒素に弱くなるので風邪をひきやすくなるなど、常にどこかが悪いという状況になりかねない。肝臓や腎臓、腸など内臓機能も低下する。なかでも腸の機能の低下は脳の働きと密接に結びつくので、認知症の原因にもつながりやすいという。活発な精神活動を妨げるので、うつにもなりやすい。

こうした症状がすべて表れたのが「老化」だ。いくらアンチエイジングにと高い化粧品を使っても、冷えを放置しておくだけでそう

しょうがと味噌の組み合わせで冷えを解消

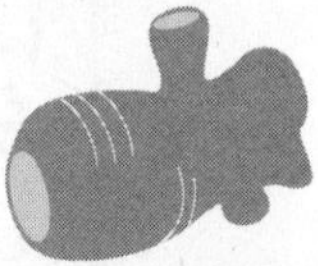

しょうがの効能

- 血行促進
- 新陳代謝アップ
- 体を温める
- 発汗作用

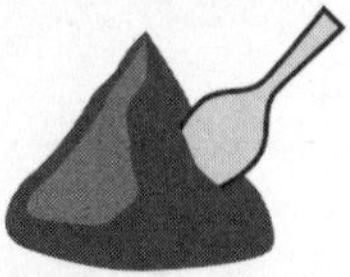

味噌の効能

- 消化促進
- 整腸作用
- 脳の活性化
- 基礎代謝アップ

Ｗの効果で冷えない体を作る！

した努力が台無しになってしまう。

こうした冷えの改善には味噌汁１杯につきしょうがのすりおろし10ｇを加えた「しょうが味噌汁」を飲むといい。芳香成分や辛味成分が新陳代謝を活発にし、血液の流れをよくしてくれる。味噌の塩分もまた体を温めてくれるので、パーフェクトな料理なのだ。

メンタルヘルスMEMO

冷えやむくみを解消できるヒマラヤ紅茶とは

ティーカップにすりおろしたしょうが小さじ1/2程度を入れて紅茶を注ぎ、シナモンパウダーを振るのがインド由来の「ヒマラヤ紅茶」。冷えやむくみ、肩こり、不眠、更年期障害に効果があると注目を浴びている。

内臓や血液の働きをよくしてくれる にんじんを酒のパワーでさらに効果アップ

キーワード　にんじん酒

普段から食べて冷え性にそなえ にんじん酒でよりパワフルに

さまざまな料理に使われる、おなじみの食材のにんじん。東洋医学では、にんじんは体力をつけ、免疫力を高める補気（気を補うこと）の効果があるとして、冷え性や胃弱対策によいとされている。薬とは違って食べたらすぐに効果が出るというわけではないが、毎日適量を食べることで内臓機能を高め、血液の働きをよくするなど、穏やかに確実に効果をもたらしてくれる。

身近な食材として日々の食事で取り入れるのもいいが、より効き目を早く実感したい、早くよくなりたいということなら、すりおろしたにんじんに日本酒を注ぎ入れて作る「にんじん酒」として飲むといいだろう。日本酒には薬を効きやすくする働きがあるので、栄養成分の効き目にも勢いをつけてくれるのだ。作ってすぐに飲める簡単さもうれしい。

にんじん酒の作り方

1 中3本のにんじんの皮をむく。
皮に栄養素があるので薄くむくのがポイント。

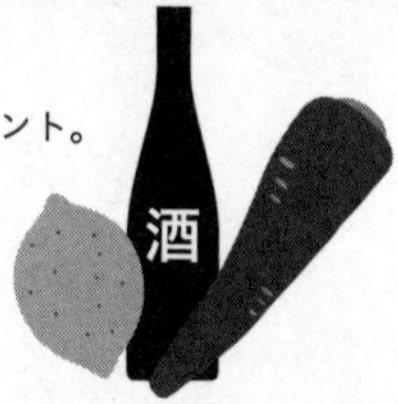

2 にんじんをすりおろす。

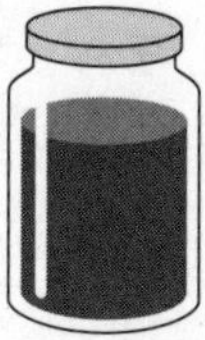

3 すりおろしたにんじんを密封できる瓶に入れ、
日本酒を 750ml 注ぐ。

4 酸化を防ぐためにレモン汁を
小さじ1程度加えて完成。
必ず冷蔵庫で保存する。

更年期障害の典型的な症状に「上半身はほてりやのぼせを感じるが、足元は冷える」というものがあるが、この場合は日本酒の代わりに紹興酒や赤ワインを使うといい。飲みやすく、冷えから体を守る効果を感じやすくなるだろう。生理痛がひどい人にも紹興酒や赤ワインを使ったにんじん酒が向いている。

メンタルヘルスMEMO

冷え性改善には寝る前のにんじん酒がいい

冷えがひどくて寝つけないという人であれば就寝前のにんじん酒がいい。胃の調子がすぐれないなら食前酒として飲もう。ただし、赤いニキビができたり、発熱しているとき、のどが痛いなど体に炎症があるときは控えるよう注意して。

整腸作用でホルモンバランスが整う！黒ごまとおからで女性の悩みを解消しよう

キーワード　黒ごま、おからの効能

若いうちから毎日摂って健康な体を作ろう

便秘や肥満、婦人病、骨《こつ》粗《そ》鬆《しょう》症といった悩みを簡単に解消できるのが黒ごまとおからだ。

ごまは脂質とタンパク質のほか、食物繊維やビタミン・ミネラルを含んだ食材。脂質は良質なリノール酸だから、余分なコレステロールを減らして高血圧や動脈硬化を予防・改善できる。また、ごまのタンパク質には必須アミノ酸も多く含まれている。ほか、白ごまや金ごまもあるが、黒ごまがもっとも栄養バランスが優れている。

おからには大豆の栄養素や有効成分のほか食物繊維も豊富。ゴボウなどと比べてやわらかく、胃腸にもやさしいのだ。腸内の善玉菌を増やす役割もある。イソフラボンが豊富なのも見逃せないポイントだ。女性ホルモンのひとつで、加齢により不足すると更年期障害や骨粗鬆症を引き起こすエストロゲンに非常

黒ごまおからの作り方

1　中火で熱したフライパンに200gのおからを入れ、木べらなどでほぐしながら3～ 4分炒り、水分を飛ばす。

2　おからがパラパラになったら、しょうゆとみりんを各大さじ1と1/2、酢を小さじ1加え、弱火にして全体をなじませる。

3　黒ごまを大さじ4加え、全体を混ぜ合わせたら完成。

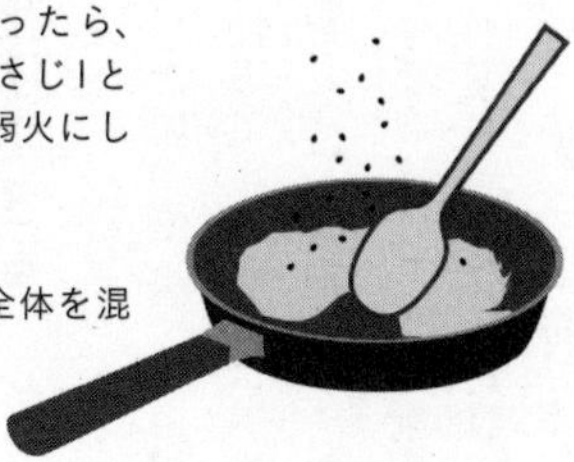

によく似た物質である。摂取することでホルモンバランスを整えてくれる。

若い世代には生理不順や生理痛に悩まされる人も多いが、こうした症状を放っておくと更年期障害も重くなりやすい傾向がある。若いうちから黒ごまとおからで体調を整えておきたいものだ。

メンタルヘルスMEMO

食べやすい黒ごまおからを毎日摂ろう

おからと黒ごまをフライパンで炒った「黒ごまおから」は1日に大さじ３杯程度で体調を整える手作り健康食品。そのまま食べても、コロッケに入れたり、ふりかけとして使ったりしてもおいしくいただくことができる。

頻尿や精力減退、残尿感にＥＤ……男性特有の悩みには山いもとパセリ！

キーワード
ＤＨＥＡ

アメリカで人気の若返りホルモンが身近な山いもで維持できる

頻尿や残尿感といった尿の悩み、精力減退にＥＤ、うつ……男性の更年期障害は男性ホルモンの減少と関係があると言われている。男性ホルモンが減少すると精液を作る前立腺が肥大化し、排尿に不調が起きたりＥＤを引き起こしたりすることになる。年齢だけが原因ではなく、体力や気力が低下して自律神経の働きが悪くなって男性ホルモンが減少し、前立腺肥大につながることもある。こうした、男性ホルモン減少による不調を改善してくれるのが「ＤＨＥＡ（デヒドロエピアンドロステロン）」というホルモンだ。アメリカなどではＤＨＥＡ入りサプリメントや健康食品が人気だが、実はそれらの多くは山いもを原料としている。つまり、山いもを食べれば自然と男性ホルモンは維持されるのだ。

山いもに含まれる成分のなかでも、ＤＨＥ

若返りホルモンDHEAが減ると老化が進む!?

DHEAは加齢とともに減少し、20代がピーク、40代で約50%，60代では30%、80代では10～20%に低下する。

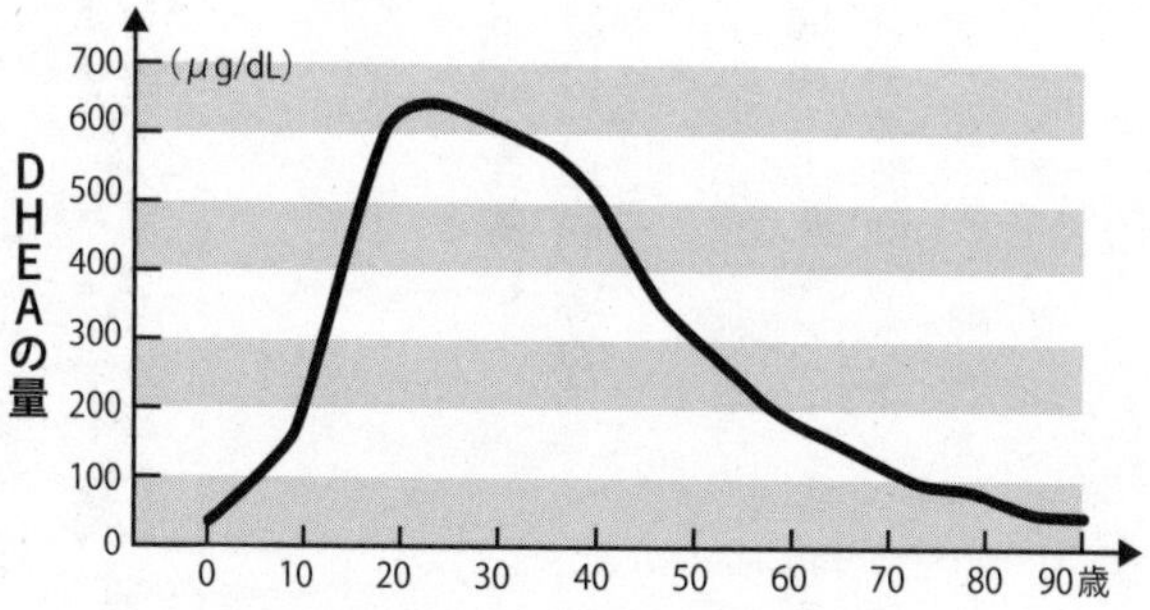

Aの原料になるのはジオスゲニンとサポゲニンという成分だ。ぜひ、すりおろして食べることで有効成分の吸収力を高めたい。そして、DHEAを合成する副腎の働きを活発にするビタミンCと一緒に摂るといい。ジオスゲニンとサポゲニンは脂肪の一種だが、これらの成分の酸化も防ぐことができる。

メンタルヘルスMEMO

山いもパセリで男性ホルモンがパワーアップ！

山いも100gをすりおろし、パセリ1束（50g）を刻んで加え、塩で味つけするだけ。この山いもパセリは、ビタミンCも同時に摂取できる最強食材となる。しょうゆやだしを少々足してもOK。週に2～3回、継続して摂取するといい。

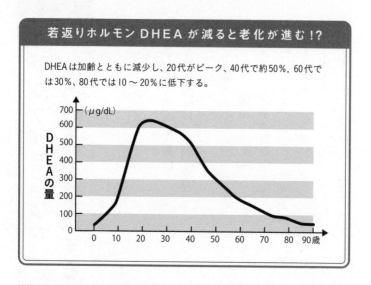

アラフィフになったらこれを食べよう！男の悩みを解決する海藻米ぬか食品

キーワード
海藻米ぬか食品の効能

男としての自信を失い落ち込む男性更年期障害

更年期障害になるのは女性だけではない。男性も女性と同様、ホルモンバランスの変化が心身にさまざまな影響をもたらす。

男性の更年期でもっとも顕著な症状は前立腺肥大である。尿の勢いが失われ、さらには勃起不全ももたらす。50代にもなれば仕事のストレスや疲れも重なり、なおかつこうした衰えを自覚すると、男性として〝終わった〟気分になり、さらに落ち込むというわけだ。

将来的な予防を考えるなら、「海藻米ぬか食品」に注目しておこう。だいたい次の4種類の成分が含まれていることが多い。

まず、フーカスという特殊な海藻だ。北海の北欧諸国沿岸や大西洋沿岸の岩に生える海藻で、亜鉛を多く含む。アメリカでは亜鉛はセックスミネラルと呼ばれ、前立腺機能に大きく貢献する。これとは別に米ぬかから抽出

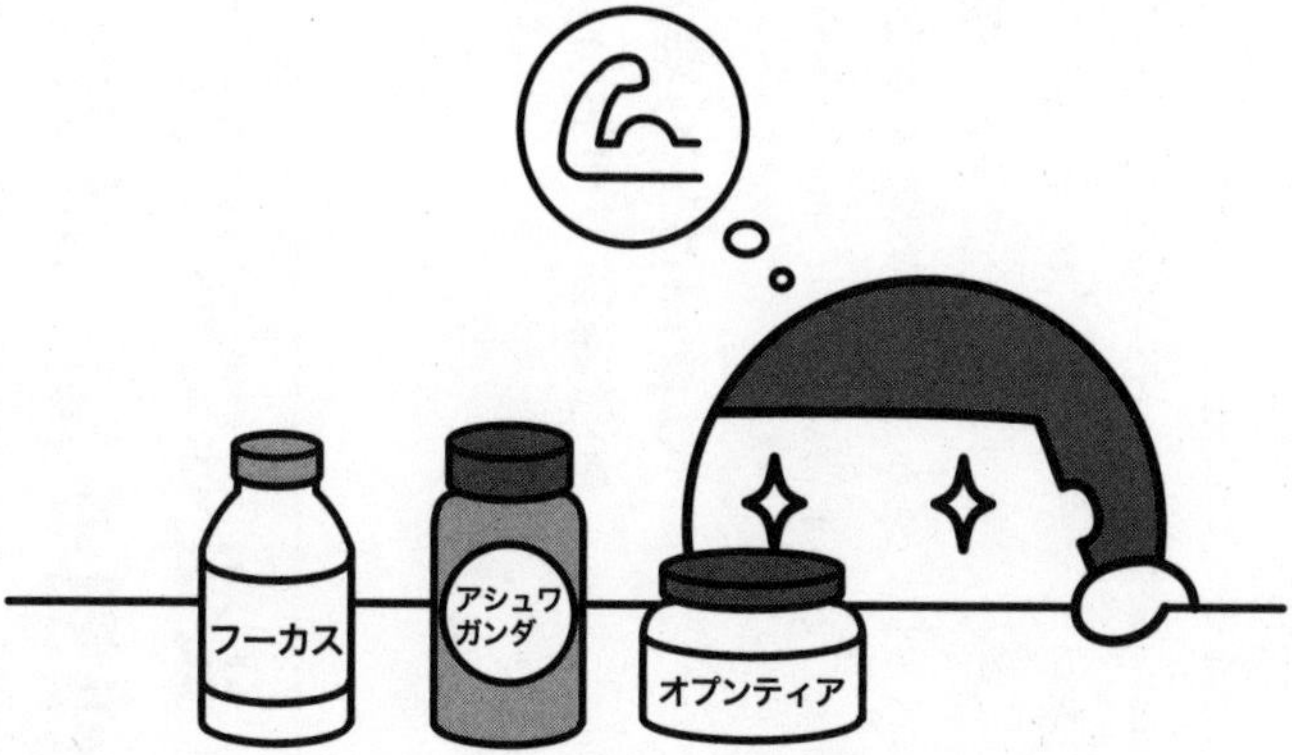

された特殊な食物繊維エキスがあり、生体機能と免疫力を高めてくれる。３つ目はアシュワガンダで、「インドのマカ」とも呼ばれるハーブである。古くから精力増強に効果があるとされる。４つ目がオプンティアで、メキシコ産のサボテンだ。血流をアップして勃起力を高め、血糖値を下げると言われている。

メンタルヘルスMEMO

性能力がアップすれば精神的に立ち直るきっかけにもなる

肉体の衰えだけでなく精神的なストレスも男性の更年期の特徴である。ただ、性能力のアップは大きな自信につながり、精神的な回復のきっかけになる。そうした意味でも健康食品等で精力アップを狙うのはいい手段である。

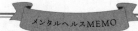

女性が更年期を迎えたらコレ！大豆イソフラボンを摂れば加齢も怖くない

キーワード
大豆イソフラボンの効能

女性ホルモン様作用が更年期の女性を救う

「大豆イソフラボン」はお茶の間にもすっかりその名前が浸透しているが、改めてその効能や仕組みを紹介しよう。大豆の種子、特に胚芽部分に多く含まれる成分で、女性ホルモン様作用、抗酸化作用、食物繊維と3つの機能を持っている。この中でも、もっとも注目されているのが女性ホルモン様作用。大豆イソフラボンの中に含まれるゲニスチンという配糖体が体内でゲニステインという成分に変化し、女性ホルモンの一種であるエストロゲンとよく似た働きをするのだ。

エストロゲンはもともと卵巣で作られるホルモンで、血液に乗っていろいろな臓器に作用を及ぼしている。しかし更年期になって卵巣の働きが衰えるとエストロゲンの分泌量が低下。いわゆる「ホルモンバランスが乱れる」状態になるので、更年期障害と総称されるさ

大豆イソフラボンがエストロゲン不足を補う

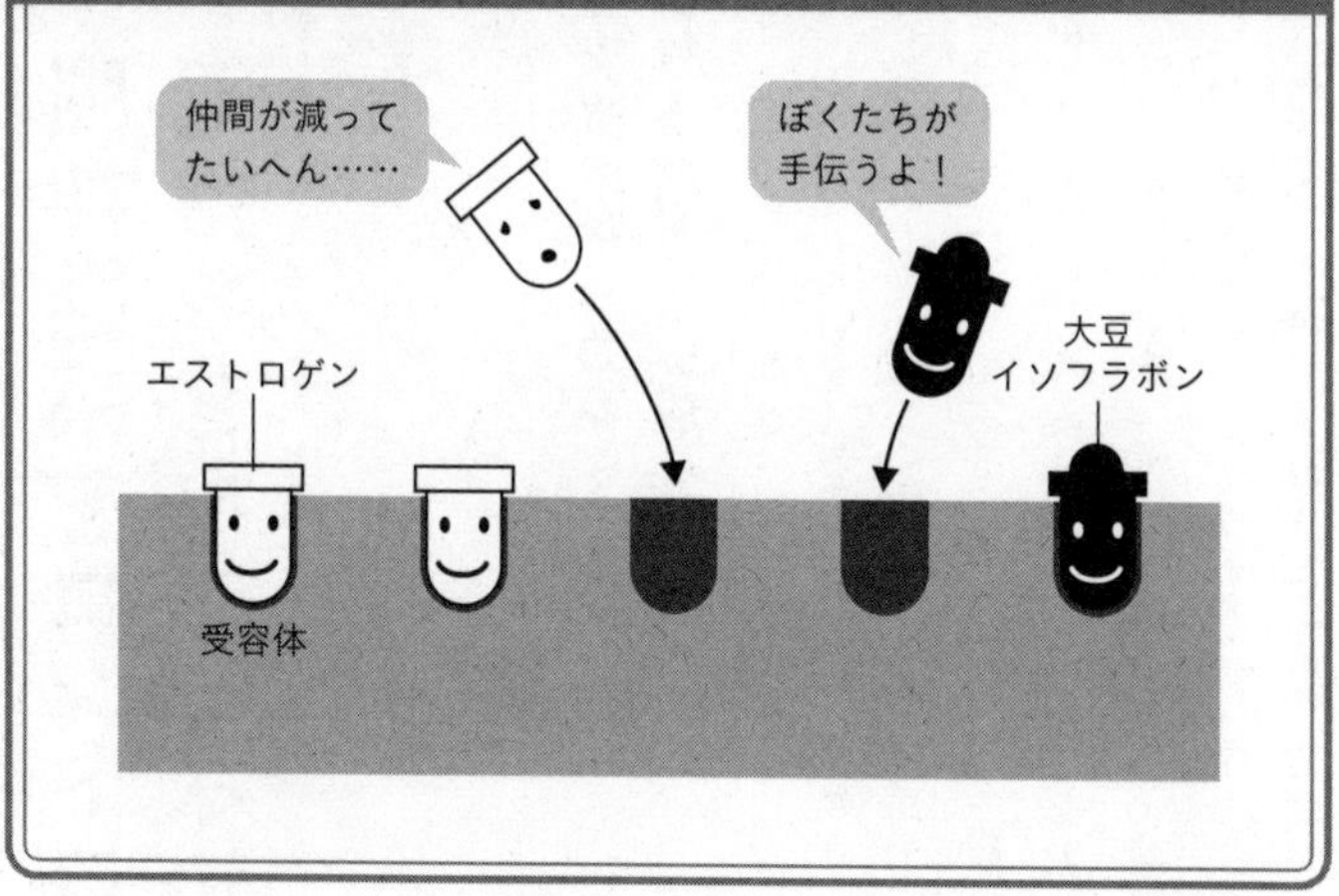
仲間が減って
たいへん……
ぼくたちが
手伝うよ！
エストロゲン
大豆
イソフラボン
受容体

まざまな症状が引き起こされる。骨粗鬆症や動脈硬化などの危険性も高まる。

大豆イソフラボンの構造はエストロゲンとよく似ているため、摂取すると体はエストロゲンと思って反応してくれる。さらには、乳がんの進行などエストロゲンの過剰分泌による弊害も抑えてくれるのだ。

メンタルヘルスMEMO

おから茶を作って効率よく大豆の栄養成分を摂取しよう

大豆の搾りかすであるおからにはイソフラボンが含まれている。フライパンに入れて弱火で20～30分炒り、きつね色の粉状になったら火を止める。1人分スプーン1杯に熱湯を注いで2～3分おくと、おから茶のできあがり。

脳神経系をコントロールして気持ちをホッとさせるＧＡＢＡ

キーワード　ＧＡＢＡの効能

発芽玄米やチョコレートに含まれる頼もしい成分

　ＧＡＢＡはGamma-Aminobutyric Acidの略。いわゆるアミノ酸の一種で、脳神経系のコントロールに役立つ成分だ。脳神経系を活発に働かせる、いわゆるアクセルのような働きをするのがグルタミン酸で、脳や神経の疲れを取り、血圧を落ち着かせるなど、ブレーキの役割をするのがＧＡＢＡである。常にアクセル全開では脳も疲れてストレスが増す。ＧＡＢＡはそれを抑制し、ストレスやうつ病、自律神経失調症、更年期障害に役立つと言われている。もっと身近なところでは血圧を下げたり、中性脂肪を抑えたりする効果、また肝臓や腎臓の機能を高める効果もあるとされる。お酒を多く飲む人なら、摂取するとアルコールが早く分解されるだろう。

　ＧＡＢＡが不足するとイライラや体調不良に悩まされる人も少なくない。睡眠中、特に

GABAは更年期障害やうつ病にも効果あり

	確実に改善した	かなり改善した～改善した	変化した	悪化した
更年期障害	0人	6人	3人	0人
自律神経失調症	0人	2人	1人	0人
初老期うつ病・初老期認知症	1人	3人	1人	0人
うつ病・躁《そう》うつ病	1人	2人	0人	0人

深い眠りに入っているときに生成されるため、睡眠不足がＧＡＢＡ不足を招くとされていた。ただ、昨今は食品から摂取してもきちんと脳に届くことが判明。積極的に摂ることで、悩みが解消できるかもしれない。発芽玄米やチョコレートに多く含まれているので、こうした食品を摂る機会を増やすといいだろう。

メンタルヘルスMEMO

身近な食品からもGABAは効率よく摂れる

発芽玄米やチョコレートのほか、野菜ならトマトがダントツでGABAを多く含む。ほかじゃがいもやナスにも多い。果物なら温州みかんやゆず、甘夏など柑橘系に多く見られる。ほか、ブドウにもなかなか多く含まれている。

カルシウムはホルモン分泌を整える！血中カルシウム量を維持して若さを保つ

キーワード
ぎんねむ茶の効能

沖縄のぎんねむ茶は烏龍茶の50倍のカルシウム！

　人の体に欠かせない必須ミネラルであるカルシウム。血液中のカルシウムは細胞を活性化し、ホルモン分泌を正常に整える役割を担っているが、日本人のカルシウム摂取量は慢性的に不足していると言われている。吸収されにくく失われやすい性質を持つうえに、体内のカルシウムは年齢を重ねるごとに減少。特に、女性の場合は閉経後、女性ホルモンの減少にともなって体内のカルシウム量が急に減少する。中年期以降の女性に骨粗鬆症の危険性が高まるのはそうした意味合いがある。

　そこで注目されているのが、沖縄で多くの人に愛飲されてきたぎんねむ茶だ。銀合歓とは亜熱帯地域で育つマメ科の植物で、これを発酵させて作ったのがぎんねむ茶だ。カルシウムやリン、マグネシウム、カリウム、鉄、亜鉛など必須ミネラル類を多く含み、カルシ

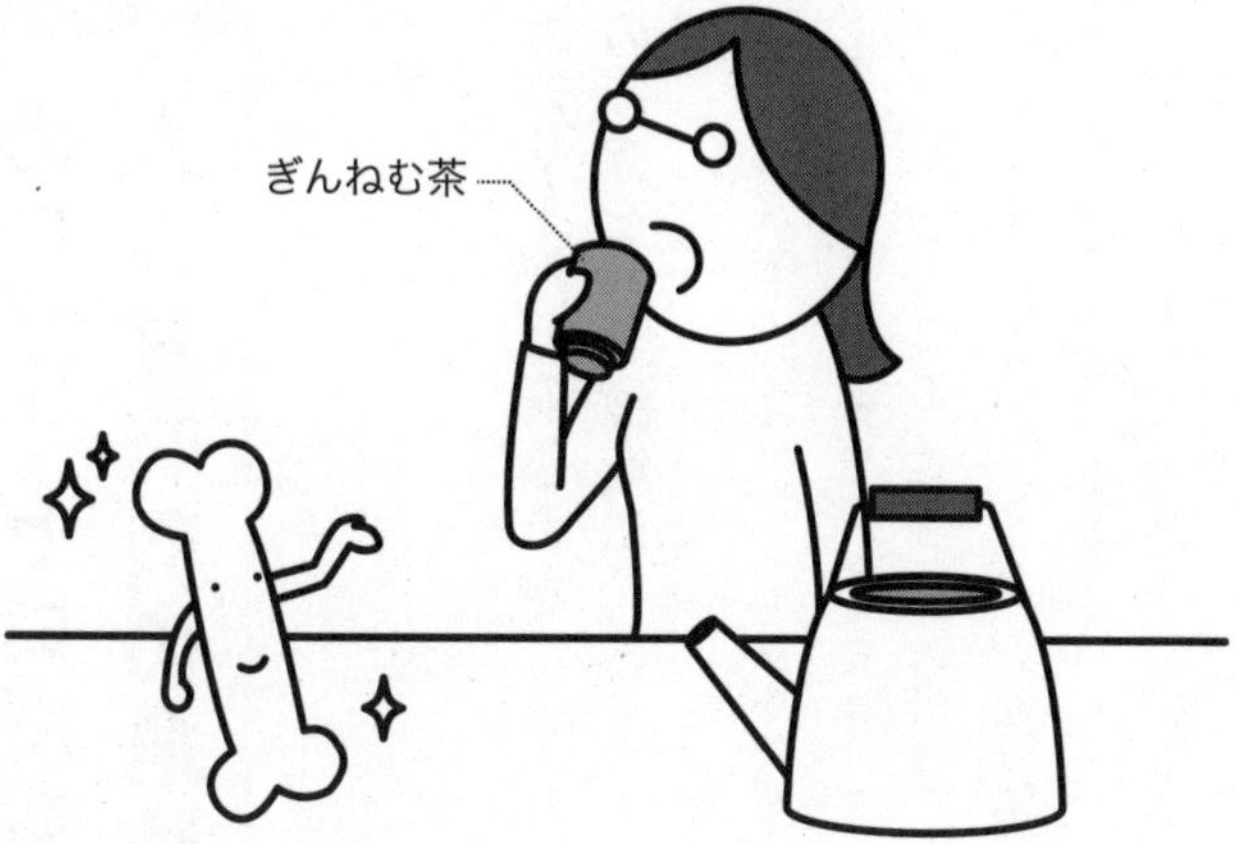

ウムについては烏龍茶の50倍もの量を含んでいる。そのため、更年期障害や骨粗鬆症、生活習慣病、痛風、アレルギーなどの改善に愛飲されてきたのだ。カルシウムは細胞の老化による肌や髪の衰えを解消し、血液をサラサラに保つとされる。ぜひ、積極的に取り入れてみてはいかがだろうか。

メンタルヘルスMEMO

50歳以上の3人に1人は骨粗鬆症にかかる！

骨の強度は18歳ごろをピークに、歳を取るごとに少しずつ密度とカルシウムの吸収が減少。特に女性は、閉経を迎える50歳前後からカルシウムの吸収率が下がり、50歳以上の女性の3人に1人は骨粗鬆症にかかると言われている。

カロリーゼロでも血糖値は爆あげ!? 人工甘味料の危険性とは

キーワード
人工甘味料のインスリン分泌

低カロリーだと安心♪が脳の依存を招く結果に

清涼飲料水を中心に、スイーツやアイスなどでカロリーオフや低カロリーを謳《うた》う製品は多い。しかし昨今、こうした人工甘味料であっても血糖値があがり、インスリンが分泌されることに警鐘を鳴らす人も多くいる。

というのも、インスリンはブドウ糖を全身の細胞に送り込むという働きをするが、ゼロカロリーだからと過剰摂取しているとインスリンの分泌量がどんどん多くなり、ブドウ糖が脂肪細胞にため込まれて脂肪に変わってしまうのだ。つまり、痩せようと思ってわざわざ選んでいるのに、結果的に脂肪をため込みやすい体に向かっているということになる。

また、たとえ人工甘味料が原因だとしても、一度あがった血糖値が下がったときにお腹がすいたと認識し、食欲を増してしまう可能性もある。インスリンの働きが鈍ってしまい、

こんなにある! 甘味料の種類

- 甘味料
  - 糖質系甘味料
    - 砂糖
    - でん粉由来の糖 ── ブドウ糖、果糖、異性化糖など
    - そのほかの糖 ── 乳糖、オリゴ糖など
    - 糖アルコール ── ソルビトール、マンニトール、マルチトール、還元水飴など
  - 非糖質系甘味料
    - 天然甘味料 ── ステビアのほか甘草(グリチルリチン)、ラカンカなど
    - 人工甘味料 ── アスパルテーム、スクラロース、アセスルファムK、サッカリンなど

しまいには食事で摂取した糖質もうまく全身に運ばれないという結果も引き起こしかねないのだ。

　人工甘味料を摂取しすぎるとより強い甘みを求め、脳が常に甘いものを欲しがる依存状態になる危険性も指摘されている。食品や飲料を買うときは、よく吟味したいものだ。

メンタルヘルスMEMO

カロリーゼロでも実はゼロじゃない!? 表示のヒ・ミ・ツ

国の基準により、栄養成分の内容量が100ml当たり5kcal未満であれば「無」「ゼロ」「ノン」「レス」と表示できることになっている。ごくわずかなカロリーであっても、クセになってゴクゴク飲んでいると思わぬ落とし穴も。

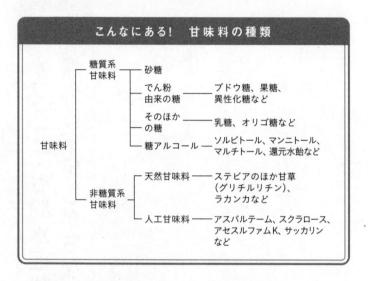

オフィスでも脱水症状は起こる!?
意外に不足しがちな栄養素「水」

キーワード
栄養素としての水

すべての人にとって水は重要な栄養素

絶対に摂取しなければいけないと誰もが知っていながら、ビタミンやミネラル、フィトケミカルなどといったものにくらべて意外と忘れがちな栄養素が「水」である。不足すると疲労を招くこともある、すべての人にとって重要な栄養素だ。

成人の場合、体重の６割を水分が占める。水分は新陳代謝の舞台であり、栄養素を運んだり体温を一定に保ったりと、生命活動に欠かせない働きをしている。脱水、つまり体液が失われると脳がＳＯＳを出すのが、疲労感や倦怠《けんたい》感として感じられることもある。

体液は水分と電解質からなるが、水分が失われると血液が減る。血流不足となり、脳をはじめとした内臓に血液が行き渡らないので、あちこちで酸素や栄養素が不足しはじめる。するとふらふらしたり、集中力がダウンした

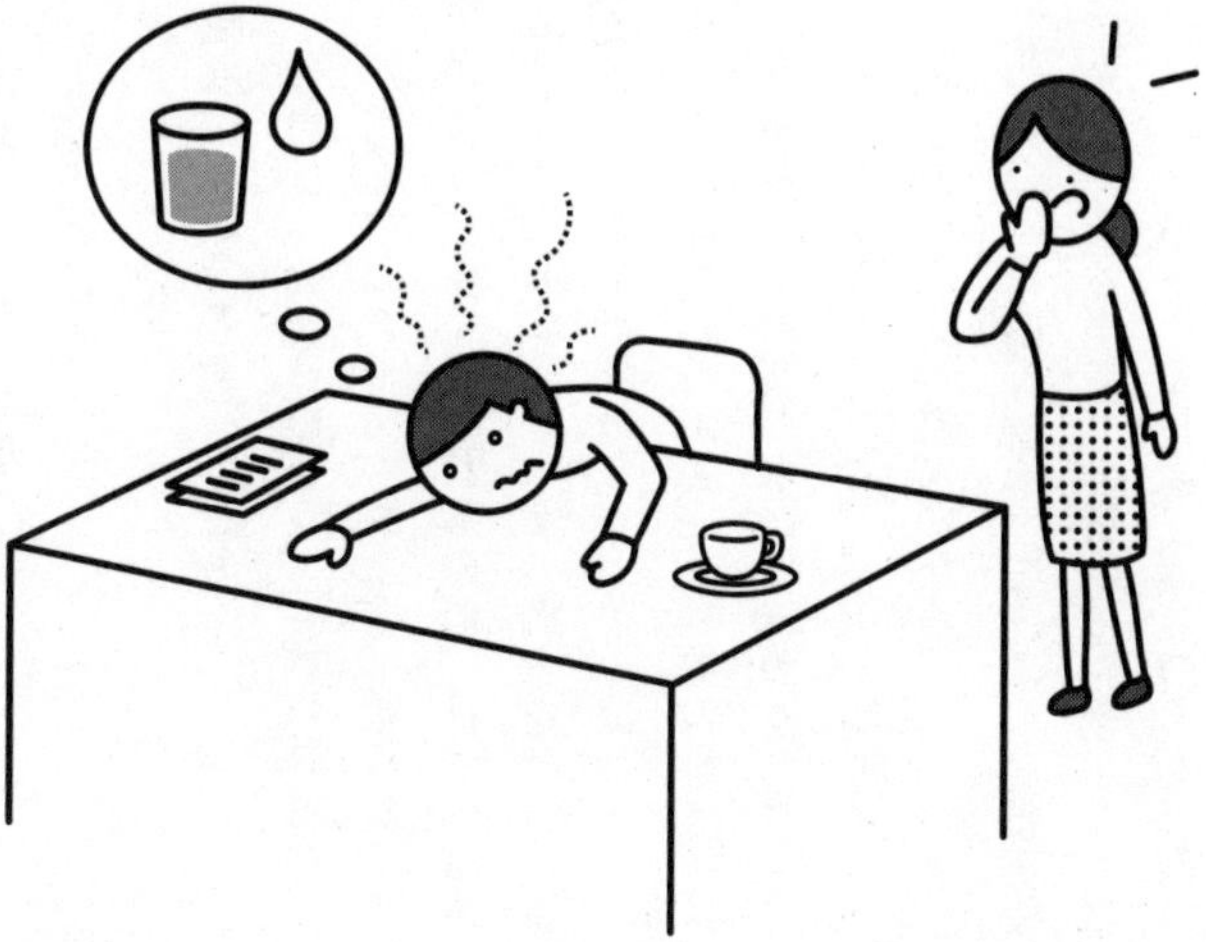

り、手足の冷えや頭痛を感じる。

電解質が失われると、体は骨や筋肉を分解して電解質を取り込むので足がつったり、しびれを感じたり、力が入らなくなったりといった自覚症状が表れる。通勤や外回りでよく汗をかいたり、水分摂取をあまりしない人は注意したいところだ。

メンタルヘルスMEMO

デスクワークなら座ったまま水をよく飲もう

仕事中にも水分をこまめに摂るといい。代謝を活性化したり疲労回復に効果があったり、高血圧の予防になったりする。さらにはトイレが近くなるので定期的に社内を歩くことにもつながり、健康キープにも効果がある。

3つの脱水タイプを押さえておこう

脱水には3つのタイプがある。

1つ目は「高張性脱水」。これは体液の浸透圧が高くなるタイプの脱水だ。電解質よりも水のほうが多く失われるので、体液の濃度が濃くなってしまう。のどの渇きを感じる脱水はこのタイプが多い。

2つ目は「等張性脱水」。体液の浸透圧は正常ながら、電解質と水がほぼおなじ程度失われるのがこのタイプだ、下痢や嘔吐で一気に体液を失うとこの脱水になる。

3つ目は「低張性脱水」である。体液の浸透圧が低くなるタイプの脱水で、水よりも電解質のほうが多く失われて体液の濃度が薄くなる。高張性脱水と異なり、のどの渇きを強く感じることはない。

真夏に運動をしたり、屋外で活動をしたりするときに塩飴や塩分の入ったタブレットを舐める人は多いが、これは低張性脱水を防ぐためだ。たくさん汗をかいたのに真水だけで水分補給をしていると、体液はどんどん薄まっていく。本人としては水分をしっかり摂っているという自覚があるし、のどの渇きもさほどない。一方で電解質はどんどん失われていくので、倦怠感や疲労といった症状が出て、最終的にはけいれんを引き起こすこともある。低張性脱水は自覚がない分、リスキーと言えるかもしれない。ちなみに脱水状態かどうかは、尿の色で判断するといい。ビタミン系のサプリを摂っていないのに濃い黄色や茶色であれば脱水の可能性がある。

デスクワークなら脱水とは無縁なイメージ

脱水の 3 つのタイプ

高張性脱水

体液の浸透圧が高くなり、体液の濃度が濃くなる。のどの乾きを感じやすい。

等張性脱水

体液の浸透圧が正常だが、下痢や嘔吐のように一気に電解質と水が失われたときに生じる。

低張性脱水

体液の浸透圧が低くなり、体液の濃度が薄くなる。のどの渇きはあまり感じない。

もあるかもしれないが、乾燥したオフィスなどでは意外とリスクは高い。長時間デスクワークをしていると、知らないうちに脱水状態から疲労を感じるケースは珍しくないのだ。電解質を補うためにスポーツ飲料を飲んだり、ランチに味噌汁をつけたりするなどして疲れ具合や体調の様子を見てみるといいだろう。

メンタルヘルスMEMO

デスクワークで脱水状態になりやすいわけ

汗をかかないデスクワークの人でも、軽い脱水状態になる人は少なくない。空気が乾燥するうえに意識しないと水分を摂取する機会がない。また、仕事をしながらのお茶やコーヒーには利尿作用があるため、排出が進むからだ。

メンタルヘルスの名言

意識的に呼吸を行えば、
もっと多くの生命力を
体の中に
入れることができる。

オステオパシー医師

ロバート・C・フルフォード

第７章

マインドフルネスを実践しよう！

心を整えてストレスのない人生に変える！

今、話題の「マインドフルネス」を中心に
ヨガやストレッチのほか、東洋医学を用いた
心と体を整えるさまざまな方法を紹介しよう。

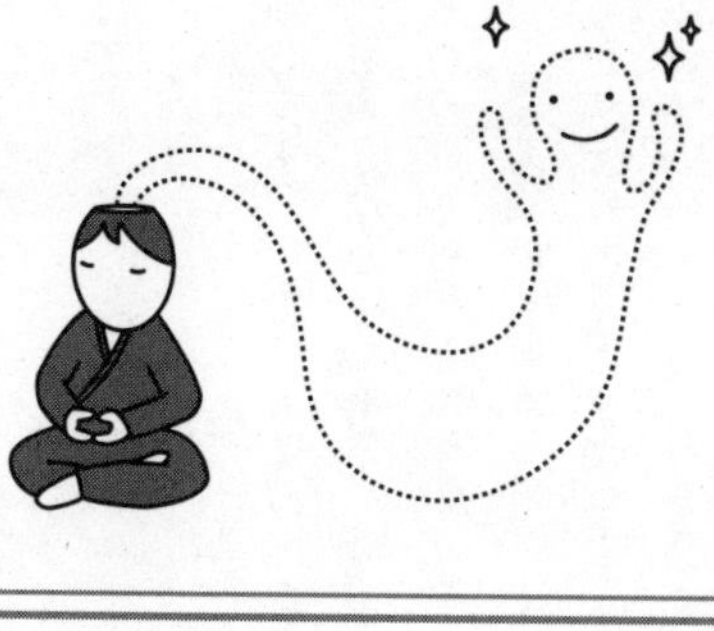

姿勢と呼吸は「疲れない脳」の基本！瞑想の基本を取り入れて万能の力をつける

キーワード　姿勢、呼吸

背筋を伸ばして深い呼吸をする

脳のパフォーマンスを最大限に発揮するための基本は「背筋を伸ばし、深い呼吸をする」ということだ。現代人はノートパソコンやスマートフォンの使いすぎでつい猫背になってしまいがちだが、これでは自然と呼吸が浅くなってしまう。浅い呼吸では脳にも体にも十分な酸素が行き届きにくくなってしまう。結果、脳が疲れを感じやすくなってしまうのだ。

呼吸そのものにも大きな意味がある。呼吸をするとき、息を吸うときは興奮や緊張状態にあるときに優位となる交感神経が、吐くときはリラックスした状態にあるとき優位となる副交感神経が働いている。ゆっくりと長く息を吐くことで、副交感神経が優位になってリラックスした状態を生みやすくなる。また、息をゆっくり吐くと体内に二酸化炭素がたまってくる。そうすると幸せな気分をもたら

瞑想の基本

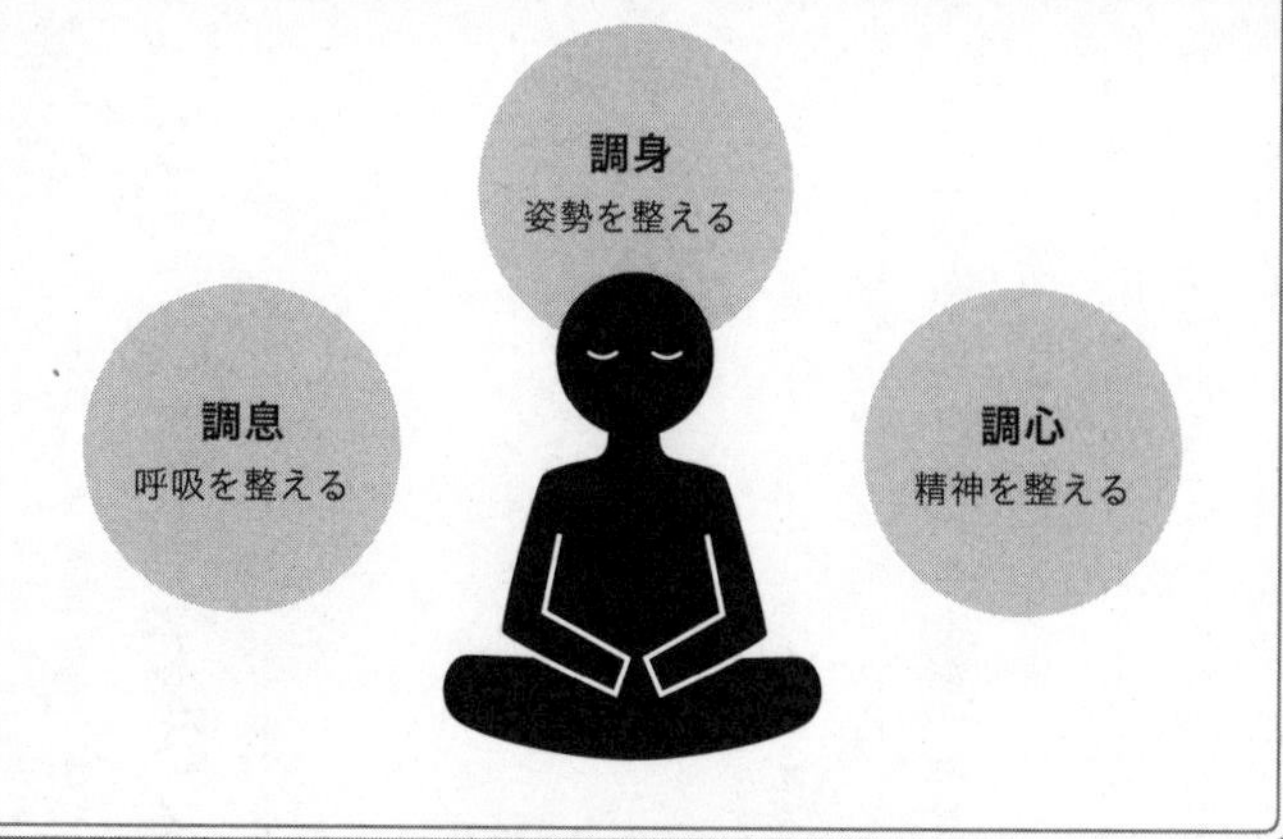
調身
姿勢を整える
調息
呼吸を整える
調心
精神を整える

す神経伝達物質、セロトニンの分泌が増えるのでストレスやイライラのないゆったりとした状態になれるというわけだ。

実は、姿勢と呼吸を整えるのは瞑想の基本動作。集中力や想像力、記憶力、意思決定など仕事全体のパフォーマンスをあげる働きがあるので、ぜひ試してみよう。

メンタルヘルスMEMO

瞑想＝宗教、あやしいといったイメージのもの？

瞑想というと宗教やスピリチュアルのものというイメージがつきまとうが、決してあやしいものというわけではない。昨今は脳科学をはじめとした先端科学でその効果やメカニズムが研究され、さまざまな効果が発見されている。

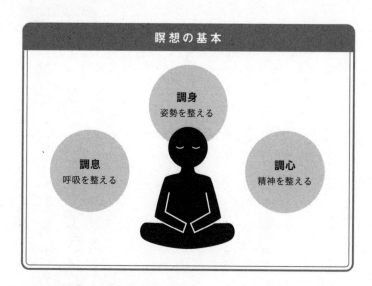

集中瞑想と観察瞑想を使いこなしていつでも集中できる脳を作る

キーワード

集中瞑想、観察瞑想

集中力も記憶力、ひらめきも思うがままに操れる！

瞑想には集中力や意思決定能力を鍛える「集中瞑想」とひらめきやすい脳を作る「観察瞑想」の2つがある。瞑想の基本をなぞりながら、この2つを説明していこう。

最初のステップは「調身」、つまり姿勢を整えることだ。椅子に深く座って両足を床につけ、両手を太ももの上に置いて軽くにぎる。背筋を伸ばしたら一度肩をすくめるように力を入れ、一気に脱力してストンと落とす。

次のステップは「調息」、息を整える。5秒で鼻から息を吸い、10～15秒で鼻または口から吐く。その後「調心」、心を整える。

「集中瞑想」は呼吸や眼の前にあるものなど、ひとつの対象に集中する。すると最初は集中できていても、次第に別のことが頭に浮かび、注意力が散漫になる。そこで再び対象に注意を戻す。これによって姿勢や呼吸が整い、乱

「集中瞑想」と「観察瞑想」の違い

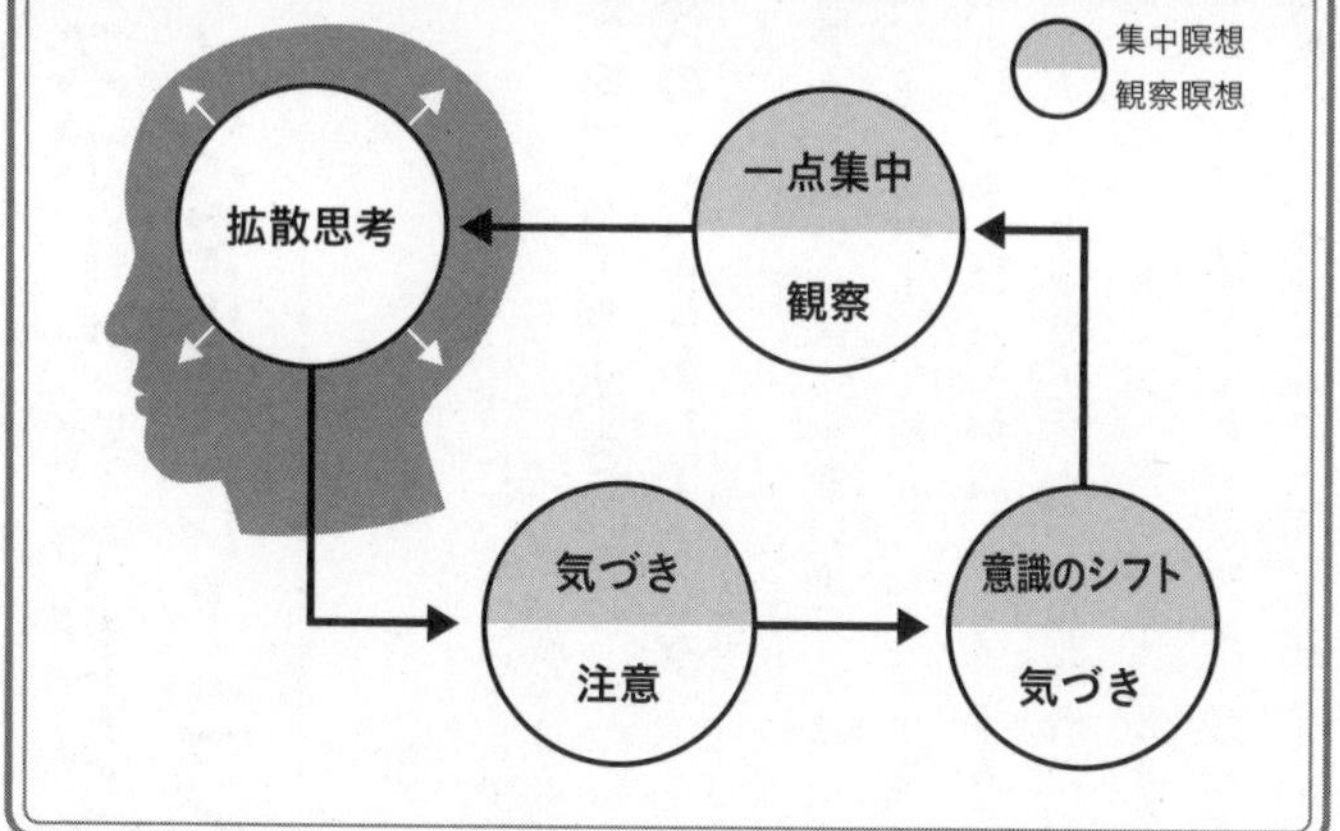

れから心の状態を察知することもできる。
「観察瞑想」は瞑想中の思考や感情をいちいち吟味せず、観察しながら受け流す方法だ。「涼しいな」「肩こりを感じているな」など自分の心にわきあがることを脳内で実況中継するのもいい。思考に振りまわされることなく客観視できるようになるのだ。

メンタルヘルスMEMO

瞑想をすると脳の構造そのものが変わる!?

8週間瞑想を行ったことで脳の扁桃体が縮小したという研究報告がなされている。扁桃体は怒りや恐怖に関係する部位で、活発になると感情が暴走しやすくなるホルモンが放出される。それを防ぐために瞑想が効くというわけだ。

スポーツ界やビジネス界も注目する メンタルトレーニング「マインドフルネス」

キーワード
マインドフルネス

瞑想を核にして考案された次世代のメンタルトレーニング

心を整えてストレスの少ない毎日を過ごすために、１６２ページで紹介した「マインドフルネス」をより詳しく解説しよう。生みの親はマサチューセッツ工科大学の研究者だったジョン・カバット・ジンだ。分子生物学の研究者として活躍する傍ら、瞑想を実践してその効果に関心を持っていた。１９７９年、瞑想を医療に役立てようと開発したのが「マインドフルネス・ストレス低減法（ＭＢＳＲ）」である。これは慢性的な痛みを持つ患者向けのもので、参加者は毎日最低でも45分間の瞑想をしながら8週間にわたり、いくつかのセッションで瞑想への理解を深める。痛みがなくなるわけではなく、「うまくつき合えるようになる」ことになる。それによって苦痛や苦悩を軽減することができるのだ。

カバット・ジンが開発したこのプログラム

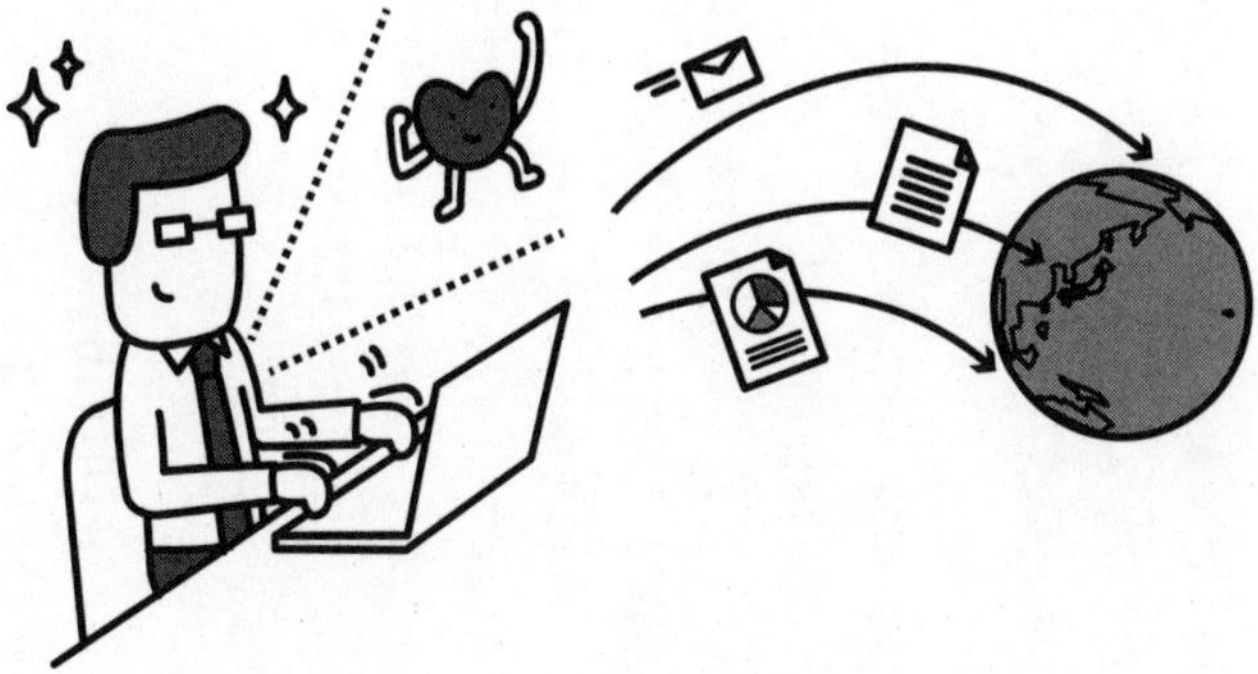

は宗教色を排除し、瞑想体験を〝標準化〟したものだ。マインドフルネスの定義として、彼は「〝今ここ〟での経験に評価や判断を加えることなく、能動的に注意を向けること」としている。考え方を変えるのではなく、注意をどこに向けるのかをトレーニングするのがマインドフルネスだと覚えておこう。

メンタルヘルスMEMO

ジョコビッチもマインドフルネスを実践している

男子テニスの世界ランキング1位の座についているノバク・ジョコビッチ選手も毎日15分のマインドフルネスを実践している。負の気分を取り除くためというが、肉体的トレーニングと同じくらい重視しているとか。

ビジネスでマインドフルネスが注目されたその理由とは？

　マインドフルネスは１９９０年代、ダライ・ラマ14世が瞑想を科学的に分析しようと、西洋的な科学との結びつきを作ったことからさらに普及した。そして２０００年代、ビジネスの領域で一大ブームを巻き起こす。インターネットによって一人ひとりが処理する情報が膨大な量となった現代。テクノロジーの変化によって、人の負担は膨大になったといえる。ＩＴツールの普及で、常に大量の情報にさらされるようにもなった。あまりに多くの情報を処理すると脳の負担は大きくなり、人間は自分の注意をコントロールすることができなくなる。拡散思考が暴走し、ぼんやりして集中できなくなったり、注意力が散漫になったりするのだ。それに気づいたアメリカのトップエリート層は創造的な仕事をするためのメンタルコントロールの重要性に気づいたのだ。さらには社員にもそれを教育する必要性を感じ、社内教育用に導入する企業も増えていったというわけである。

　瞑想は、脳にとって大きな刺激を与える行為ではない。たとえば呼吸に集中することも、普段はまったく意識を向けていない呼吸という行為にあえて注意を向ける。すると「今日はいつもと違うな」といったかすかな変化に気づくようになる。このように非常に弱い刺激を積極的に感知することで、脳が鍛えられていくのだ。

　たとえばボディスキャンというテクニックも、弱い刺激で脳を鍛えることに役立つ。これは頭↓顔↓首↓背中↓腹↓腰↓右手↓左手

マインドフルネスに期待されるもの

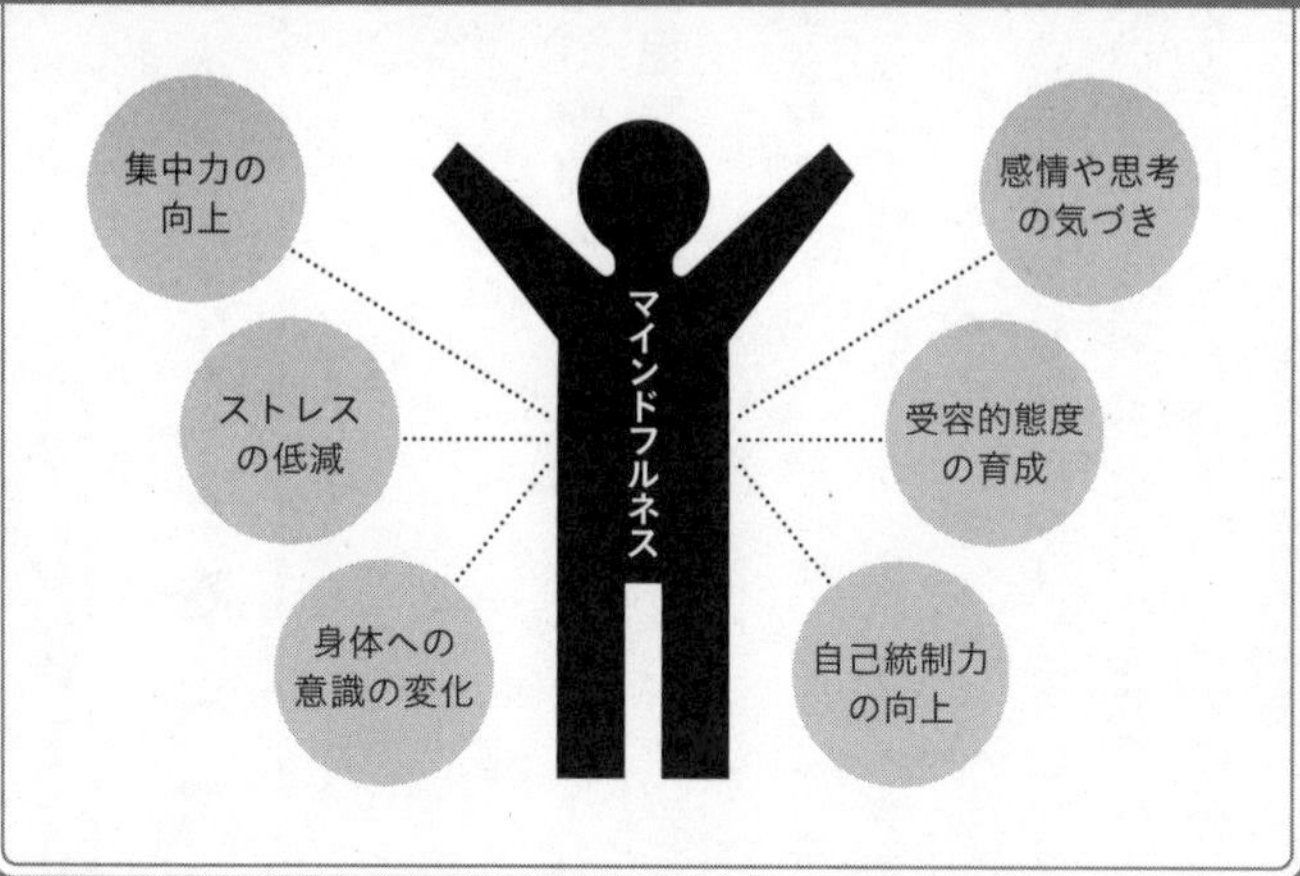

↓右足↓左足という流れで順番に体に注意を向けるというものだ。感情とダイレクトにつながっている体の感覚を研ぎ澄ますことで、コントロールしやすくするというものだ。

瞑想やマインドフルネスは数回でもある程度の効果はあるが、効果を持続させるためには継続が大切だ。

メンタルヘルスMEMO

1日5分からでもOK！続けるための工夫

脳は新しい変化を嫌うため、すでにある習慣のついでに少しずつはじめてみるのがいい。たとえば入浴中や寝る前に５分やってみる、という具合だ。まずは２週間やってみるとそれが自然になり、２カ月続けられれば定着する。

マインドフルネスは今の自分を観察し余計なことを考えずに済むようにすること

キーワード　自分を観察する

今この瞬間の現実に常に目を向けよう

マインドフルネスは、ひと言で言えば自分を観察する方法である。今、この瞬間の現実に目を向け、それをありのままに知覚して、余計な思考や感情にとらわれないようにする。

なぜ、「今、この瞬間」なのかと思う人もいるかもしれない。これは余計な思考や感情が生まれる原因というものが過去か未来にしかないからである。たとえば過去なら「部長にイヤミを言われてつらかった。昨日も自分だけが資料にダメ出しをされている。自分はきっと部長に嫌われているんだろう」と思い出してあれこれ悩むこと、未来であれば「明日もきっと怒られるに違いない。会社に行きたくないな〜。この先もずっとこんな我慢が続くのだろうか」と苦しくなってしまうことだ……。

しかし「今、この瞬間」にはそもそも、思

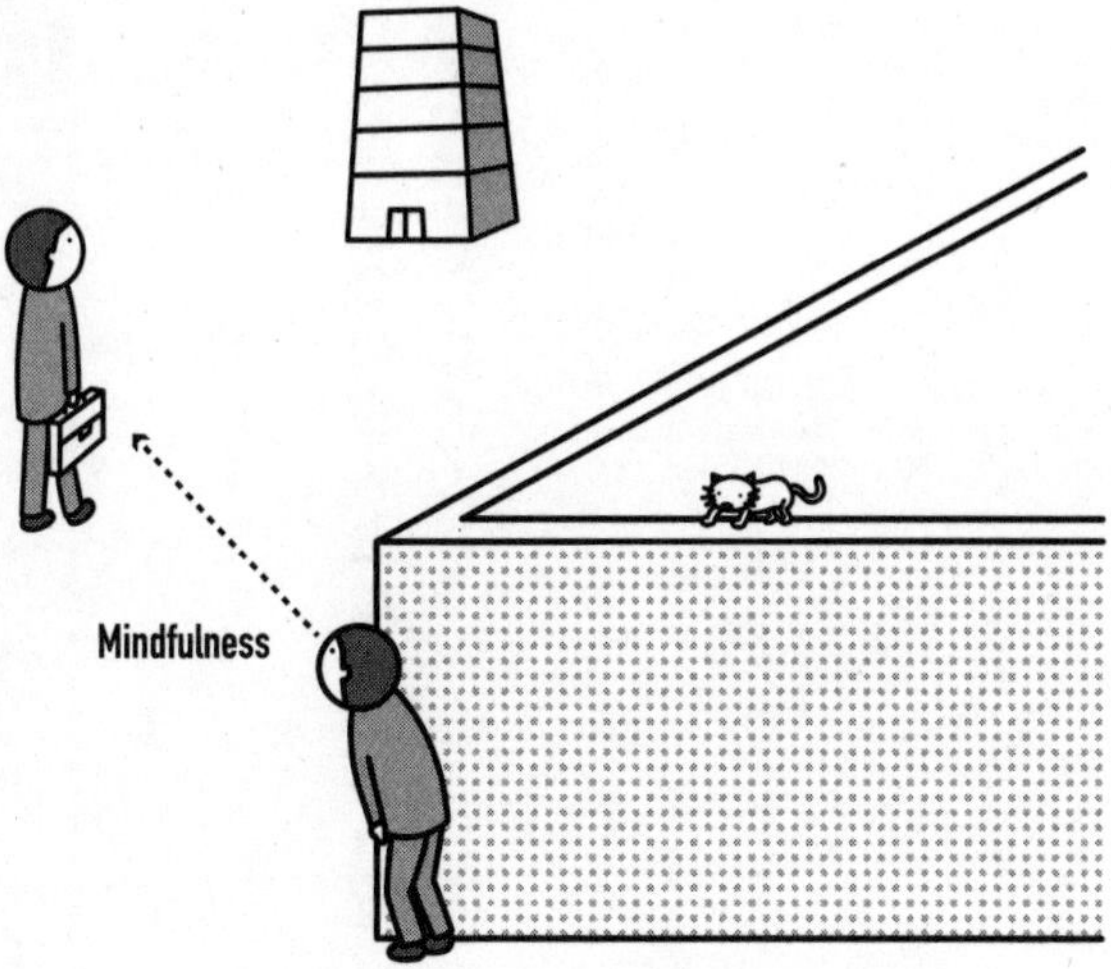

考するための材料がない。「自分は今歩いている。右足を出して、左足を出して、一歩ずつ進んでいる」と考えながら、自分の足の裏の感覚に意識を向けていく。過去や未来のことを考えて余計な思考が生まれたら「今、この瞬間」にまた戻ってくるようにする。これによって雑念が消え、集中力が生まれるのだ。

メンタルヘルスMEMO

認知行動療法の第三の波として注目されている

マインドフルネスは現在、認知行動療法の第三の波として使われるようになってきた。どんな思いが浮かんできても自己概念に正面から取り組み、それらとうまく距離を取っていくことがうつ病の再発防止に効果があるとされる。

脳のアンチエイジングにも！マインドフルネスの驚くべき効果

キーワード　脳のアンチエイジング

自分を悲劇の主人公にしなければ脳も老化しにくくなる

たとえ自分がストレス状態にあったとしても、心も体も「今、この瞬間」に立ち戻ってリフレッシュするマインドフルな生活を心がけていると、余計な怒りをずっと抱え込んだり、何かに執着して苦しみ続けたりすることが減っていく。余計なことを考えてしまったとしても心や体の痛みを感じたならそこで止めて、それ以上考えないようにすればいいのだ。マインドフルネスな生活を維持していくためにも、掃除や皿洗いなど、目の前のことに没頭する時間を持ってみるのもいいかもしれない。

こうしたマインドフルな生活を続けてみると、驚くべきことに脳にも影響が表れる。マインドフルネスを10年以上にもわたって実践している人の脳を調べてみたところ、身体感覚の高次の中枢である島《とう》や、思考や創造性をマインドフルネスで前頭葉の動きが活発に！

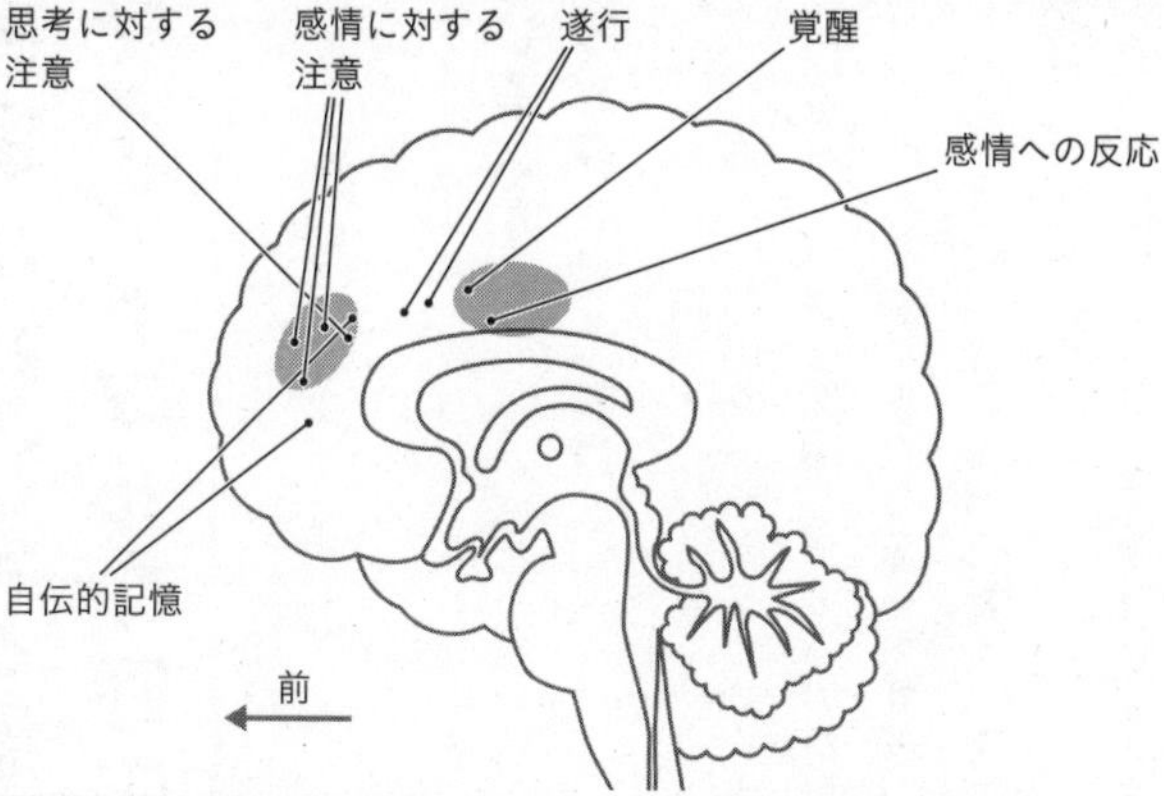

担う前頭前野で容積が増えていたのだ。

通常、人は加齢とともに大脳皮質（前頭前野）の厚みが薄くなっていく。しかしマインドフルネスを実践する人の場合、厚みはそのままキープされていたのだ。マインドフルネスは脳のアンチエイジングにも効果があるといっても過言ではないだろう。

メンタルヘルスMEMO

マインドフルネスは仏教にも通じるところがある

マインドフルネスでは前提条件を廃して、あるがままに自分を観察し尽くすことにより自分は存在しないという認識に至る。これは初期仏教の五蘊《ごうん》、つまり自分は「色、受、想、行、識」の集まりにすぎないという想定と似ている。

感情が乱れると息も乱れる！マインドフルな呼吸法を身につけよう

キーワード　3分間マインドフルネス呼吸法

怒っている人が口をパクパクさせるわけ

カンカンに怒って怒鳴り散らしている人が、やたらと口をパクパクと開閉しているのを見たことはないだろうか。また自身を振り返って、憂うつなときに「はぁ～」とため息をついた経験はないだろうか。

人は感情が乱れると、同時に呼吸も乱れる。不安などのマイナス感情は息を細くしてしまうのだ。すなわち、これを逆に利用して、呼吸を安定させれば感情も安定させることができるとも言える。感情を落ち着かせるのに効果的な「3分間マインドフルネス呼吸法」を紹介しよう。

呼吸法と言ってもやり方は非常に簡単で、要はゆったりと呼吸をするということだ。腹式呼吸でゆったりと息を吸い、ゆったりと吐く。吐くときは肺全体から二酸化炭素を吐き出すイメージでゆっくりと息を吐くのがコツ

3分間で行う「マインドフルネス呼吸法」

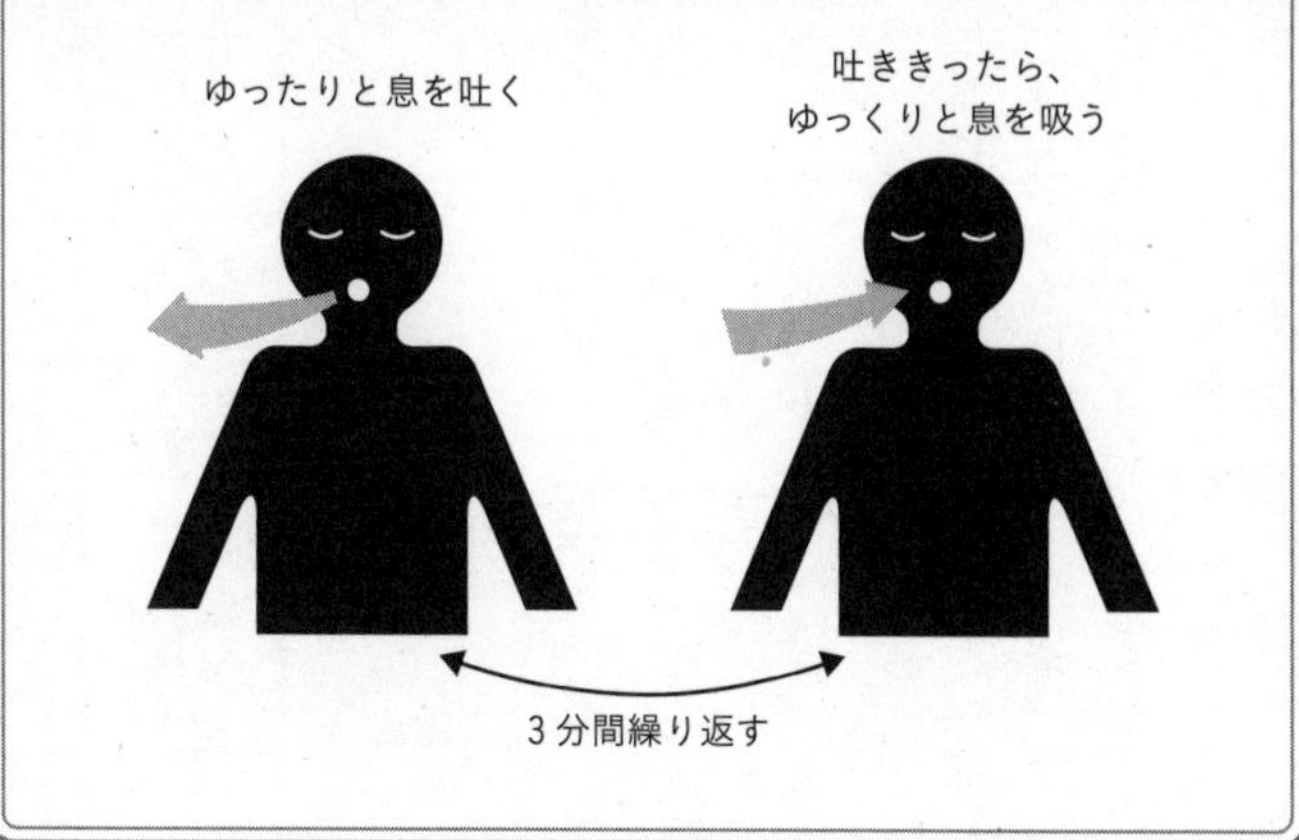
ゆったりと息を吐く
吐ききったら、
ゆっくりと息を吸う
3分間繰り返す

だ。そして重要なのが、息の流れに意識を集中させること。もしほかのことを考えてしまったら、すぐに呼吸に意識を戻すようにする。これを3分間繰り返すのだ。

「3分間マインドフルネス呼吸法」を行うことで、ストレスを和らげ、心を沈静化することができるのだ。

メンタルヘルスMEMO

マインドフルな呼吸は声や印象も変える

マインドフルな深い呼吸をすると、低く安定した声を出すことができるため相手に安心感を与えることができる。人前で話をするときは呼吸に意識を向け、"いい声"で挑むと、自信を感じさせ、安心感を与えることができるだろう。

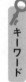

セロトニンをドバドバ出そう！座禅のスゴイ効果

キーワード　座禅

高尚なイメージはいらない！腹式呼吸×瞑想と考えよう

セロトニン活性を促すアクションにはさまざまなものがあるが、お金をかけることなく思い立ったとき、簡単にできるのが「座禅」である。といっても悟りを開く必要はなく、呼吸と瞑想に意識を向ければ誰でもできる。著名人でも座禅の効果を知って実践する人は多く、たとえば安倍晋三前首相やアメリカ合衆国のバスケットボール指導者、フィル・ジャクソンなどが座禅を取り入れていることはよく知られている。

詳しいやり方は次ページ以降で解説するとして、なぜ座禅がセロトニン活性に効果があるのだろうか。座禅をはじめる前と、3カ月ほど座禅を続けてみた人のセロトニンを比較してみると、座禅をはじめる前ではセロトニン神経から出される電気信号の頻度が低く、電気信号を受け取る標的細胞も弱っている状

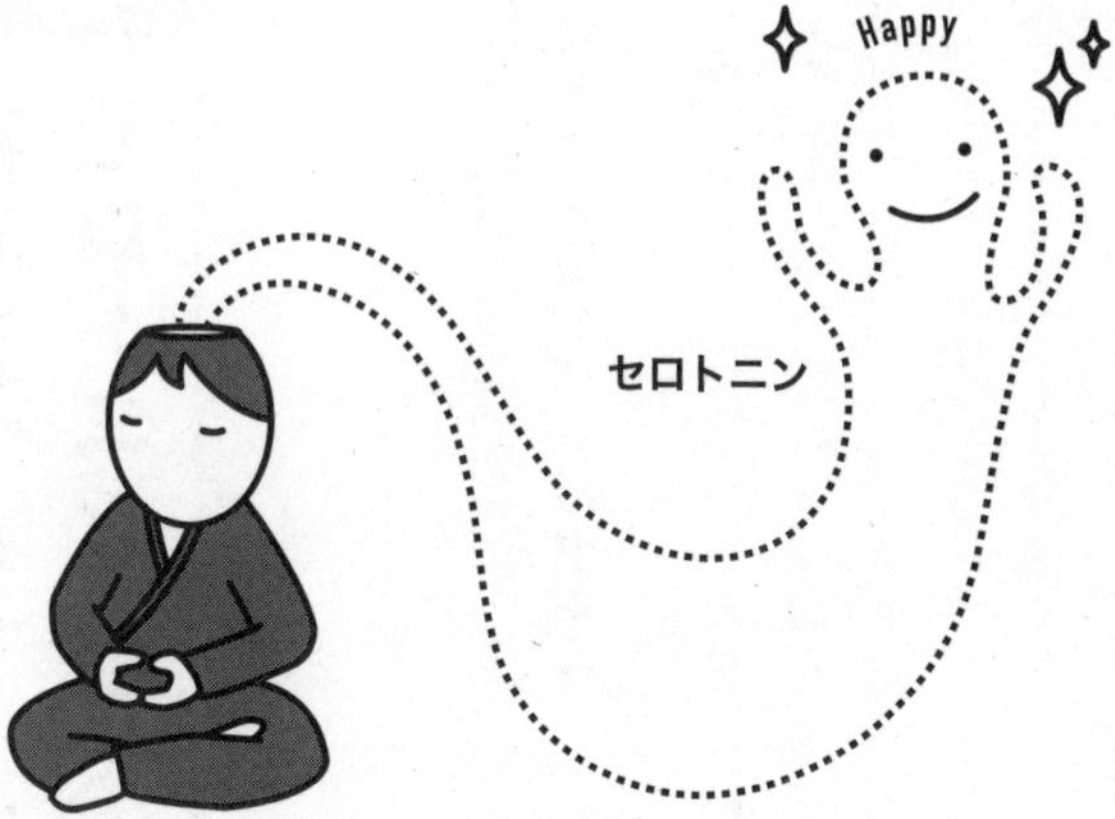

態だった。姿勢は悪く、表情も冴《さ》えない。しかし座禅を3カ月ほど続けたあとに調べてみると、電気信号の発信は盛んになり、標的細胞は元気になっていた。全身にセロトニンが行き渡るようになっているだけでなく、セロトニン神経が鍛えられて座禅後の爽快感がキープできるようになっていたという。

メンタルヘルスMEMO

セロトニン活性が目的なら半眼で座禅をする

セロトニン活性を目的とするのであれば座禅は半眼で組もう。速いα波が出るため、頭が冴えて爽快になる。完全に目を閉じてしまうと遅いα波となり、眠くなってしまううえにセロトニン活性にはつながらないのだ。

初心者でもすぐにできる！セロトニン活性のための座禅の組み方

キーワード　座禅の組み方

座禅に向いた環境を整えて セロトニンをドバドバ出そう

座禅は何もお寺に行ってやらなければできないわけではない。家でも手軽にできるのでぜひ試してみるといいだろう。「調身」「調息」「調心」などのポイントはあるが、それに気を取られてしまうと呼吸が浅くなってセロトニン神経も活性化されない。基本を押さえたら、深い呼吸を繰り返すことに専念して気軽にトライしてみよう。

まずは集中して効果的に座禅を組めるよう、環境を整えよう。ひとりで静かに座れるスペースを確保する。このとき、真っ暗だったり明るすぎたりする部屋は向かない。窓や障子、ふすま、壁などからは1メートルほど離れた場所に座るようにする。窓は開けない。寒かったり暑かったりする場合は冷暖房で調節するようにしよう。服装は脚や腰まわりがゆったりしたものならなんでもＯＫ。あれば

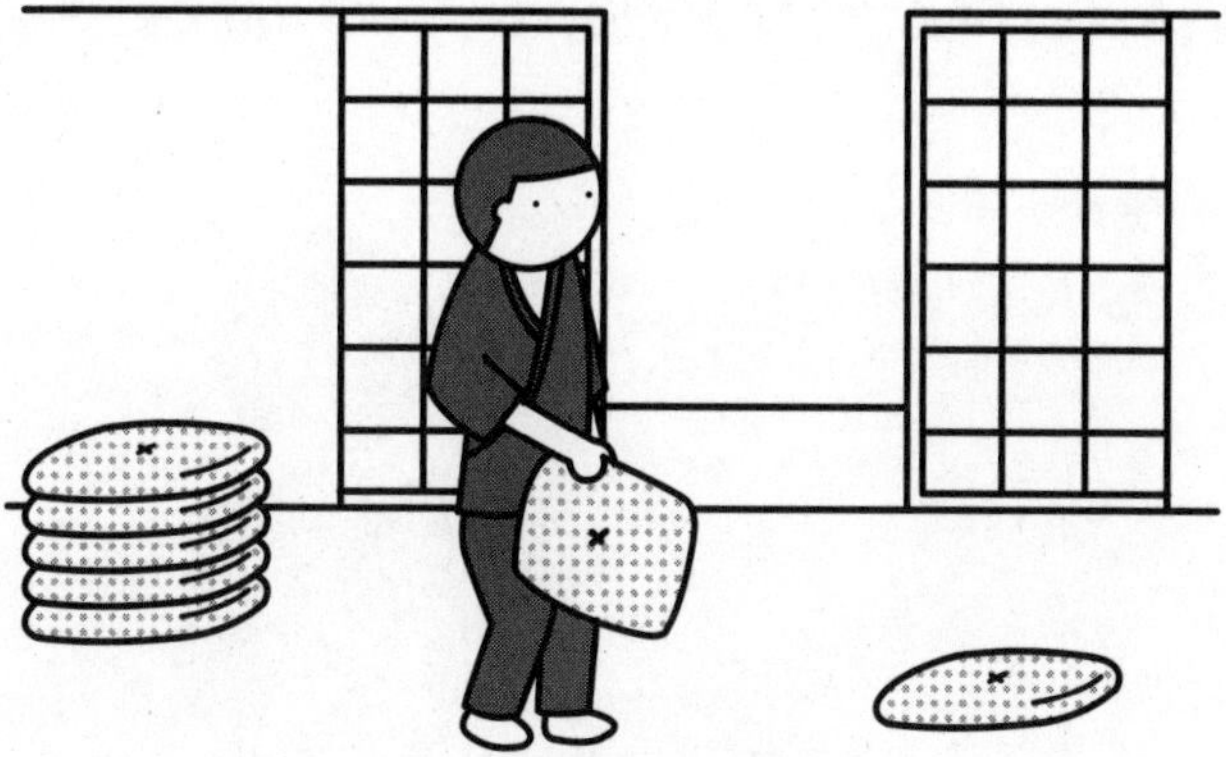

藍染めの柔道着や作務衣などもいいだろう。ただし、パジャマは気持ちがゆるみすぎる恐れがあるので座禅には向かない。また体を締めつけるジーンズやタイトスカートは選ばないようにしよう。また、アクセサリーや時計などをつけていたら外す。

座布団は2枚準備する。1枚は普通に敷き、もう1枚は2つ折りにして1枚めの座布団とお尻の間に挟む。お尻がグッと持ちあがることで腰がまっすぐに伸び、脚を簡単に組みやすくなる。

一点注意したいのが、座禅をやってはいけない体のコンディションだ。1日のうちにいつやってもいい座禅だが、寝不足だったり風邪をひいていたりするとき、空腹時や満腹時は向かない。体調の悪いときは基本的に避けるようにしよう。

はじめての座禅の組み方

1 着座

座布団の上に脚を開いて座り、両手で右脚を持つ。かかとが下腹につくまで引きあげて太ももの上に置く。これが基本だが、左右逆にしてもいい。

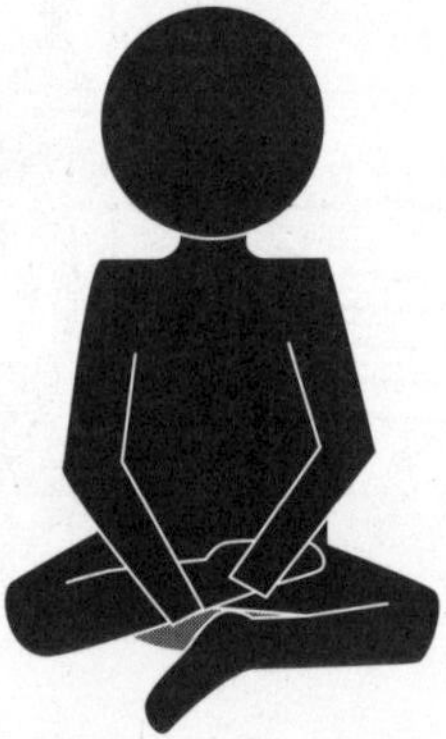

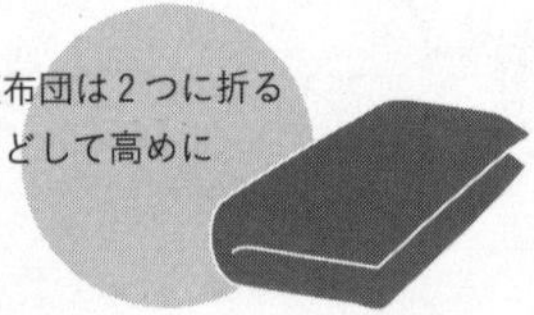

2 結《けっ》跏《か》趺《ふ》坐《ざ》

左足を右の太ももの上に置く。両脚が同じ角度で交差するように両ひざを座布団につける。片足だけを乗せる「半跏趺坐」でもかまわない。あごを引き、背筋を伸ばす。

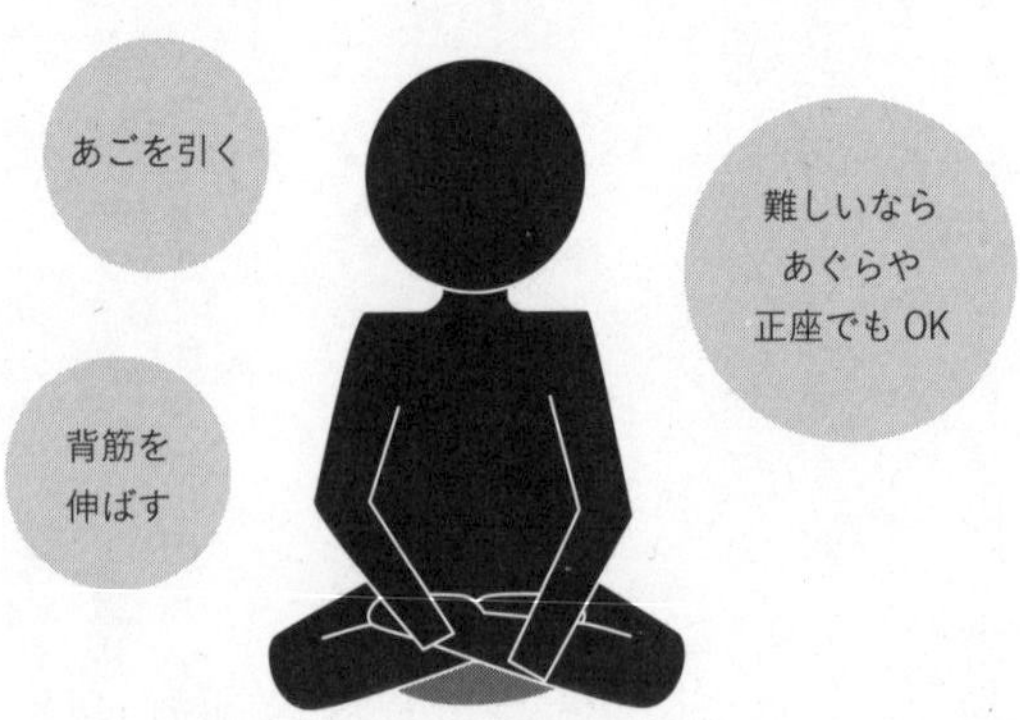
あごを引く
難しいなら
あぐらや
正座でも OK
背筋を
伸ばす

座禅でセロトニンを活性化させるためには、脚の組み方や手の置き方よりも腹式呼吸に意識を集中させるのが重要。慣れるまではゆっくりと数字を数えるといい。

3 法界定印《ほっかいじょういん》

足の上に右手を置く。手のひらを上にし、その上に左手の甲を置いて組む。これを法界定印という。親指と親指は指先が軽く触れる程度にする。

4 半眼

目を軽く閉じ半眼にする。半眼とは薄く目を開け、90 cmほど先に視線を落とすこと。完全に目を閉じてしまうと遅いα波になってしまうのでセロトニン活性には不向きだ。

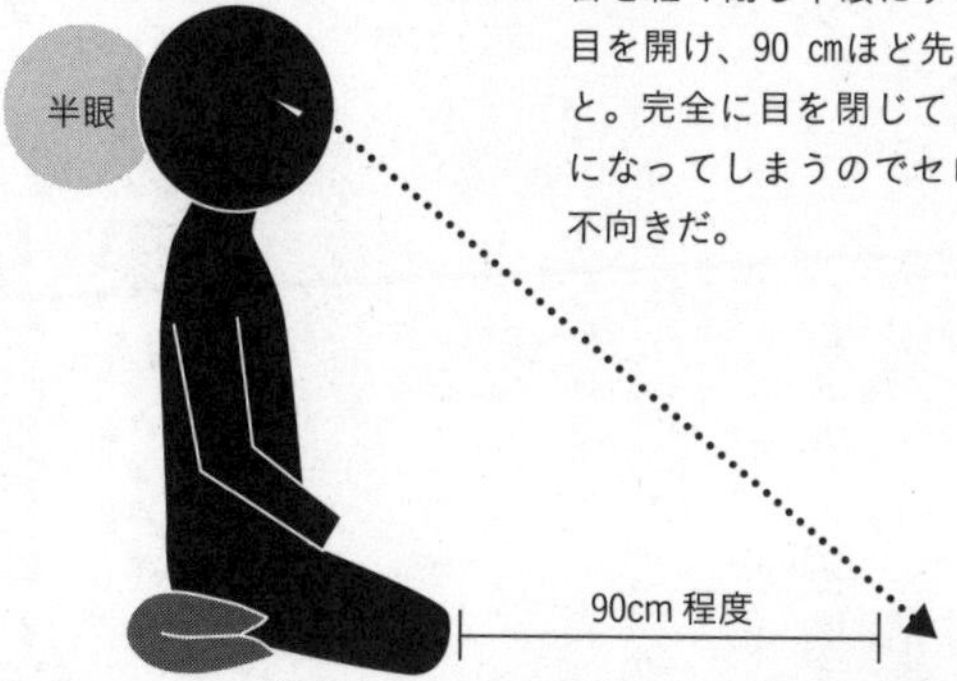

5 瞑想

息を深く深く吐き、自然に息を取り込むようにする。腹式呼吸を繰り返して心を落ち着けよう。数息観《すうそくかん》（呼吸を数えること）を行ってもいい。そのまま5～30分ほど続ける。

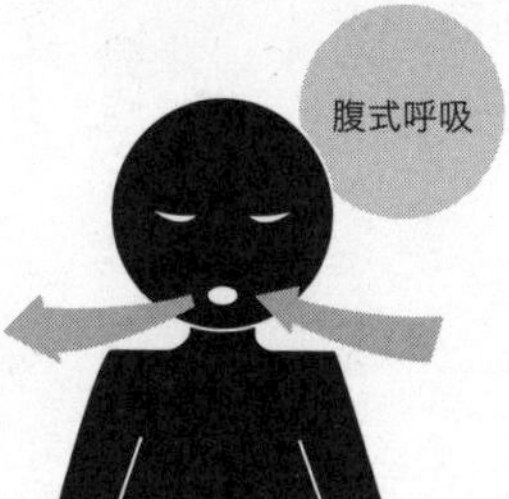

若い女性の間ですっかり定番になったヨガもセロトニン活性には効果バツグン！

キーワード　ヨガ

10分程度ポーズを取るだけでも簡単にセロトニン活性できる

前ページでは座禅の効能を紹介したが、その座禅のもととなったのがヨガである。お釈迦様は腹式呼吸とそれを観察することで、誰でも心理的に安定を得られる道を説いたのだ。ヨガはセロトニン活性という意味でも非常におすすめのアクションだ。はじめての人は「難しいポーズを取る」「体がやわらかくないと無理」といったイメージを抱くこともあるかもしれないが、大切なことは体の動きに呼吸を合わせて、ポーズのイメージを頭に描くこと。これは「三密」と呼ばれ、心と体、呼吸を結ぶ大切な原則だ。動作と呼吸、意識の集中がセロトニン活性につながるのは、ヨガにおいても同じだ。

ちなみにポーズによっては苦痛を感じることもあるかもしれないが、それは体が「それはやっちゃダメですよ」とサインを出してい

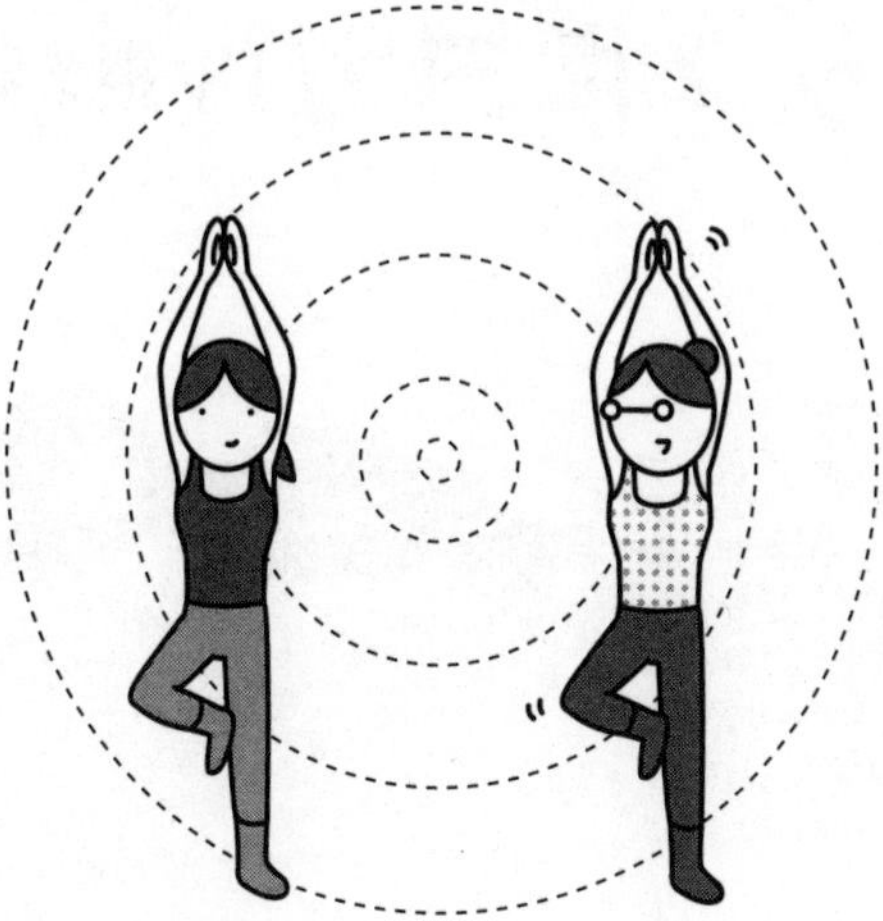

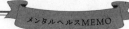

るということ。無理にすることはない。ただし、快感だけだと効果も弱いので、「痛いけど気持ちいい」という感覚を大切にしよう。
　フィットネスクラブでもヨガのクラスは定番だし、ヨガスタジオもさまざまなところにできている。深い腹式呼吸とともに、いろいろなポーズを楽しんでみてはいかがだろうか。

メンタルヘルスMEMO

見ているだけで楽しい ヨガのポーズの 個性的な名前

ヨガのポーズは「太陽礼拝」「ネコのポーズ」などが有名だが、その数なんと数千とおりとも言われている。中には「牛の顔のポーズ」「賢者のねじりポーズ」「下を向いた犬のポーズ」といった個性的な名前のポーズもある。

クイック指ヨガ（中指まわし）

1

中指の第一関節をもう片方の指でつまみ、上下に20回程度ひねる。このあとの動作も含め、体内の汚れを吐き出すようなイメージで息を吐きながら行う。

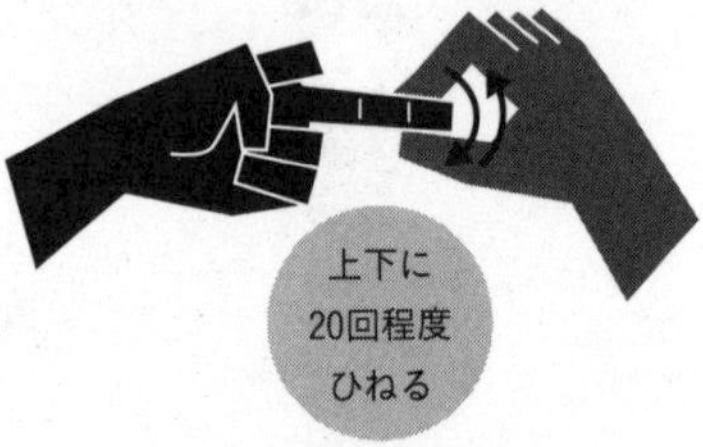
上下に
20回程度
ひねる

2

1と同じように第二関節を指でつまみ、上下に20回程度ひねる。第三関節（指のつけ根）も同じようにする。

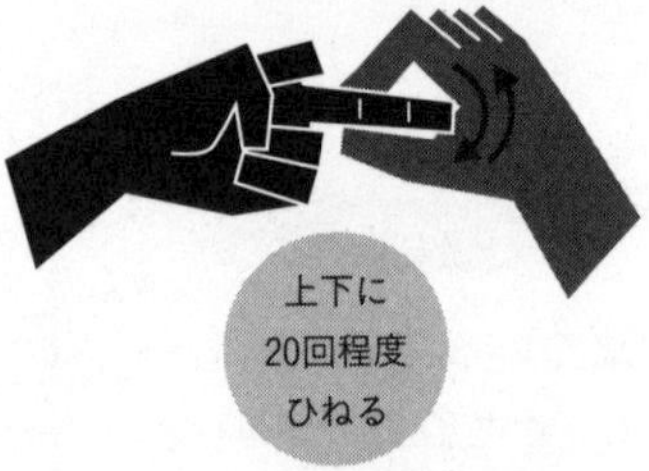
上下に
20回程度
ひねる

3

中指の先端を持って甲側に反らす。そのままつけ根からゆっくりと、左右に20回程度まわす。

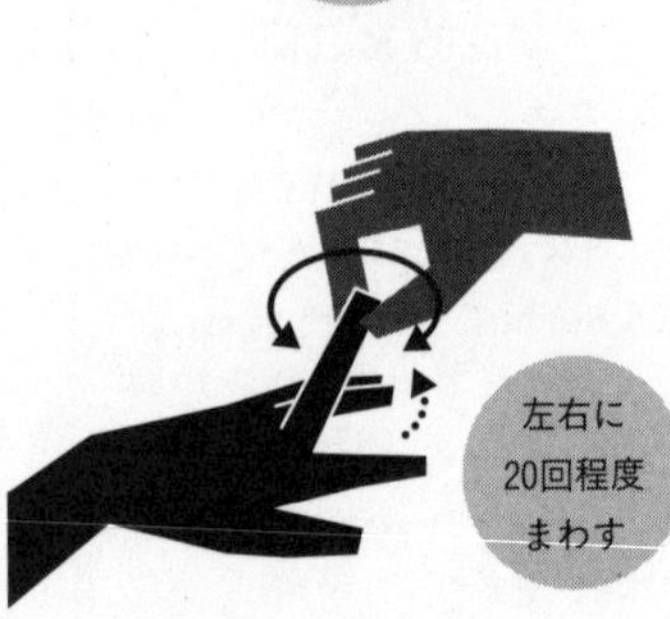
左右に
20回程度
まわす

普通のヨガは場所を取るが、「指ヨガ」なら通勤・通学の電車の中、お風呂の中など場所を選ばずできる。座ったままでできるので、オフィスでのストレス解消としてもおすすめ。

4

太ももの上や床に手の甲を上にして置き、中指のつけ根から指先までを10往復ほどさする。中指が温かくなるイメージで行う。

5

中指の先を持ち、グッと引っ張って伸ばす。その後、引き抜くようなイメージでパッと離す。

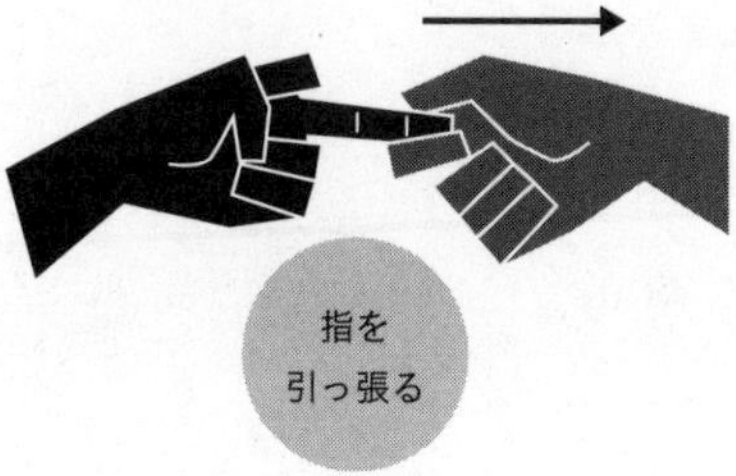

6

腕を前に突き出して手のひらを上に向ける。中指を腕の下側から持って、手首ごと３回反らせる。

１～６までをもう片方の手の指でも行う。

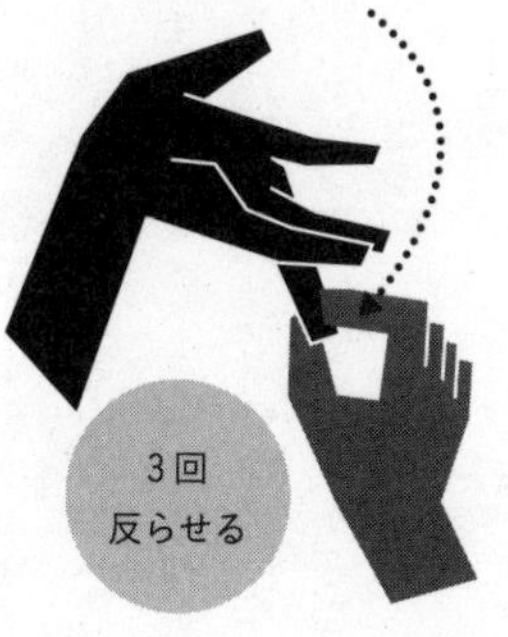

座ったまま冷え性改善！オフィスでもできる「座り足踏み」

キーワード　座り足踏み

全身の血行をよくし新陳代謝もアップできる！

オフィスでは基本的に座って仕事をしているという人の場合、足の冷えやむくみといったものは深刻な悩みのひとつである。夕方になると脚はパンパン、靴がキツくてたまらない！　という人も少なくないだろう。そんなとき試したいのが「座り足踏み」だ。

人間の血管の総延長は約10万km。なんと地球2周半にもなり、これがあるから血液が毛細血管内で筋肉に酸素と栄養を与え、二酸化炭素と老廃物を受け取る仕組みとなっている。ただし、隅々までに血液をめぐらせるのは非常にたいへんなことであり、通常は血液の半分が仕事をサボっているのだとか。だからこそ、末端の手足は冷えやすいのだ。

座り足踏みをすると、足の裏にまんべんなく刺激を加えることができ、腎臓の働きがアップする。そうなると体全体が温まって冷

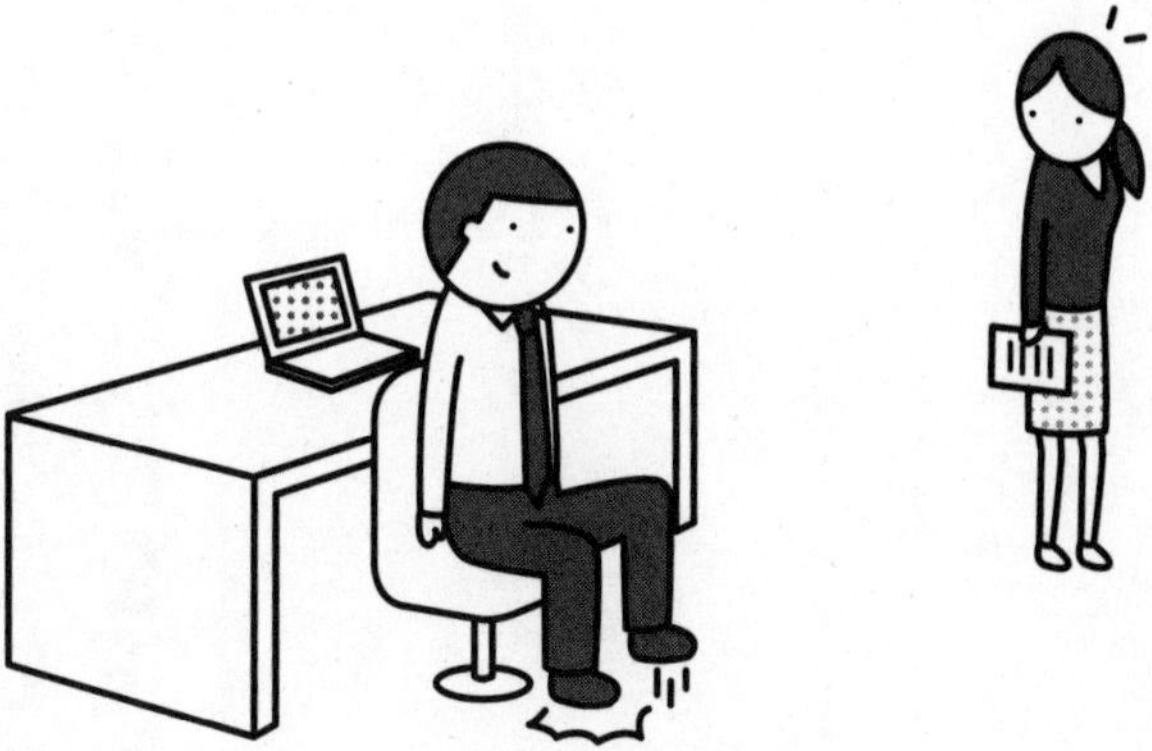

えが改善できるのだ。血行がよくなることで膝痛、腰痛、肩こりなども解消できるほか、腹筋を使うため便秘も改善されやすくなる。無理のない範囲からスタートし、まずは血液を体中に循環させる。そのイメージを抱きながら、焦らずやってみるといいだろう。仕事中、つらいときにも試してみよう。

メンタルヘルスMEMO

休憩中や仕事の合間に手足を動かして血行を促進しよう

手や足、耳といった体の末端部分にはなかなか新鮮な血液がめぐりにくくなってしまう。休憩中に手のひらをマッサージしたり、伸ばしたりと、意識的に末端部分を動かしてあげるようにすると血行もよくなるはずだ。

ひざの裏をもむだけでむくみが取れる！血管の流れを正常に戻す「ひざ裏もみ」

キーワード　ひざ裏もみ

全身の体温がアップしむくみ知らずの脚に

夕方、ロングブーツを履こうとしたら、どうしてもファスナーがあがらない……そんなむくみエピソードは、特に女性なら誰しも経験したことがあるだろう。それを簡単に解消できるのが「ひざ裏もみ」だ。

方法は簡単で、ひざの裏にある「膝窩《しっか》動脈」を指で強く押し、血流をいったん止める。その後、パッと力を抜くと足先に向かって動脈血が勢いよく流れていく。実験では、心臓から遠い部位の体温がよくあがる傾向にあるようだ。これを繰り返すことで、血行を促進しようというのがこのマッサージである。

動脈血の勢いが増せば、自動的に静脈血も勢いに押されて上半身に向かって流れていく。これによって体温が上昇して基礎代謝がアップするので、自然と脂肪がエネルギーとして燃焼されるようになる。そのほか、肩こりや

ひざ裏もみで体温があがった!

	Before	After	前後の差
背部	34.7℃	35.2℃	+0.5℃
腰部	33.7℃	34.3℃	+0.6℃
大腿部	34.2℃	35.3℃	+1.1℃
下腿部	33.8℃	34.8℃	+1.0℃
足先	33.0℃	34.8℃	+1.8℃
手指	33.2℃	34.1℃	+0.9℃

※8人で行った平均値

冷え性だけでなく、高血圧や便秘についても改善が見られたそうだ。

ひざ裏もみは1日5分行うのが理想的。だいたい10回くらい「押す」と「離す」を繰り返すといいだろう。右利きの人は左足から右足の順に、左利きの人は右足からはじめるようにする。

メンタルヘルスMEMO

ひざ裏もみで体温をあげてダイエット！

ひざ裏もみには自律神経のバランスを整える作用があるため体温があがり、脂肪燃焼効果が期待できる。また体温アップにより発汗が促され、老廃物や毒素、余計な水分が排泄されるのでむくみも取り去ることができるのだ。

もうめまいや耳鳴りに悩まされない！力士の「しこ踏み」が持つ意外な効果

キーワード　しこ踏み

平衡感覚が狂うと頭痛や吐き気が引き起こされる

めまいや耳鳴りというのはつらいものだ。これらは脳の前庭小脳という部分が関係している。自律神経や目、足といった器官から得られた情報は前庭小脳に集められるが、情報過多になると平衡感覚がおかしくなる。アルコールを飲むとふらふらするのは前庭小脳がアルコールに侵されたからだが、それをイメージするとわかりやすいかもしれない。平衡感覚が狂うと体のバランス感覚が失われ、頭痛や冷や汗、吐き気といった不快な症状が引き起こされるのだ。

平衡感覚を鍛えるのに効果があるのが、力士がよくやっている「しこ踏み」だ。つま先立ちになって大きくひざを開き、上半身をまっすぐにしたまま息を吐きながら腰を落とし、重心を上下させる。上半身はふらつかせないこと。ひざは無理に深く曲げず、椅子を

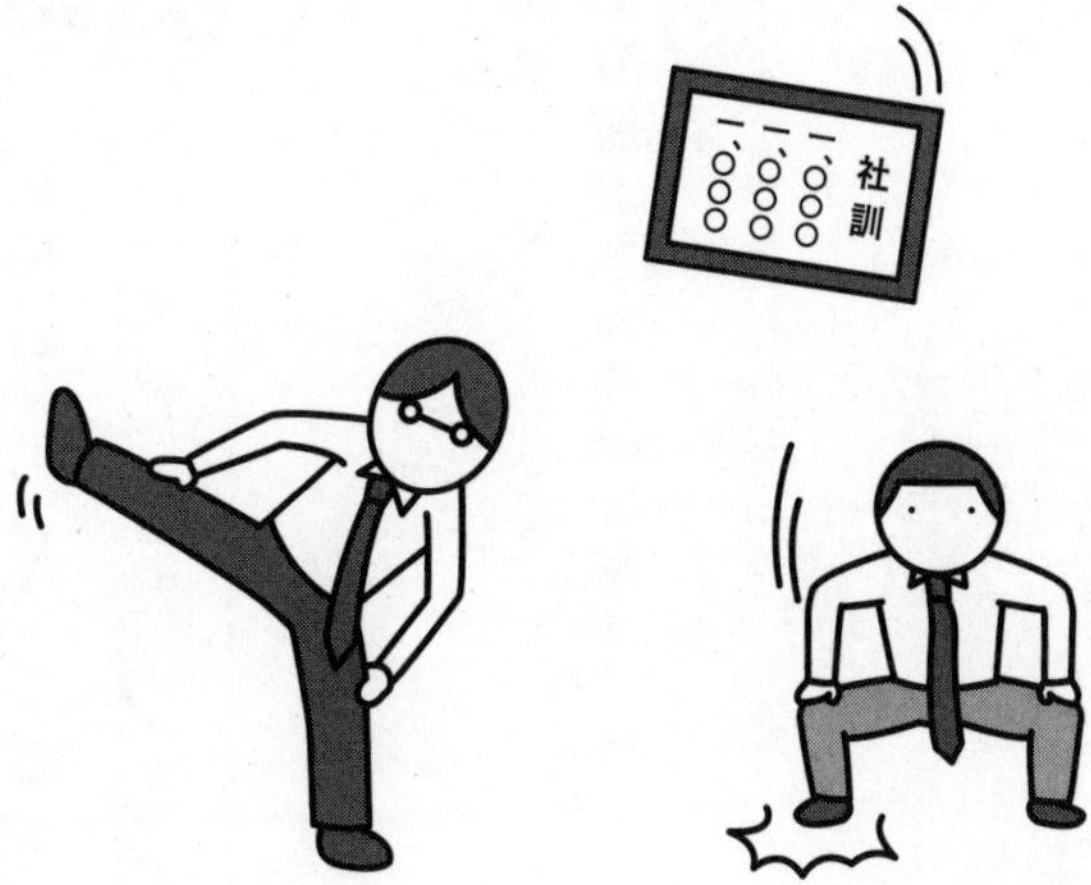

背後に置いてお尻が軽くタッチしたらもとに戻す、といった程度にするといいだろう。

しこ踏みをすると平衡感覚が鍛えられるのはもちろんだが、下半身を安定させて体の柔軟性をアップさせることができるといううれしい効果も期待できる。朝10回、夜20回を目安に毎日続けてみるといいだろう。

メンタルヘルスMEMO

しこ踏みは超理想的な筋トレのひとつ

しこ踏みは股関節を柔軟にし、またインナーマッスルを鍛えて身体の軸を作る効果がある。腹筋、大腿四頭筋、中臀《でん》筋、大臀筋、ハムストリングスという５つの筋肉に効き目があり、ヒップアップやシェイプアップ効果が期待できる。

男性ホルモン量産で男の自信を取り戻す！「ゆっくりスクワット」の偉大な効果

キーワード　ゆっくりスクワット

男性ホルモンが減ると前立腺肥大や意欲の低下に

中年期以降の男性にとって、男性ホルモンの分泌が減少することは非常に大きなダメージを与える。全身の血流が悪くなるばかりでなく、意欲が低下したりうつになったりと、やる気を大きく損なうことになる。また前立腺肥大を引き起こし、頻尿や残尿感を感じさせることもある。また、男性ホルモンと言えば若さの源と同じ意味。男性ホルモンの分泌が減少すると、中年太りや顔のシワを増やすことにもつながり、一気に「おじさん化」していくというわけなのだ。

そんな男性ホルモンの分泌を増やしてくれるのが「ゆっくりスクワット」だ。定期的に続けていくと、男性ホルモンが分泌されて筋肉が増える。すると体は「男性ホルモンがもっといるんだな」と判断し、精巣にもっと多くの男性ホルモンを増産するように指令を出す。

毎日続けると効果が高まる「ゆっくりスクワット」

1 両足を肩幅よりもやや広めに開き、背筋を伸ばしてまっすぐ立つ。

2 お尻を後方へ突き出し、ひざを曲げる。太ももと床が平行になるまでしゃがんだら、ひざを伸ばして立ちあがり、もとの姿勢に戻す。

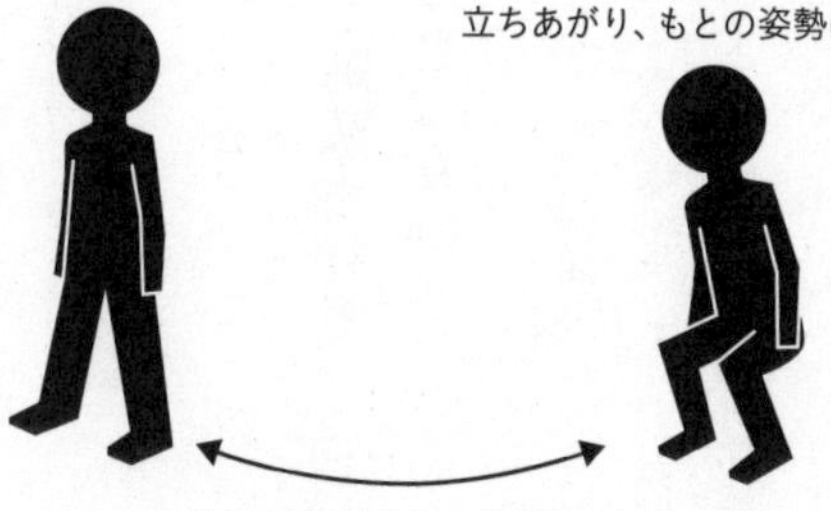

1日10回を5セット行う。

筋肉が増えると男性ホルモンの分泌も増えるのだ。効率よく男性ホルモンを分泌させるなら、のんびりとやるのではなく少し激しめにトレーニングすること。また、体の中でできるだけ大きな筋肉と、たくさんの関節を使うようにする。これらの条件を満たしているのが「ゆっくりスクワット」なのだ。

メンタルヘルスMEMO

「足首ゆらゆら」で副交感神経を優位にしよう

自律神経のバランスを整えるには副交感神経の働きを優位にするといい。そのためには仰向けに寝て足首を同時に内側、外側、内側、外側と倒す「足首ゆらゆら」の体操がいい。背中や股関節に振動が伝わり自律神経が刺激される。

しごくだけで免疫力アップ&冷えも改善！第二の脳をビンビン刺激「手の指またしごき」

キーワード　手の指またしごき

副交感神経が刺激されて免疫力アップにつながる

手の指は「第二の脳」と呼ばれるほどいろいろな機能が詰まった場所であり、血管や内臓の働きをコントロールしている自律神経のバランスを調整する働きを持っている。本書でも指ヨガや指のツボ押しなどさまざまな方法を紹介しているが、指を引っ張ったり、振ったりするだけでも副交感神経が刺激され、免疫力がアップするという説もあるほどだ。

効率よく簡単に、免疫力アップが期待できるのがここで紹介する「手の指またしごき」だ。両手の指を組み、指のまたを重ねたり離したりしながらしごく。手指のまた部分を刺激すると交感神経の高ぶりが抑えられ、副交感神経の働きが活発になる。これによって全身の血流がアップし、免疫力が高まるのだ。

東洋医学では目に見えない「気」というエネルギーを非常に重視しているが、手の指ま

副交感神経を刺激する「手の指またしごき」

1 リラックスした姿勢で両手の指を開き、前に出す。

2 指のまた同士を重ねたり離したりを繰り返す。

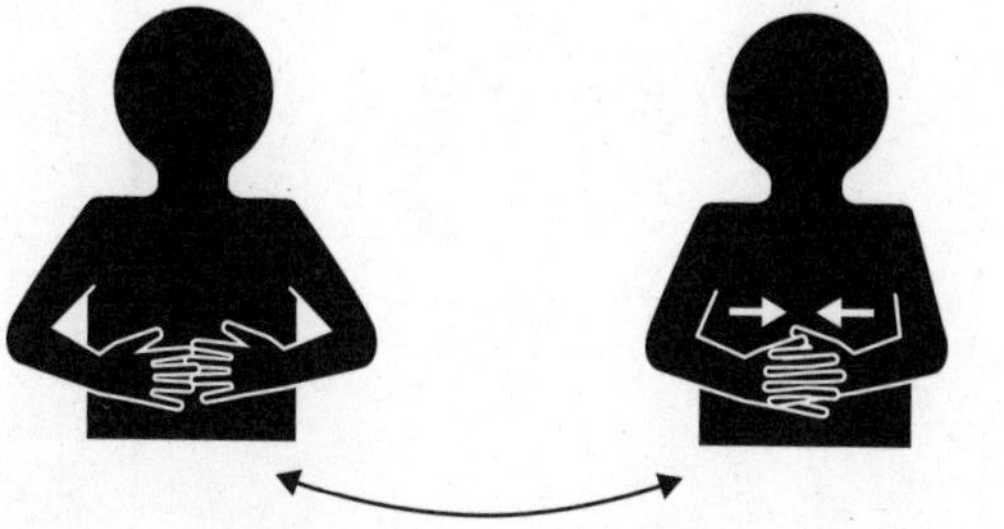

20回で1セット、1日2セット行う。

たしごきはこの「気」の流れをよくするとされている。冷え性や便秘はもちろん、肩こりや腰痛、高血圧、肌荒れ、不眠などにも効果があるということだ。いつでもどこでもできるのも頼もしいところ。「調子が悪いな」と思ったら、指のまたをグイグイと刺激してみてはいかがだろうか。

メンタルヘルスMEMO

首にあるツボを刺激して肩こり解消

のど仏から左右1.5cmずつ離れたあたりにあるツボ「人迎《じんげい》」。ここを上から下へと指でこすると新陳代謝がよくなり、体が温まってくる。肩こりに悩んでいる人は試してみよう。足や指先などをもむのもいい方法だ。

こするだけでモリモリ出る!? 便秘解消に効果的な「背中こすり」

キーワード　背中こすり

自律神経を整えれば便秘も怖くない

厚生労働省が発表した平成28年度の「国民生活基礎調査の概況」によれば、日本人で便秘に悩む人は人口の1000人当たり男性が約24人、女性が約46人と圧倒的に女性が多く、65歳以上では男性約65人、女性約80人と高齢になるほど増える。中には薬に頼ってやっと出る、という人もおり、日常生活の快適さを妨げる大きな要因となっている。

便秘の原因は食生活や運動不足などさまざまだが、自律神経の乱れが影響している人もかなり多い。自律神経は血管や内臓をコントロールしており、その中のひとつが排便だ。自律神経が乱れてしまうと大腸の蠕動《ぜんどう》運動が正常になされなくなり、がんばってもコロコロの便が少しだけ……という状態になりかねない。そもそも便意すら感じなくなってしまう人もいるほどだ。

自律神経の影響で便秘になっている人は、お

便秘が解消する「背中こすり」

1 椅子か床に座って左手を軽くにぎって背中にまわし、こぶしを背中に当てる。背中のなるべく上から尾てい骨の先まで10秒くらいかけ、ゆっくりとこする。

2 鼻から大きく息を吸い込み、口から強く吐き出す。息を吐いたあと、腹筋に力を込めて10秒数える。

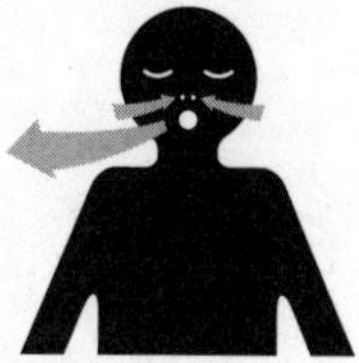

2の呼吸法を3回以上行うまでが1セット。1日2セット行う。

しなべて背骨がカチカチに硬くなっていることが多い。自律神経がその背骨の間の狭い隙間から外に伸びているが、背骨の硬さが悪影響を及ぼすのだ。「背中こすり」はそのカチカチの背骨をやわらかくする方法。こするとすぐに腸が動くのを感じられたり、便意をもよおす人が多いそうだ。

メンタルヘルスMEMO

上体を反らす
ヨガの「犬のポーズ」
が便秘に効く！

うつぶせになってから上体を反らす「犬のポーズ」は自律神経など神経系統の働きを整える効果がある。腸の働きを整えて便秘を解消するだけでなくストレス性の下痢や過敏性腸症候群、過剰な食欲を抑える効果もあるという。

mental ni
iikoto
chou taizen

腸本来の機能を取り戻せ！「円マッサージ」で便秘が改善する

キーワード
円マッサージ

食後2時間を狙ってやると腸が元気に動きだす

便秘の原因には自律神経の乱れが影響していることもあるが、やはり多いのが運動不足によって腹筋が脆弱《ぜいじゃく》になり、便を自力で押し出せなくなっているタイプの便秘だ。直腸の反応が弱っているケースも多く見られ、こういったものを総称して「腸の不活性」と診断されることになる。しかし、便秘薬に頼るばかりが便秘の解消になるわけではない。まずは自力で、腸が本来持っている力を取り戻してみてはいかがだろうか。そのために役立つのが「円マッサージ」である。

横になってへそを中心にもみ動かしたあと、おへその周りに円を描くようにマッサージしていくこの方法は、食後2時間くらいのタイミングでやるといい。満腹時にやってしまうと消化吸収のため胃や腸に血液が集まっているので、マッサージをすることで腸内バラン

腸の働きがみるみるよくなる「円マッサージ」

1 横になって、へそを中心にお腹を両手で両側から抱え、手に力を入れて右手を上から下へ、左手を上から下へ押しながらもむ。

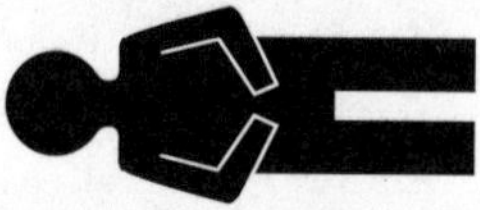

2 足を軽く開いて立ち、へその左右とその下を指で直径10cmくらいの円を描くようにマッサージする。

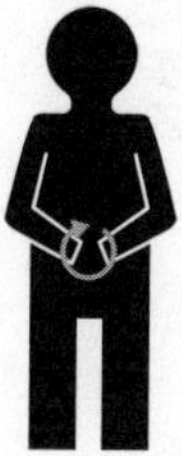

3 手のひらで下腹部全体をゆっくりと大きく直径20cmくらいの円を描くようにマッサージする。これを1～2分続ける。

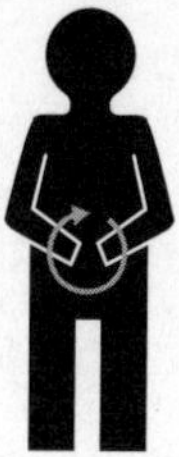

4 立ったまま、下腹を左右にもみほぐす。

スが崩れてしまうことがあるからだ。空腹時でもまれに吐き気を催すことがあるので避けておこう。また、妊婦や腸に問題を抱えている人はやってはいけない。

マッサージ前にはヨーグルトや繊維質の多い食品など、便秘に効果のある食材を摂っておくとさらに効果が期待できる。

メンタルヘルスMEMO

胸十字ストレッチで女性ホルモンの分泌をアップ

ストレスを受けると胸椎《きょうつい》（背骨の胸の部分）、頸椎《けいつい》（首の部分）が歪む。これによって脳幹が歪むと女性ホルモンの分泌が低下するため、胸の真ん中を意識して両手を大きく広げ、ひねったり伸ばしたりするといい。

ツボに米を一粒貼るだけで、冷え性やめまい、耳鳴りがなくなる！

キーワード
ツボの米はり

体の機能をONにするスイッチが米粒を貼ること

ツボの中でも筋肉と密接に関わり合う場所に米粒を貼ると、そのツボが持つ効果を最大限発揮するスイッチになる。貼る場所がポイントで、刺激を与えると関連する筋肉をゆるめて動きやすくする運動点（モーターポイント）を狙って貼る。すると、体がもともと持っている機能が元気を取り戻し、冷え性やめまい、耳鳴りなど、さまざまな不快症状が改善していくというわけだ。米粒を貼ることが、患部を遠隔操作できるリモコンのような働きをすると考えてもいいだろう。

更年期障害ならひざの内側、冷え性なら足の裏の人差し指と中指の間に貼る。耳鳴りやめまいなら、耳たぶの後ろのくぼんだ場所を選ぼう。どれもコリや痛みを感じることがあるので、触りながら確かめるといいだろう。左右1カ所ずつ貼って、毎日取り替えるよう

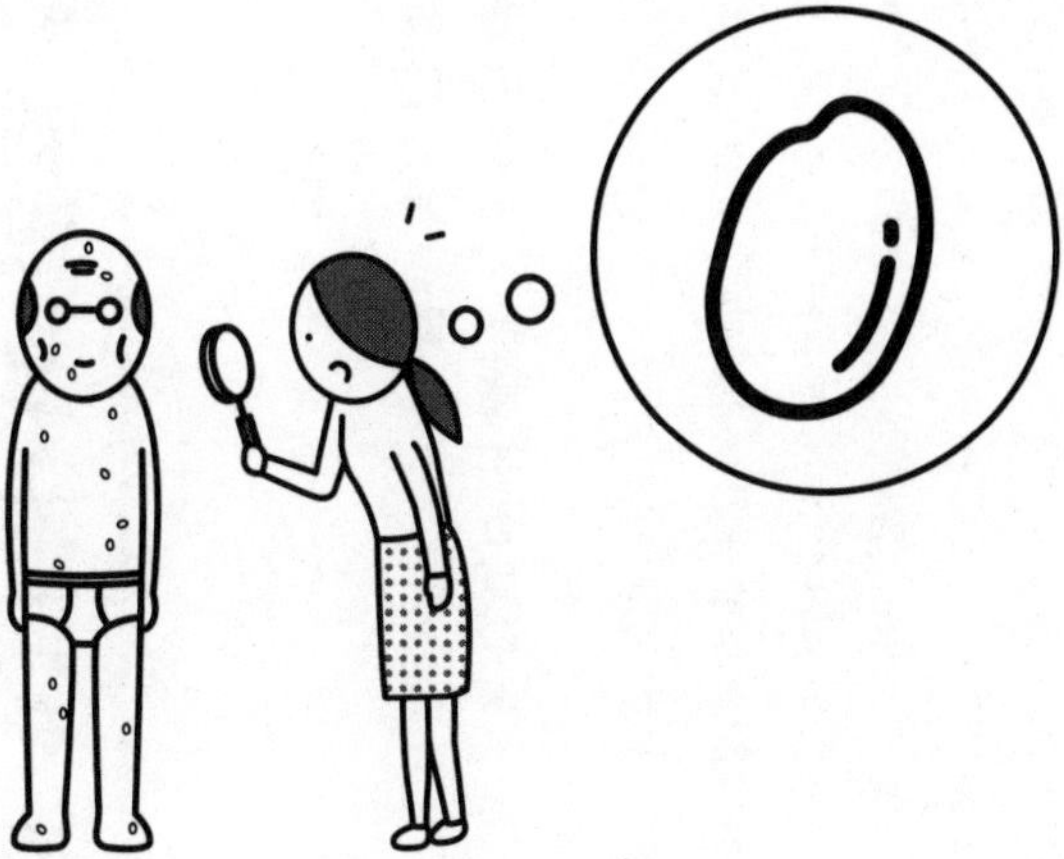

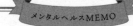

にしよう。使用する米はなんでもかまわない。種類よりも硬さや大きさが肌を傷つけないものがちょうどいいということだ。

より高い効果を求めるときは米粒を軽く押さえながら近くの関節を動かしてみよう。ツボの刺激がより効きやすくなる。意識を向けることで筋肉をより活性化させる効果もある。

メンタルヘルスMEMO

背中も押せる！ゴルフボールでツボ押し

ゴルフボールはツボ押しには非常にいいアイテムだ。床に置いて足裏をゴリゴリと刺激するだけでなく、その上に横たわれば腰や背中など自力で押せない部分も効果的に刺激することができる。ひとつ持っていても損はない。

mental ni
iikoto
chou taizen

「全身の縮図」と言われる耳のツボを刺激して不調を治そう

キーワード　耳のツボ押し

手軽にできる割に抜群の効果を発揮する耳ツボ

かつて「耳ツボダイエット」がブームとなったことがある。耳の特定のツボを刺激するだけで食欲がほどよく抑えられてスルスル痩せるというものだ。きつい運動や厳しい食事制限などでガマンしなくていい。しかも簡単にできる画期的なダイエットとして、あっという間に普及した。

ダイエットにかぎらず、耳は「全身の縮図」と言われるほど、臓器や体中の部位に関連したツボが集まっている場所である。東洋医学で重視される「経絡（生命エネルギーの通り道）」の12本すべてが耳およびその周囲を通っており、なんと１１０個ものツボが存在するのだとか。耳ツボ刺激の歴史は長く、約２０００年前の中国の医学書にも記載されているほどだ。次ページにて、不眠症やめまい、動悸《どうき》・息切れ、ストレスからくるイライラな

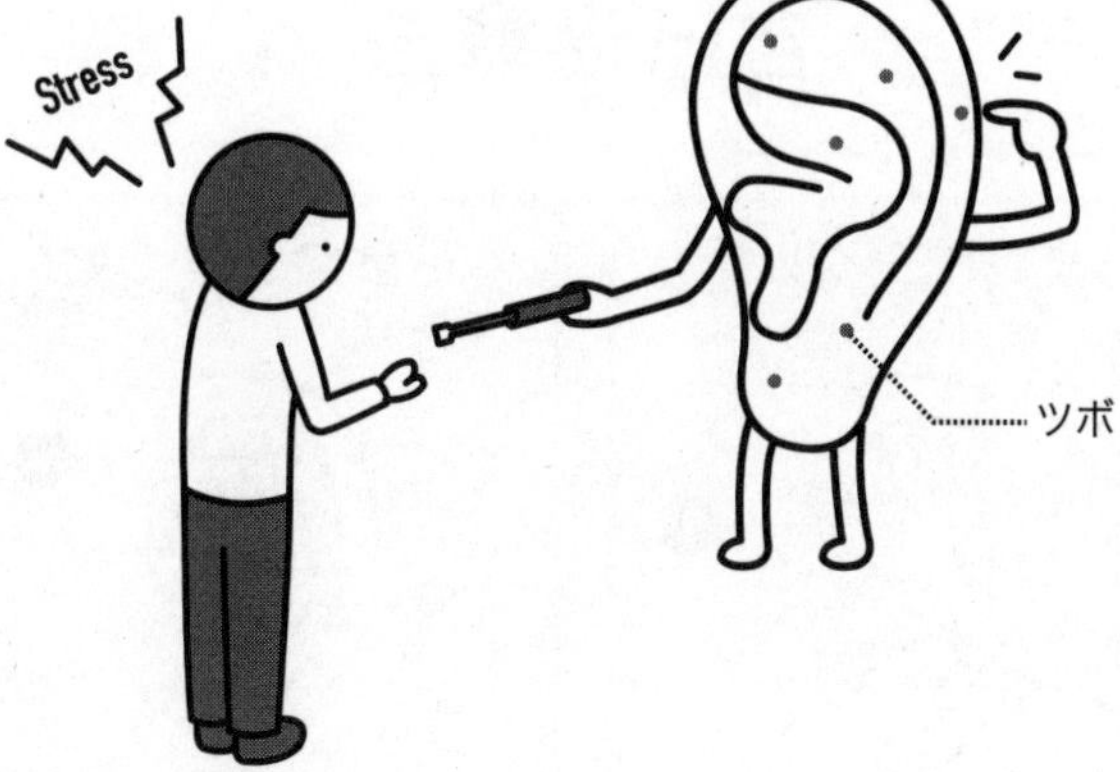

ど、自律神経失調症の諸症状を改善するツボを紹介しよう。

耳ツボの注意点は、必ず温かい手で行うこと。冷たい手でやってしまうと効果も半減してしまう。冷え切っている場合は、両手をよくこすり合わせるなどして十分に温めてから刺激しよう。

メンタルヘルスMEMO

耳ツボ刺激をするなら持っていると便利なグッズはこれだ

耳ツボを刺激する際は手でもむだけでなく、インクの切れたボールペン、つまようじの頭、ヘアピンなどを使うのもよい。ツボの位置がわからない場合は少し広い範囲を包んでみて、痛みを感じる点を見つけるといい。

「耳ツボ刺激」は効果テキメンの自己治療法

めまいに効くツボ

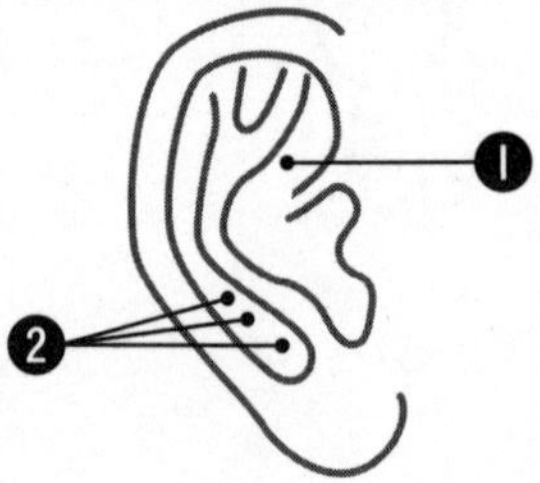

❶腎《じん》

耳の上部にあるY字型の軟骨のすぐ下にある。

刺激の仕方

気のめぐりをよくし、血流の改善に役立つツボ。人差し指を当てて1～2分押しながらもむ。

❷暈点《うんてん》、脳点《のうてん》、脳幹《のうかん》

耳たぶの上の小さなふくらみの上縁にある。

刺激の仕方

3つのツボが集まっているふくらみを人差し指と親指でつまみ、3つのツボを同時に1～2分押しながらもむ。

不眠症に効くツボ

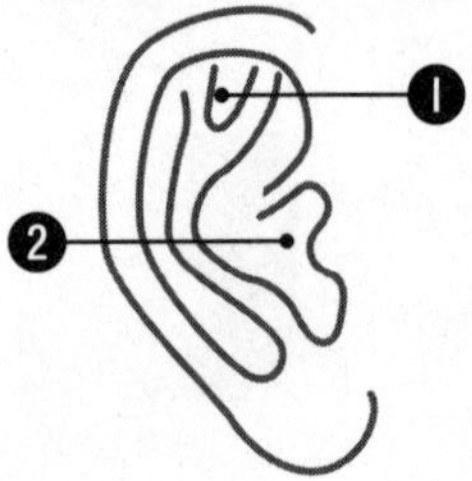

❶神門《しんもん》

耳の上部にあるY字形の軟骨の間のくぼみにある。

刺激の仕方

人差し指の先を当て、気持ちいいと感じる強さで1～2分押しながらもむ。

このツボはめまい、動悸・息切れ、イライラ解消などさまざまな効果がある。

❷心《しん》

耳の下のほうのくぼみのほぼ中央にある。

刺激の仕方

人差し指の先を当て、気持ちいいと感じる強さで1～2分押しながらもむ。

動悸や息切れにも効く。

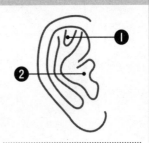

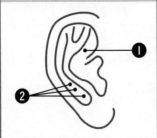

耳には110個のツボが並んでおり、自律神経失調症の諸症状には耳ツボを刺激することが効果的。電車の移動中やオフィスでの気晴らしなど、どこでも手軽にできるのでやってみよう。

イライラ(ストレス)に効くツボ

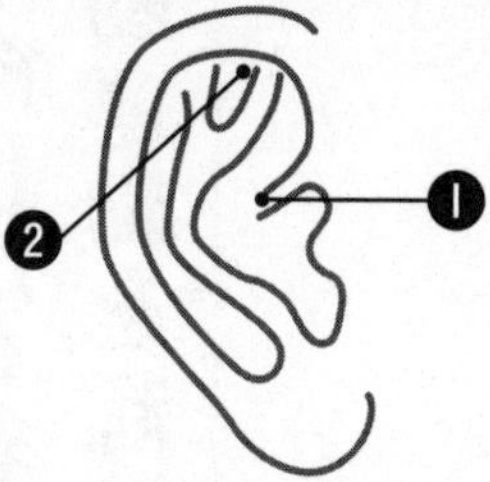

❶胃《い》

耳のくぼみの中央付近にある横に流れる筋肉（耳《じ》輪脚《りんきゃく》）のつけ根あたりにある。

刺激の仕方

人差し指を当て、気持ちいいと感じる強さで1～2分押しながらもむ。

❷神門、交感

刺激の仕方

耳の上部にあるY字形の軟骨のくぼみに人差し指を当て、指先を神門から交感の方向に動かしながら1～2分押しながらもむ。

動悸・息切れに効くツボ

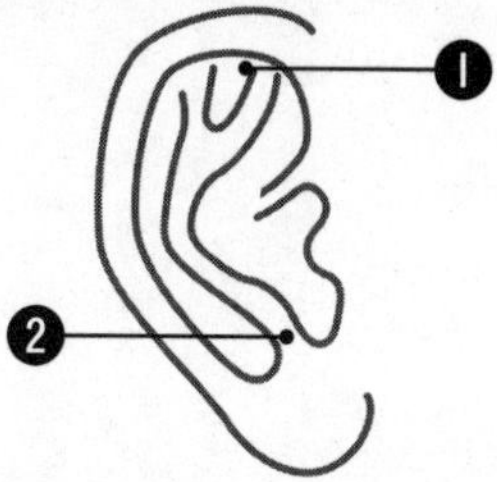

❶交感《こうかん》

耳の上部にあるY字形をした軟骨の顔側のやや上にある。

刺激の仕方

交感と神門を同時に刺激する。耳のツボに人差し指を当て、指先を神門から交感の方向に動かしながら1～2分押しながらもむ。

❷皮質下《ひしつか》（内側）

耳たぶの上にある軟骨の内側にある。

刺激の仕方

人差し指と親指で皮質下のあるふくらみをつまみ、ツボのある内側から押すように1～2分もみほぐす。

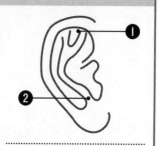

トイレで押したらモリモリ出せる！ 腸の蠕動運動を超速で促す便秘のツボ

キーワード
腸の動きを促すツボ

覚えておくと自由自在に便意を操れる

便秘なのはわかっているけれど、どうにも便意が起こる気配がない。そんなときは「経絡（生命エネルギーの通り道）」を流れるエネルギーの調整をして便秘を改善してくれるツボを押してみよう。ひとりで押せるものばかりなので、トイレの中で押してみるといいだろう。もちろん、気になる前に日常的に押すようにするのも健康な生活のためには役立つはずだ。

まず1つ目は「合谷《ごうこく》」。親指と人差し指の骨のつけ根部分にあり、手の甲側から刺激を与える。押すと響くような痛みがあるのが特徴で、左右交互に押すようにする。

2つ目は「三陰交《さんいんこう》」。脚の内側にあるくるぶしから指4本分上にあがった場所の、すねの骨のキワにある。すねをつかむように親指の腹で刺激する。3つ目は「足三里《あしさんり》」で、ひ

ここが便秘に効く３つのツボ！

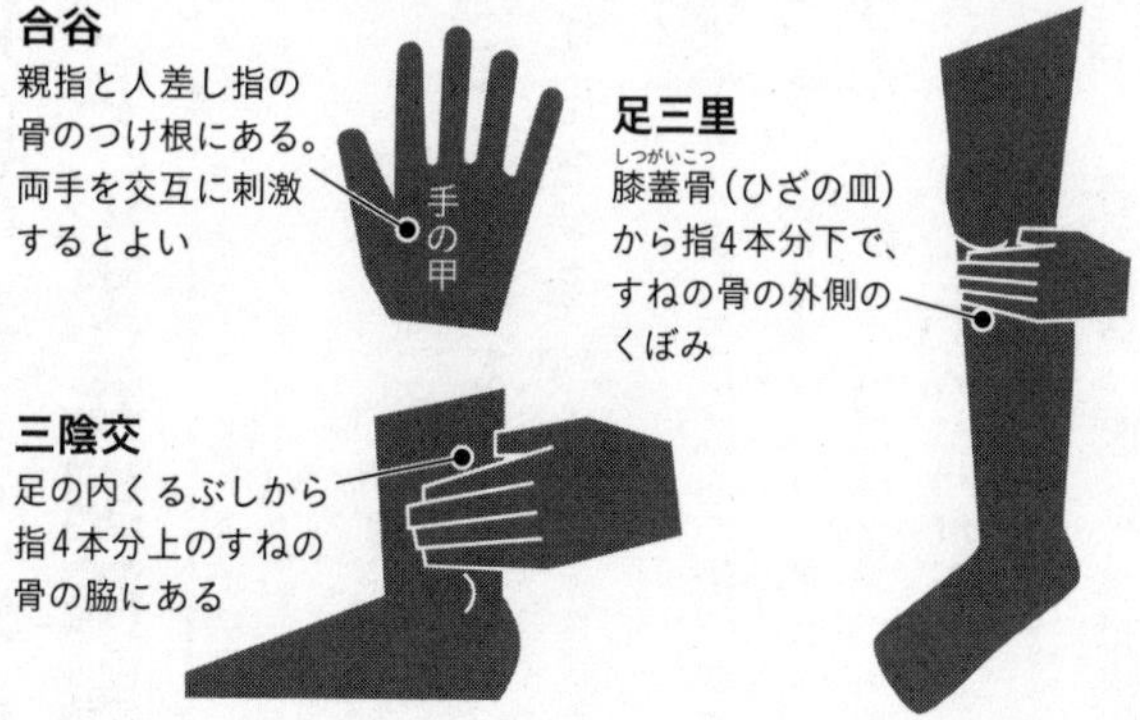
合谷
親指と人差し指の
骨のつけ根にある。
両手を交互に刺激
するとよい
手の甲
足三里
膝蓋骨《しつがいこつ》（ひざの皿）
から指４本分下で、
すねの骨の外側の
くぼみ
三陰交
足の内くるぶしから
指４本分上のすねの
骨の脇にある

ざのお皿の骨から指4本分下、すねの骨の外側のくぼみだ。ふくらはぎをつかむように親指で刺激する。この2つのツボは胃腸の働きを程よく調整し、お腹の張りを改善する。

　これらのツボは1回につき3分くらいを目安に押すといい。トイレで「あと少し」と思ったときもぜひ押してみよう。

メンタルヘルスMEMO

お灸と同じ効果が得られる！カイロ療法

ツボにカイロを貼ると１～２週間で症状が消えるのがカイロ療法だ。ツボの位置を厳密に考えなくてもいいのが長所である。皮膚に直接貼るのではなく、サポーターや靴下、手袋などの上から貼るのがポイントだ。

体内の毒素や老廃物を排出して つらい更年期障害を一掃する「足裏ヘナ」

キーワード
足裏ヘナ

足の裏にヘナを塗って毒素を排出させる

　ヘナはインドに伝わる伝統的な治療薬である。インドを中心に南西アジアから北アフリカにかけて広く自生している植物で、新葉を乾燥させて粉末にしたものが利用される。殺菌作用と炎症を抑える効果に優れ、アーユルヴェーダ（インドの伝統的医学）では皮膚病や吹き出物、止血、やけどなどに効く治療薬として使用されてきた。ヘナを水で溶き、足裏に塗って放置するのが「足裏ヘナ」だ。

　こうした症状に効果があるのは、ヘナの排毒作用にあるとされている。足裏にヘナを塗ると、その成分は皮膚から吸収され、全身に行き渡る。その一方で足の裏には生殖器や脳、内臓など全身のツボが集中しているため、老廃物や毒素を取り込んだヘナの成分は足のツボや尿から体外に排出されると考えられている。ほかにも、足の裏にはほかのツボもある

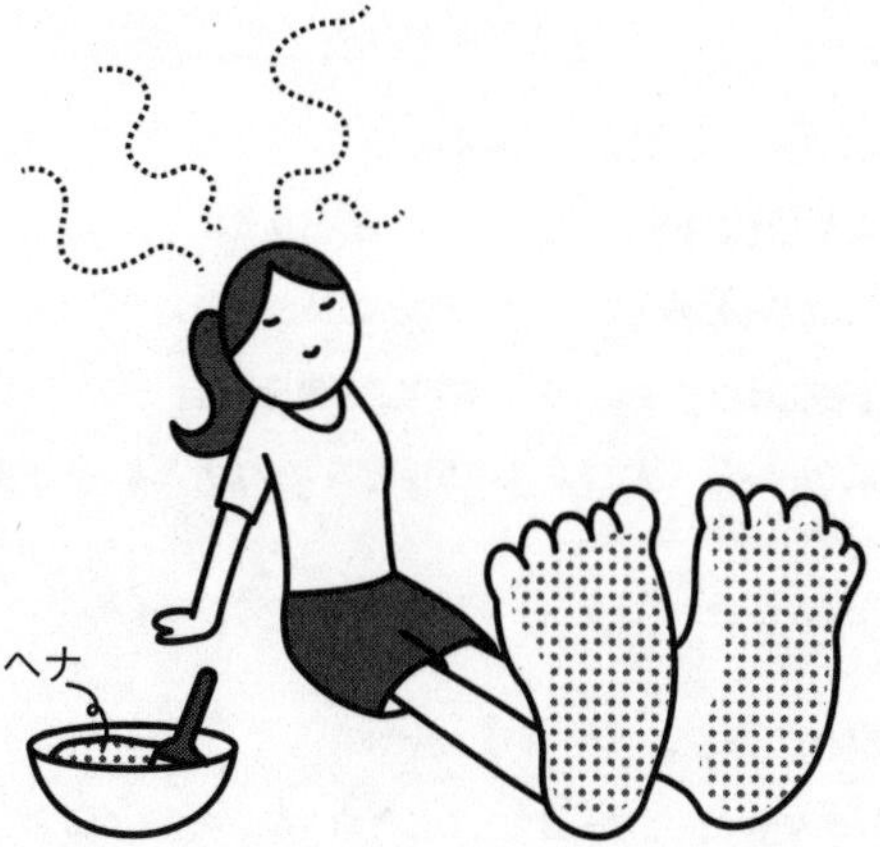

ので、肝臓や脾臓の不調、腰痛や耳鳴りにも効果があるとされている。

足裏ヘナで、かゆみや熱が出るなどの不調が起きることがある。これは毒素を大量にため込んでいる人に起こりがちで「好転反応」と呼ばれる。このようなときはいったん、ヘナの使用を中止して様子を見るのが鉄則だ。

メンタルヘルスMEMO

ツヤ＆ボリュームがアップする！髪の救世主・ヘナ

ヘナは髪の毛を染めるだけでなく高いトリートメント効果もある。細くコシのない髪にはハリを与え、ゴワつく髪はしなやかに、乾燥してパサついた髪はしっとりさせる。髪のタンパク質を補修してくれるので、髪質もよくなる。

参考文献

『9割の病気は自分で治せる』岡本 裕（中経出版）

『安保 徹の免疫力を上げる45の方法』安保 徹（学研プラス）

『歩くだけでウイルス感染に勝てる！』長尾和宏（山と渓谷社）

『「体を温める」と病気は必ず治る』石原結實（三笠書房）

『仕事力を上げる「脱疲労」「脱ストレス」の技術 フィジカルエリートが実践する』
中野 ジェームズ 修一（講談社）

『[図解] 結果を出す人がやっている ストレスを味方につける方法！』
相場 聖（ディスカヴァー・トゥエンティワン）

『職場うつからあなたを守る本』清治邦章（現代書林）

『人生が変わる！ 無意識の整え方 - 身体も心も運命もなぜかうまく動きだす30の習慣』

前野隆司（ワニブックス）

『スタンフォードのストレスを力に変える教科書』ケリー・マクゴニガル（大和書房）

『ストレス体質を卒業し「生きづらさ」を手放す法』加藤史子（同文館出版）

『ストレスと適応障害　つらい時期を乗り越える技術』岡田尊司（幻冬舎）

『ストレスに負けない生活』熊野宏昭（筑摩書房）

『ストレスをすっきり消し去る71の技術』加藤史子（東洋経済新報社）

『自律神経を整える。ストレスに勝つ！』小林弘幸（世界文化社）

『疲れない脳をつくる生活習慣―働く人のためのマインドフルネス講座』
石川善樹（プレジデント社）

『脳からストレスをスッキリ消す事典』有田秀穂（PHP研究所）

『なぜか免疫力が高い人の生活習慣』石原結實（幻冬舎）

『それでは実際、なにをやれば免疫力があがるの？』飯沼一茂（幻冬舎）

『読むだけで自律神経が整う100のコツ　決定版』（主婦の友社）

『医者が教える免疫力を上げる食事術』（宝島社）

『大人の免疫学常識』トキオ・ナレッジ（宝島社）

『免疫力を上げる名医のワザ』奥村 康監修（宝島社）

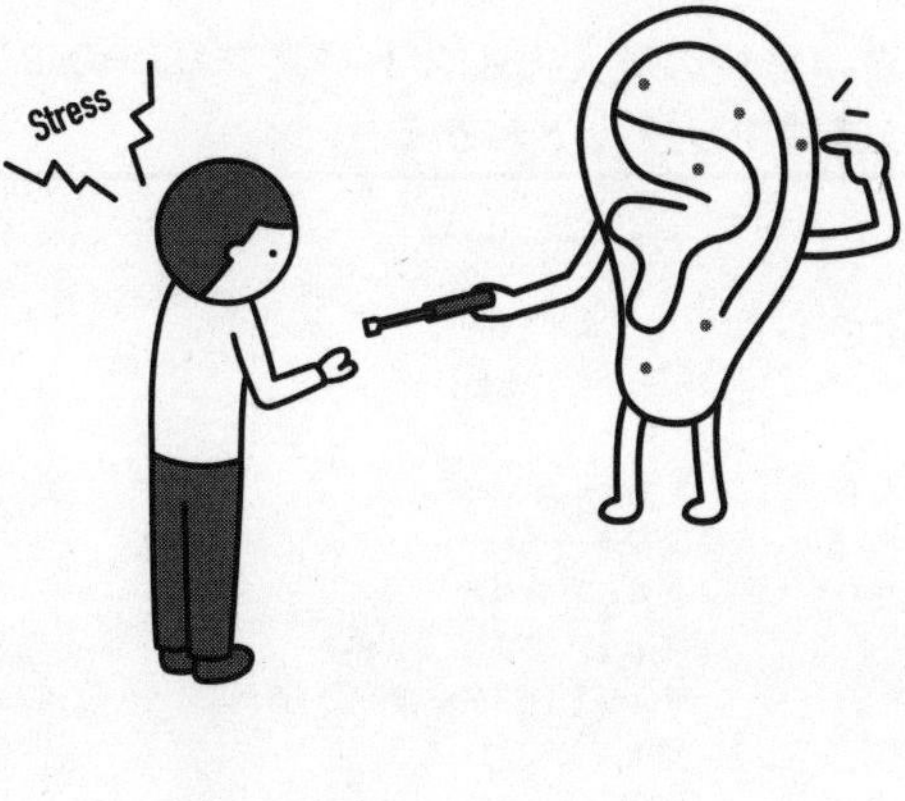

STAFF

編集　森本順子（株式会社G.B.）
デザイン　森田千秋、市川しなの（G.B. Design House）
デザイン・本文DTP　くぬぎ太郎（TAROWORKS）
執筆協力　赤木まり、阿部えり、稲 佐知子、高山玲子
イラスト　大野文彰（大野デザイン事務所）

トキオ・ナレッジ
Tokio Knowledge

誰でも知っていることはよく知らないけれど、誰も知らないようなことには妙に詳しいクリエイティブ・ユニット。弁護士、放送作家、大手メーカー工場長、デザイナー、茶人、ライター、シンクタンクSE、イラストレーター、カメラマン、新聞記者、ノンキャリア官僚、フリーター、主夫らで構成される。著書に『正しいブスのほめ方 プレミアム』『ずっと信じていたあの知識、実はウソでした！』（ともに宝島社）など。

メンタルにいいこと超《ちょう》大《たい》全《ぜん》

自律神経の整え方＆ストレスフリーのコツが
1時間でサクッとわかる！

2020年11月3日　第1刷発行
2023年12月20日　第6刷発行

著者　トキオ・ナレッジ
発行人　蓮見清一
発行所　株式会社宝島社
〒102-8388
東京都千代田区一番町25番地
営業　03-3234-4621
編集　03-3239-0928
https://tkj.jp
印刷・製本　株式会社光邦

ISBN978-4-299-01042-1